医学图形图像处理基于

Python

VTK 的实现

U0214543

主　编：**柏朋刚**　福建省肿瘤医院　高级工程师

福州大学　电子信息专业博士生

倪晓雷　福建医科大学附属龙岩第一医院　副主任医师

王国华　南华大学　核技术及应用专业硕士研究生

参　编：**高钦泉　李金銮　全科润　戴　军　肖　毓　张玮婷**

海峡出版发行集团　福建科学技术出版社
THE STRAITS PUBLISHING & DISTRIBUTING GROUP　FUJIAN SCIENCE & TECHNOLOGY PUBLISHING HOUSE

内容简介

Python是高级编程语言，利用它可以快速地进行项目开发。本书较完整介绍了在Python环境下使用VTK（可视化工具包）进行图像处理，并应用于医学领域的方法，具体内容包括医学影像简介，程序环境简介，VTK的流程管线、数据结构、数据读写、图像处理、图形处理、体绘制、交互设计、模型构建等知识，最后给出了笔者实际开发的两个应用实例。

作为本书的编写特点，本书向读者提供了完整的程序代码并进行详细的讲解，在此介绍中引入VTK的各方面内容，让读者可以一边学习，一边体会到实践的乐趣。

图书在版编目（CIP）数据

医学图形图像处理基于Python VTK的实现 / 柏朋刚，倪晓雷，王国华主编. —福州：福建科学技术出版社，2023.10

ISBN 978-7-5335-7026-2

Ⅰ.①医… Ⅱ.①柏… ②倪… ③王… Ⅲ.①医学摄影 – 图像处理 – 软件工具 – 程序设计 Ⅳ.①R445-39

中国国家版本馆CIP数据核字（2023）第099686号

书　　名	医学图形图像处理基于Python VTK的实现
主　　编	柏朋刚　倪晓雷　王国华
出版发行	福建科学技术出版社
社　　址	福州市东水路76号（邮编350001）
网　　址	www.fjstp.com
经　　销	福建新华发行（集团）有限责任公司
印　　刷	福建省地质印刷厂
开　　本	787毫米×1092毫米　1 / 16
印　　张	18.25
字　　数	512千字
版　　次	2023年10月第1版
印　　次	2023年10月第1次印刷
书　　号	ISBN 978-7-5335-7026-2
定　　价	149.00元

书中如有印装质量问题，可直接向本社调换

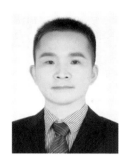

柏朋刚

福建省肿瘤医院放射治疗中心高级工程师，福州大学电子信息专业博士生，医学物理师，南华大学硕士研究生导师。2011 年与 2018 年分别赴美国底特律和休斯敦安德森（MD Anderson）癌症中心访学。兼任中国生物医学工程学会医学物理专业委员会委员。主持和参与省厅级课题 11 项，发表文章 30 多篇，获 8 项国家专利。主要研究方向为医学图像重建、3D 打印技术在放射治疗中的应用、深度学习医学图像分割。

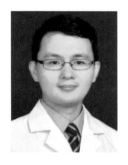

倪晓雷

福建医科大学附属龙岩第一医院肿瘤综合治疗科主任、副主任医师，福建医科大学肿瘤学博士、硕士生导师。2015 年赴美国内布拉斯加大学医学中心（UNMC）进修访学。福建省抗癌协会近距离治疗专委会副主任委员，吴阶平医学基金会肿瘤放疗专委会青委常委。主持 4 项省厅级课题，发表 10 余篇 SCI 及核心期刊论文，获得 3 项专利。

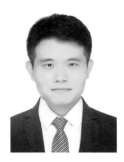

王国华

毕业于福州大学计算机科学与技术专业，现为南华大学核技术及应用专业硕士研究生。2019 年开始参与 VTK 医学图像处理的研发工作，完成了多个 Python 语言 Qt 与 VTK 医学图像应用的开发项目。

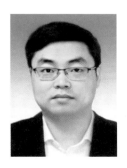

高钦泉

正高级工程师，国家级重大人才计划入选者，英国帝国理工学院计算机专业博士，福州大学硕士研究生导师。兼任福州市人工智能产业技术研究院院长、福建省系统工程学会理事等。主持国家重点研发计划项目 1 项、国家自然科学基金项目 1 项、省厅级科研项目 3 项，发表国际期刊会议论文 50 多篇，其中以第一作者或通讯作者发表的 SCI 期刊和 CCF A 类会议论文 9 篇，获 18 项授权中国发明专利。主要研究方向为人工智能与计算机视觉、医学图像处理与分析、计算机辅助手术导航系统。

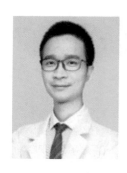

李金銮

北京大学肿瘤学博士，美国内布拉斯加大学医学中心（UNMC）博士后，主任医师、副教授，现任福建省肿瘤医院放疗科住培基地副主任。主要从事恶性肿瘤的基础与临床转化研究。兼任中华医学会肿瘤学分会肿瘤诊疗规范推广专委会委员、中国临床肿瘤学会黑色素瘤专委会委员、中国临床肿瘤学会生物统计学专委会委员、福建省抗癌协会青年理事会副秘书长、《中华放射医学与防护杂志》通讯编委。参与制定了中国临床肿瘤学会黑色素诊疗指南、中国胃癌放疗指南。完成省部级项目4项。研究结果发表在《ESMO Open》及《Radiother Oncol》等权威杂志上。

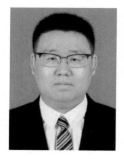

全科润

湘潭市中心医院放疗科物理师，核能与核技术工程硕士。从事放疗计划设计及放疗设备质量质控工作。发表SCI及国内文章8篇，参与省级课题一项。主要研究方法为医学图像处理、深度学习在自适应放疗中的应用。

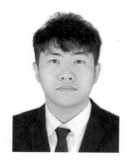

戴军

福建省阳光学院电子信息工程专业毕业，发表SCI一篇，授权实用新型专利3项，获第十七届"挑战杯"全国大学生课外学术科技作品竞赛二等奖，获第七届中国国际"互联网＋"大学生创新创业大赛铜奖，获2021年TI杯全国大学生电子设计竞赛福建省赛区（本科组）二等奖。

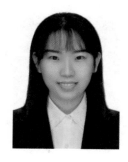

肖毓

福建医科大学放射肿瘤学博士研究生。主要研究方向为腹部肿瘤的放射治疗，以及与手术、化疗、靶向、免疫药物的联合治疗。以第一作者在国内外正式刊物发表论文3篇，参与课题研究2项。

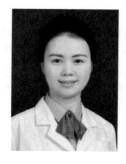

张玮婷

福建医科大学附属龙岩第一医院放疗科医学物理师，核科学与技术专业硕士。主持市厅级课题2项，发表SCI及国内论文8篇，获2项实用新型专利，参与省级医用直线加速器虚拟仿真实验项目1项。主要研究方向为肿瘤放射物理和个体化自适应放疗。

致 谢

Thanks

写作这本书的想法是在大家的不断交流中产生的。

倪晓雷主任是我很要好的朋友，在以往的科研工作中我们合作了多个项目。合作中我们应用 VTK 逐渐建立医学模型，当我和他聊起去写一本相关实用参考书的想法时，他也产生浓厚的兴趣。本书中有关医学的许多内容或由他撰写，或是与他有过深入讨论后确定的。

王国华也是和我在一个放射治疗研究项目的合作开发中开始本书主题的深入交流的，在项目推进中我们使用了许多 VTK 相关的类，随着我们自学的深入，我们愈发觉得撰写一本介绍基于 Python 环境下 VTK 应用的书是有必要也很有意义的。从 2021 年国庆节开始，我们讨论书的框架，制作思维导图以及调试代码。弹指间已经两年过去了。我们多少次讨论至深夜，乃至凌晨，多少次调试代码失败了，重新再来，今天终于完成书稿。

高钦泉在刚刚进入福州大学工作的时候，我们就合作申请过科研项目，现在他已经是福建省帝视科技有限公司的 CEO。在编写本书时，多个章节都有他的参与，每次我在碰到无法解决的问题时，总能得到他和童同教授的指导和建议，让我在迷茫中找到前进的方向。

福建省肿瘤医院放疗科的李金銮主任和肖毓博士编写了本书中医学方面的很多内容。他们在医学方面渊博的知识，补充了我作为医学物理师在这里的不足。

全科润、戴军和张玮婷承担了本书部分章节的编写工作。全科润是我指导的研究生，他在收到写作本书的邀请后，多次与我探讨、明确需要在书中详细介绍的内容，最后简明又不失深度地完成了 Python 基础内容的编写。我与戴军也有师生之缘，但只给他上过几次课，在本书写作中，戴军高效地完成了他所承担的章节。张玮婷完成了多章内容的编辑辅助工作。

福建省肿瘤医院核医学科刘道佳副主任提供了 PET 的图像资源，放诊科肖友平博士在 CT 图像和重建显示方面提出了很好的建议。

南华大学中文系朱毅强对部分内容进行了润色。

在此，向诸位表示诚挚的感谢！

主编之一：柏朋刚

2023 年 8 月于中国福州

他序一

非常高兴能为本书写序。

早在 2017 年我就认识了柏朋刚医生，他是福建省肿瘤医院放疗科的一位医学物理师。我在美国工作和学习时，也曾接触过关于医学物理方面的知识。我与柏医生交流后，才知道现在国内有不少人从事医学物理工作。

物理师作为放射治疗过程中不可或缺的工作人员，主要负责核技术在医学中的应用，在放射治疗的质量和安全中起到关键性作用。物理师的任职资格也比较严苛，一方面需要娴熟应用加速器、CT 机、后装机等设备，另一方面还需要擅长运用治疗计划系统软件，对网络系统能够手到擒来。

医学物理师由于工作性质的原因，需要有跨专业和学科的背景，需要了解设备、医学影像等多方面知识，相关专业涉及医学影像、核科学、生物医学工程、物理等。而柏医生本科期间在南华大学攻读核技术专业，工作后又攻读了福州大学计算机技术的研究生，去年又申请到福州大学电子信息专业的博士研究生资格，准备从事医学人工智能方面的研究，他丰富的学习经历为从事这项工作打下了坚实基础。

柏医生与福州大学物理与信息工程学院有多项合作研究，其中一个重要方向就是 3D 打印在放疗临床方面的应用，这里面就深入应用到了 VTK 开发。

从做研究、找方法到购置硬件、写软件，最后产生一套方便临床使用的产品，是从事医学物理科研工作人员的终极理想。柏医生的科研项目都是以临床为导向，用工程化的思维来研究问题和解决问题。

在科研过程中，对于 DICOM 图像 Python VTK 编程的深入理解，让柏医生有了写一本关于此方面图书的念头。关于此，柏医生也与我进行了多次交流和沟通。我也问了所教的硕士生和博士生，了解到在从事相关方向研究时，这方面的内容将会对学生有很大的帮助。

据了解，在已出版的 VTK 相关书籍中，包括已经绝版的书籍，目前尚没有中文版的专著。而本书基于 Python 环境，对 VTK 在医学方面的各项知识点进行了详尽的介绍，包括 VTK管线、数据结构、数据的读写、图像处理、图形处理、体绘制、交互和小工具、模型构建，并在最后给出了开发中的两个应用实例，具有很强的现实指导意义。

本书既可作为医学图像处理和 3D 重建的研究生入门教材，也可作为医学图像处理软件开发工程师的案头红宝书，其最大的特点就是提供了完整的程序代码，并且以详细介绍代码的形式引入 VTK 的各个方面内容，使读者能够深刻体会到学习的乐趣和学习的成就感。希望本书填补相关专业领域空白的同时，能为想学习 Python VTK 的同行和学习者带来有益的帮助。

童同

福州大学研究员、博士生导师

2023 年 8 月

他序二

很高兴认识柏朋刚医生，并能为本书作序。

接触 VTK 已经十年有余，VTK 已经成为我学习和工作开发中最常用的工具之一。随着 VTK 使用的深入，我的认知也不断得到刷新，由衷感叹 VTK 的强大。回想过去十多年的学习历程，起初苦于参考资料的稀缺，走过不少弯路，不过也逐渐积累了经验。近些年见证了 VTK 的快速发展。因此，在 2015 年，我与罗火灵博士合作，共同编写了《VTK 图形图像开发进阶》一书。该书得到了许多同行的认可和好评。而与柏医生的相识，也是源于我们对书中内容的探讨和交流。

柏医生作为一名医学物理师，既了解工科的相关知识，如计算机的基本知识和算法等，又对于医学临床方面的理论和实践有深刻的见悟。当听闻柏医生结合自己专业特长，参考前作编写了本书时，我表示赞同和支持，希望这本书出版后能够成为前作的姊妹书，帮助更多人来学习和使用 VTK。前作以 C/C++ 编程语言为主，对于一些没有相关编程经验的读者而言，具有较高的门槛；而本书立足 Python 环境诠释 VTK，面向的读者群体更加广泛，对于使用 VTK 进行科研和开发的同行来说更加容易掌握。纵观本书，其内容体现了本书作者对相关专业的深刻见解，也反映了本书作者学习和工作经历中深厚的积淀。

本书对于医学图像研究人员、软件开发工程师、相关本科生及研究生来说，可谓是一本医学图像重建的快速入门材料。希望本书能够助力更多的 VTK 学习者与同行开发者。

张晓东

深圳市一图智能科技有限公司首席技术官

2023 年 8 月

他序三

虽然 VTK 工具库的使用在医学图形图像的显示和三维重建中都是常规，但从实际情况来说，VTK 使用知识在国内的覆盖范围还不是很大。目前，在当当网上售卖的 VTK 相关中文书籍（包括已经绝版的书籍）不超过 5 种。

我在偶然的机会中认识柏朋刚医生。柏医生作为一名医学物理师，对于放射治疗的设备及软件、计算机网络、深度学习的医学应用等方面都有比较深刻的研究，并且结合工作中的问题来学习和使用 VTK，最终把所知编著为书与大家共享。

虽然 GitHub 上关于 VTK 在 Python 环境下的应用有许多专题，但对于一位初入门的学生或者工程技术人员而言，这些材料还是缺乏系统性和完整性的。对于基本数据的处理和显示是医学图像相关研究无法回避的门槛，柏医生这本书恰恰可以填补国内在 Python VTK 教材方面的空白，可以帮助初入门的学生、相关工程技术人员、医学图像研究人员等深入理解相关知识，让他们很快融入学习、工作或研究之中。

本书最大的特点是详细结合代码来介绍 Python VTK 的编程开发，难能可贵的是给出了两个在工作中开发的软件，读者可以基于这些代码进行二次开发。这本书可以作为医学图像研究人员、本科生及研究生、软件开发工程师的常备书。

很荣幸为此书写序。最后，预祝此书大卖。希望此书能够帮助更多 VTK 的学习者与开发者。

李金洪

北京儒益恒久科技有限公司首席执行官

2023 年 8 月

前　言

笔者使用 VTK 从难到易的心路历程

本书主编之一柏朋刚（以下简称笔者）是理工科毕业而从事医学相关工作的工程技术人员，本科学习的是核技术专业，在进入医院放疗科工作后攻读了计算机专业的研究生，目前在读电子信息专业博士。笔者对于 VTK 的了解经历了一波三折，最后发现掌握基于 Python 环境的 VTK 开发很有意义，在此分享个人经验，帮助大家理解。

笔者对于 VTK 的学习掌握分为三个阶段：初识阶段、入门阶段、应用阶段。

初识阶段，大约在 2006—2007 年，始于笔者科室与厦门大学进行一个项目的合作。厦门大学的闵小平博士给笔者演示基于 VTK 的三维重建，其中涉及与图形图像的交互处理，对于 VTK 处理的效果让笔者感到震撼。但接下来的 VTK 安装设置简直是一场场噩梦。笔者安装的是 C++ 版本的 VTK，需要用到 CMake。安装过程虽然有闵博士的指导，但是依然存在很多"艰难险阻"。首先是笔者可以使用的计算机性能比较差，运行 VTK 的安装程序少则需要一两个小时，多则需要三五个小时，甚至更久。其次是 VTK 的版本选择，很多时候就如进入了迷雾森林，无限迷茫。第三是 CMake 的使用不顺利，CMake 的资料比较少，其中又有许多参数待设置，而且参数之间还有相关性，笔者一遍遍地安装—测试—再安装—再测试，结果是一次次的垂头丧气，然后再休息，鼓起勇气重新再来——虽然现在随着笔者个人能力的提升，安装 VTK 的 C++ 版本完全可以胜任，但是想到以前的安装和测试，手脚还是冒丝丝的冷汗——最终，还是在屡败屡战中安装好了部分的 VTK（现在笔者还不是特别清楚为什么每次装的结果都不同，还有每次可以调试的 VTK 程序也不同）。而安装好后，也只是能走几个简单的测试程序。安装过程耗尽了我对 VTK 的兴趣，以后就没有进行太多的测试和研究。

入门阶段，大约在 2011—2012 年。笔者在 2011 年研究生学习期间前往美国访学，遇到当时在做博士后的秦安博士。在秦安博士的指导下，再次进行 VTK 的安装，配合对 C++ 的学习，让笔者对 VTK 的掌握取得很大的进展。笔者对 VTK 的基本示例程序进行了改写和测试，但还不能灵活地应用，比如模型的移动和旋转、模型的交互、模型的加减及合成等还是让笔者望而却步。

应用阶段，从 2018 年至今。在之前的 VTK 学习中，笔者已经知道在 Python 环境下可以使用 VTK，但是笔者不想过多涉及新的计算机语言，所以没有如此使用。2017 年笔者开始学习计算机深度学习软件 Tensorflow，才在被迫的情形下开始学习 Python。这时笔者突然发现那么多年使用 C++ 版的 VTK 就是一部"血泪史"，因为 Python 版的 VTK

其使用环境和运行是多么地简单。此时本书另一位主编王国华与笔者交流，他完成毕业论文需要使用部分 VTK 的代码；同时，笔者在对计算机深度学习的了解过程中，发现图像的预处理和显示技术在深层研究中很有必要。于是，笔者重新购买了市面上可以购买到的所有关于 VTK 使用的书籍，发现这些书籍几乎就是英文使用手册《VTK User's Guide》的节选和简单的翻译，对于笔者团队的研究是远远不够的。当时笔者与人工智能方面的研究生探讨，是否需要一本基于 Python 的 VTK 的书籍，他们都拍手称好，热切期盼有这么一本书。

对于 VTK 的学习掌握，虽然经过了很多次的曲折，但是最后还是发现其"金光闪闪"的价值。

为什么创作本书

在我们的科研过程中，经常需要使用 Python 环境的 VTK 处理医学图像，例如医学图像建模、医学数据的分析和显示等。由于目前市面上 VTK 的应用最多的是基于 C++ 和 Tcl 环境，所以几乎没有系统性介绍 Python 环境 VTK 的书籍。很多示例代码并没有 Python 版本，也很难通过简单的代码转换获得 Python 版本。这为我们的开发带来了巨大的不便。如果有一本系统性介绍 Python 环境 VTK 的书，将大大节省我们的时间和精力。

那么为什么不在 C++ 下使用 VTK 呢？C++ 是一门比较偏向底层的编译型语言，对于非计算机专业的人来说，使用 C++ 进行开发较为繁琐，并且门槛较高，需要掌握大量前置知识（就像笔者前面心路历程所描述）。而使用 Python 则不然，环境配置和代码的运行都非常简单，即便是未接触过代码的新手也能很快上手。并且使用 Python 可以安装大量的库，可以快速进行数据的处理、运算和显示，所以许多科研人员都在使用 Python 语言进行快速开发。故使用 Python 环境下的 VTK 进行开发是个非常好的选择。

在查询了大量资料并且经历了大量的尝试之后，我们对 Python 中的 VTK 开发已经比较熟悉了，便萌生了写这本书的想法。

本书内容

本书介绍了 Python 环境 VTK 编程的基础内容，旨在帮助医学图像处理的初学者快速熟悉并上手 Python 环境 VTK 的使用。本书共包括十二章，各章内容如下。

第 1 章介绍了医学影像的背景知识和基本概念，以及读取医学图像的基本方式。各种医学影像（包括 CT、MRI、PET/CT、X 光片、B 超、内镜等）的发展历史、临床应用场景，以及各自优缺点。最后对 DICOM 图像标准进行了概念性的说明。

第 2 章介绍了 VTK 的发展历史及 VTK 的主要特点。利用一个简单的示例程序来介绍 VTK 可视化管线的一些基本概念，如数据源、渲染器、演员、窗口渲染器、渲染窗口、交互器等。给出了 VTK 学习的资源。对于 VTK 的一些软件和最新的库进行简单介绍。

第 3 章介绍了 Python 的基础知识以及发展史。对于 Python 的数据类型进行详细的介绍，其中包括字符串、列表、元组、字典、集合等。接着介绍了 Python 的控制语句，如条件判断语句、循环执行语句、转向语句。对于 Python 的函数进行了举例演示。最后介绍 Python 类的使用。

第 4 章以一个 VTK 示例开始对 VTK 基本要素进行详细介绍。对于 VTK 三维场景中的颜色、相机、灯光、纹理进行概念性说明。对 VTK 坐标系统及空间变换从基础原理上进行介绍。还对 VTK 管线进行分析及演示。最后通过示例简单介绍了 VTK 的 Widget 小工具。

第 5 章介绍 VTK 数据结构。可视化数据具有若干特征。数据对象组成数据集，数据集的结构由单元（拓扑）和点（几何）组成，相关属性数据有标量、向量、张量、纹理坐标和法线数据。数据集类型包括多边形数据、直线网格、图像数据、结构化网格和非结构化网格。本章最后通过几个示例来说明 VTK 数据结构的特点。

第 6 章介绍 VTK 读写操作，包括对于 BMP 格式图像、DICOM 序列图像、PNG 序列图像、VTP 格式、vtkRectilinearGrid 类型数据、vtkStructuredGrid 类型数据的读写。对 3D 数据导入进行示例演示，主要针对 3DS 与 STL 格式文件。

第 7 章介绍 VTK 对于图像的处理操作，包括 VTK 图像重建、VTK 图像显示的方法。专题介绍了各种基本操作，如图像信息的读取及修改、图像像素值的读取及修改、图像类型的转换、图像颜色映射、区域提取、直方图统计、图像重采样、图像运算、图像二值化等。对于 VTK 的边沿检测的一些类进行了详细介绍，包括 Canny 算子、拉普拉斯算子。对于 VTK 的图像平滑方法如均值滤波、高斯平滑、中值滤波、各向异性滤波等进行了介绍。对于 VTK 的频域处理方法例如快速傅里叶变换、低通滤波、高通滤波进行了示例介绍。

第 8 章介绍了在 VTK 中图形的创建和处理方式。图形创建方式包括使用数据源和手动输入。介绍了通过设置点和单元的参数来自定义图形的方式，图形几种参数的测量方式，VTK 平滑网格的方式。还介绍了使用 VTK 来检测图形封闭性并填充孔洞的方法、分析连通区域的方法、多种网格抽取和网格细化的方法、两种点云配准的方法、纹理映射的方法。

第 9 章介绍了 VTK 中体绘制的方式。包括体绘制管线、vtkVolumeMapper 子类的使用。介绍了体绘制不透明度传输函数、梯度不透明度函数、颜色传输函数、光照与阴影、vtkLODProp3D 的使用。最后简要说明 VTK 不规则网格数据体绘制。

第 10 章详尽介绍了 VTK 的交互方式。介绍了 VTK 中的观察者 / 命令模式，并使用函数和类方式实现这些模式。举例说明了 VTK 的交互样式。通过实例对于 Widget 小工具进行了详细说明。对于拾取中的点拾取、单元拾取、Prop 拾取给出详尽的实例演示。

第 11 章介绍了 VTK 构建模型的几种方法，包括隐函数建模、挤压建模、表面建模。在隐函数建模中给出了一个 HELLO 模型示例、模型加减方法和一个冰激凌模型示例。挤压建模介绍了一个生成弹簧的模型。而对于表面建模给出了两个模型示例：德劳奈三角剖分生成模型和高斯溅射模型。

第 12 章通过两个在实践中开发的小软件，演示了 VTK 和 PyQt5 如何配合，结合使用需求进行开发，以解决学习和研究中的实际问题。

本书适用人群

本书适合作为本科及研究生学习 VTK 医学图像处理的教材。适合医生及科研人员熟悉和掌握 Python 环境下 VTK 编程，以快速实现研究项目的搭建。如果读者刚刚接触医学图像处理，或者想编写代码、进行医学图像处理软件开发，本书是个很好的选择。

项目来源

本书受福建省龙岩市第一医院"市重点专科建设项目——肿瘤科"、福建省科技厅引导性项目（2022Y0056）、福建省卫生健康中青年领军人才研修培养项目、福建省肿瘤医院"国家临床重点专科建设项目——肿瘤放疗科"（2021 年）、福建省肿瘤放射与免疫治疗临床医学研究中心（2020Y2012）资助。

柏朋刚

2023 年 8 月于福州

目　录
Contents

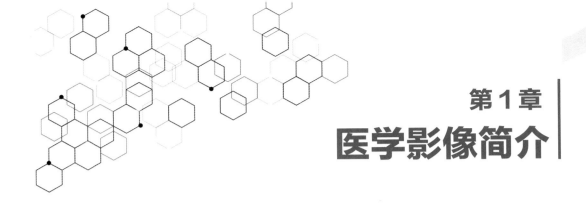

## 第1章

医学影像简介

1.1 影像在医学诊断中的意义

　　医学影像学是应用医学成像技术对人体疾病进行诊断和在医学成像设备引导下，应用经皮穿刺技术和导管、导丝等介入器材对人体疾病进行微创性诊断与治疗的医学学科，是临床医学的重要组成部分。医学影像的应用与发展，印证了100多年来医学、生物、物理、电子工程、计算机和网络通信技术的诞生与沿革。随着科学技术的进步，医学影像技术取得长足的发展，从最初唯一的普通X线检查发展到目前多种数字化的检查方式并存、互相补充，给医学诊断和治疗带来许多根本的改变。

　　影像检查在临床疾病诊断中的应用价值主要体现在以下几个方面：①临床上仅据病人的临床表现及实验室检查，难以明确诊断时（例如急性脑血管疾病、胸痛三病症等），经常需要借助影像学检查，明确病变的性质和类型，这对于病人，尤其是急诊病人是否能够获得及时有效治疗至关重要；②临床上疑似或需排除某些疾病（例如创伤后的骨折、肺癌的脑转移等），也常依赖影像学检查；③临床已确诊的疾病（例如经实验室检查诊断的急性胰腺炎、经支气管镜活检诊断的中心型肺癌等），影像学检查可以进一步明确病变的范围、类型和分期，以利于制订合理的治疗方案及评估预后；④某些疾病（例如骨折、胃癌等）在治疗中或治疗后，影像学检查对于评估疗效、判断肿瘤有无复发和转移，具有重要价值；⑤对于易发某些疾病的高危人群（例如肝硬化病人、重度吸烟者、遗传性肾癌综合征的家族成员等），定期影像学检查有助于疾病（肝细胞癌、肺癌、肾细胞癌等）的早期发现和早期治疗；⑥影像学检查也常用于健康体检，可早期发现病变尤其是某些恶性肿瘤（例如早期肾细胞癌、早期乳腺癌），这对于疾病的及时治疗、改善预后均具有重要的临床意义；⑦影像学检查时，偶尔可意外发现未曾怀疑且具有重要临床意义的病变（例如冠状动脉CTA检查时，意外发现周围型肺癌）。

　　如上所述，影像诊断具有很高的临床应用价值，然而，它还存在一些局限性：①影像学诊断的主要依据是图像上的异常表现，而这些异常表现大多反映的是病变的大体形态学改变，并非组织病理学所见，往往缺乏特异性，致使某些疾病（如孤立性肺结节）的诊断和鉴别诊断常发生困难；②一些疾病的发生、发展至产生异常影像学表现，需要一定的时间（如急性骨髓炎），从而使得这部分疾病的早期的检出和诊断受到限制；③影像学检查并非适用于所有疾病诊断，某些疾病并不具有确切的异常影像表现（如急性肾小球肾炎）；④影像学检查的应用还有一定的禁忌证，例如孕妇和儿童应慎用或禁用X线和CT检查，肾功能严重受损者则禁用含碘对比剂检查。应当指出，随着成像技术和检查方法的不断创新，上述的一些局限性正在不断被克服，例如MRI的扩散加权成像对超急性期脑梗死的诊断、磁敏感加权成像对脑内小静脉发育畸形的检出、磁共振波谱对前列腺癌的诊断、超声弹性成像对乳腺病变的鉴别诊断等，这就进一步扩大了影像诊断学的应用领域，显著提升了其临床应用价值。

本章主要介绍各种影像图像的发展史、其临床应用评价，以及 DICOM 图像的标准。

1.2 CT

计算机 X 线断层扫描摄影术（X-ray computed tomography， CT）诞生于 1969 年。与传统 X 线成像相比，CT 图像是真正的断层图像，它显示的是人体某个断层的组织密度分布图，其图像清晰、密度分辨率高、无断层以外组织结构干扰，因而显著扩大了人体的检查范围，提高了病变的检出率和诊断准确率，大大促进了医学影像学的发展。自 20 世纪 80 年代初期全身 CT 投入临床应用以来，CT 已成为多种临床疾病的重要检查手段，检查范围几乎包括人体的每一个器官和部位。

1.2.1 成像基本原理

CT 成像是用 X 线束对人体检查部位一定厚度的层面进行扫描，由探测器接收透过该层面上各个不同方向的人体组织的 X 线，经模 / 数转换输入计算机，通过计算机处理后得到扫描断层的组织衰减系数的数字矩阵，再将矩阵内的数值通过数 / 模转换，用黑白不同的灰度等级在荧光屏上显示出来，而构成图像。根据检查部位的组织成分和密度差异，CT 图像重建要使用合适的数学演算方式，常用的有标准演算法、软组织演算法和骨演算法等。图像演算方式选择不当会降低图像的分辨率。

1.2.2 CT 检查方法

1.2.2.1 平扫

平扫（plain scan, non-contrast scan）又称为普通扫描或非增强扫描，是指不用对比剂增强或造影的扫描。扫描方位多采用横断层面，检查颅脑以及头面部病变有时可加用冠状层面扫描。

1.2.2.2 增强扫描

增强扫描（enhancement scan）指血管内注射对比剂后再行扫描的方法，目的是提高病变组织同正常组织的密度差，以显示平扫上未被显示或显示不清的病变。根据注射对比剂后扫描方法的不同，可分为常规增强扫描、动态增强扫描、延迟增强扫描、双期或多期增强扫描等方式。动态增强扫描指注射对比剂后对某一选定层面或区域、在一定时间范围内进行连续多期扫描（常用三期扫描，即动脉期、静脉期和实质期），主要用于了解组织、器官或病变的血液供应状况。

特殊 CT 增强检查方法，包括双能 CT 检查和灌注成像。前者可为单源双能图像，扫描时需打开能谱开关；亦可为双源双能图像，扫描时需行双能量扫描。双能 CT 检查可通过后处理软件对图像进行进一步分析，在肿瘤病理类型、分化程度、血管成像等方面进行分析。后者灌注成像实际上为一种特殊的动态扫描，是指在静脉注射对比剂的同时对选定的层面进行连续多次动态扫描，以获得该层面内每一体素的时间－密度曲线，然后根据曲线利用不同的数学模型计算出组织血流灌注的各项参数，并通过色阶赋值形成灌注图像，以此来评价组织器官和病变的灌注状态。

1.2.2.3 CT 造影

CT 造影是指对某一器官或结构进行造影，再行扫描的方法，它能更好地显示结构和发现病变。CT 造影分为 CT 血管造影和 CT 非血管造影两种，前者如常用的 CT 动脉造影，后者如 CT 脊髓造影（CT myelography，CTM）等。

1.CT 血管造影

CT 血管造影（CT angiography，CTA）系采用静脉灌注的方式向人体注入含碘对比剂 80 ~ 100ml，当对比剂流经靶区血管时，利用多层螺旋 CT 进行快速连续扫描，再行多平面及三维 CT 重组而获得血管图像。其最大优势是快速、无创，可多平面、多方位、多角度显示动脉系统、静脉系统，可供观察血管管腔、管壁及病变与血管的关系。该方法操作简单、易行，一定程度上可取代有创的血管造影，目前 CTA 的诊断效果已类似 DSA，可作为筛查动脉狭窄与闭塞、动脉瘤、血管畸形等血管病变的首选方法。

2.CT 脊髓造影及 CT 关节造影

CT 脊髓造影指在椎管脊髓蛛网膜下腔内注射非离子型水溶性碘对比剂 5 ~ 10ml 后，让患者翻动体位，使对比剂混匀后，再行 CT 扫描，以显示椎管内病变。

CT 关节造影指在关节内注入气体（如空气、CO_2）或不透 X 线的对比剂后进行 CT 扫描，可更清晰观察关节的解剖结构，如关节骨端、关节软骨、关节内结构及关节囊等。目前，这些检查技术多已被 MRI 检查所取代。

1.2.3 CT 扫描图像特征

1.2.3.1 密度分辨率

密度分辨率（contrast resolution）是指在低对比度的情况下图像对两种组织间最小密度差别的分辨能力，常以百分数表示。如：0.35%，2mm，35mGy，表示物体的直径为 2mm，受检者接受 X 线的剂量为 35mGy，CT 的密度分辨率为 0.35%，即相邻两种组织密度差 >0.35% 时，CT 图像才可分辨。影响密度分辨率的主要因素有层厚、X 线剂量、噪声和重建函数等。层厚越厚，X 线剂量越大，噪声减小，密度分辨率越大。

1.2.3.2 空间分辨率

空间分辨率（spatial resolution）又称高对比度分辨率，指在高对比度的情况下，密度分辨率大于 10% 时，图像对组织结构空间大小的鉴别能力，即显示最小体积病灶或结构的能力。它的定义是在两种物质 CT 值相差 100HU 以上时，能分辨最小的圆形孔径或黑白相间（密度差相同）的线对数，常以每厘米内的线对数（Lp/cm）表示。线对数越多，空间分辨率越高。其换算关系为 :5+Lp/cm= 可辨最小物体直径（mm）。空间分辨率的主要影响因素有像素、探测器孔径、相邻探测器间距、图像重建的卷积滤波函数、数据取样、矩阵、X 线管焦点尺寸、机器精度等，其中像素是最主要的因素，像素越多，空间分辨率就越高。空间分辨率常用检测方法有调制传递函数的截止频率法、分辨成排圆孔大小法、分辨线对数法等。

1.2.3.3 时间分辨率

时间分辨率（time resolution）是指单位时间内影像设备采集图像的幅数，与每幅图像采集时间、重建时间、螺距及系统连续成像的能力有关。可分为图像时间分辨率（x-y 轴时间分辨率）和扫描时间分辨率（z 轴时间分辨率）。

图像时间分辨率指在扫描野内用于图像重建所需扫描数据的最短采集时间，代表了 CT 动态扫描能力。例如，在心脏成像中，多层 CT（multislice computed tomography，MSCT）的扇区重建技术一般需要 360° 的数据，而心脏成像通常采用半重建算法即单扇区重建技术来提高时间分辨率，提取 240° 的数据来进行重建。图像时间分辨率主要由机架旋转速度、扇区重建技术及双源 CT 技术决定的。

扫描时间分辨率，以心脏成像为例，是指完成整个心脏采集需要几个心动周期，主要由探测器决定。

1.2.3.4 CT 值

CT 值（concentration-time value）用来表示人体某一局部组织或器官的密度大小，由 X 线穿过组织后被吸收的程度来确定。为了定量衡量组织对于 X 线的吸收率，英国电子工程师亨斯菲尔德定义了一个新的标度"CT 值"，某物质的 CT 值等于 X 线穿过该物质的衰减系数与穿过水的衰减系数之差，再与水的衰减系数比后乘以 1000，即：CT 值 =（$u_物$-$u_水$）/$u_水$×1000，其单位为 HU（Hounsfield unit，也称为亨氏单位）。CT 值不是一个绝对值，而是一个相对值，不同组织的 CT 值各异，且在一定范围内波动。骨骼的 CT 值最高，约为 1000HU 或以上，软组织的 CT 值为 20 ~ 70HU，水的 CT 值为 0HU，脂肪的 CT 值为 -20 ~ -100HU，空气的 CT 值约为 -1000HU（注意：在某些系统中会对于接近水的肌肉组织的 CT 值定义为 1000HU，此时 CT 值与组织的密度校正表就会整体上移）。

1.2.3.5 矩阵

矩阵（matrix）是像素以二维方式排列的阵列图，与重建后图像的质量有关。

采集图像时，在相同大小的采样野中，矩阵越大，像素越多，重建后图像质量越高。目前常用的采集矩阵大小基本为 512×512，另外还有 256×256 和 1024×1024 的。

CT 图像重建后用于显示的矩阵称为显示矩阵。为保证图像显示的质量，显示矩阵等于或大于采集矩阵，如采集矩阵为 512×512，则显示矩阵为 1024×1024。

1.2.3.6 像素与体素

像素（pixel）是构成 CT 图像最小的单位，等于观察野除以矩阵。像素是一个二维概念，是面积单位。

体素（voxel）则是体积单位，是一个三维概念，其三要素为长、宽、高（深或层厚）。若体素长和宽均为 1mm，高度或深度（层厚）为 10mm，则体素为 1mm×1mm×10mm。体素层厚增加，层厚变厚，探测器接收到的 X 线光子的量相对增加，噪声降低。

1.2.3.7 原始数据与显示数据

原始数据（raw data）是透射的 X 线经探测器接收后转变成模拟信号，再转换成数字信号，数字信号经计算机预处理，尚未重建成横断面图像的数据被称为原始数据。显示数据（display data）是将原始数据经权函数处理后所得到的构成组织层面图像的数据。

1.2.3.8　重建与重组

原始数据（reconstruction）是经计算机特定的算法处理而得到的用于诊断的一幅横断面图像，其特定的算法处理被称为重建或图像的重建。重建技术可通过改变矩阵、视野、层厚、选择不同滤波函数或改变算法等方式进行不同的图像处理。

重组（reformation）是不涉及原始数据处理的一种图像处理方法。如多平面图像重组、三维图像处理等。由于重组是使用已形成的横断面图像，因此重组图像的质量与已形成的横断面图像密切相关，尤其是层厚的大小和图像数目。一般扫描的层厚越薄、图像的数目越多，重组的效果就越好。

1.2.3.9　间距

间距（interval）分非螺旋扫描和螺旋扫描间距。

非螺旋扫描的间距为上一层面的上缘与下一层面的上缘之间的距离，可以小于、等于或大于层厚，若小于层厚为重叠扫描。

螺旋扫描的间距指被重组的相邻图像间长轴方向（Z轴）的距离，通过采用不同的间距来确定重组图像层面的重叠程度，若重组间距小于层厚即为重叠重组。重组间距的大小与重组图像的质量有关，重组间距减小可改善图像质量。

1.2.3.10　部分容积效应与周围间隙现象

在同一扫描层面内，CT 图像上各个像素的数值代表相应单位内组织全体的平均 CT 值，它不能具体地反映该单位内任何点的组织本身的 CT 值。在 CT 扫描中，凡深度小于层厚的病变，其 CT 值受层厚内其他组织的影响，所测出的 CT 值不能代表病变的真实的 CT 值，如在高密度组织中较小的低密度病灶，其 CT 值偏高；反之在低密度组织中的较小的高密度病灶，其 CT 值偏低。这种现象称为部分容积效应（partial volume effect，PVE）。

周围间隙现象（peripheral space phenomena）是指在同一扫描层面上，与层面垂直的两种相邻密度不同的组织，其边缘部的 CT 值也不能真实地反映其本身组织的 CT 值。密度高者其边缘 CT 值小，而密度低者边缘 CT 值大，二者交界边缘也分辨不清，这是扫描线束在这两种结构的邻接处测量互相重叠造成的物理现象。周围间隙实质上也是一种部分容积效应。

1.2.3.11　窗宽和窗位

窗宽（window width，W）是指 CT 图像上的显示灰阶所包含的 CT 值范围。窗宽内的组织结构按其密度高低从白到黑分为 16 个灰阶供观察对比。例如：窗宽选定为 80HU，则其可分辨的 CT 值为 80/16=5HU，即两种组织 CT 值的差别在 5HU 以上即可分辨出来，因此窗宽的大小直接影响图像的对比度和清晰度。窗位（window level，WL），又称窗中心，是指窗宽的中心位置。在固定窗宽下，窗位的变化也会影响图像 CT 值的变化范围，类似于坐标原点，表示 CT 值浮动的中心值。一般将欲观察组织或者病变的 CT 值作为窗位，如窗位定为 70HU，窗宽为 85HU，其包含 CT 值范围为 −15 ～ +155HU，数学公式表达为：

CT 值 =C+W/2。选择不同的窗宽和窗位可获得各种观察不同组织结构的灰阶图像，合理地调节窗宽和窗位能增强有用信息的显示。

1.2.3.12 噪声和信噪比

噪声（noise）是指均匀物体的影像中 CT 值在平均值上下的随机涨落，图像呈颗粒性，影响密度分辨率，噪声与图像质量成反比。分为随机噪声和统计噪声，一般常指的噪声为统计噪声，用 CT 值的标准偏差来表示。信噪比（signal-to-noise ratio，SNR）即信号与噪声之比，和噪声同时存在。其比值越大，噪声影响越小，信息传递质量越好。信噪比是评价机器设备的一项重要的技术指标。降低噪声的措施主要有：增加曝光量，降低球管－探测器距离，增大像素，提高探测器质量，增加层厚等。

1.2.3.13 伪影

伪影（artifact）是 CT 图像成像过程中因机器或人体本身因素的影响而产生的被检体不存在而图像显示出来的假象。实质上伪影通常指图像上与实际解剖结构不相符的密度异常变化，涉及 CT 机部件故障、校准不够及算法误差甚至错误等项目，要消除此类伪影，需根据图像伪影的形状、密度变化值及扫描参数等进行具体分析。常见的伪影有运动伪影、交叠混淆伪影、硬化伪影、部分容积效应伪影、螺旋伪影及设备伪影等。

1.2.4 CT 的优势

（1）CT 图像的密度分辨力高。CT 图像的密度分辨力显著高于常规 X 线影像，并且可以通过调节窗宽和窗位满足各种观察的需要。

（2）横断面图像对病灶的定位准确。和常规 X 线检查技术相比，CT 检查可获得无组织结构重叠的横断面图像，病灶定位清晰。

（3）增强扫描提供了更多的诊断依据。CT 增强扫描（含动态增强扫描）反映了组织器官血供的特点，已经得到广泛应用，成为临床不可或缺的检查技术。

（4）后处理功能强大。CT 有多种后处理功能，如多平面重组（MPR）、曲面重组（CRP）、容积重组（VR）、仿真内镜，还有专用的冠脉成像、灌注成像软件等，可获得多种二维或三维图像，大大提高了 CT 检查结果的直观性。

（5）具备一定的定量分析功能。除了病变大小形态的分析，还可以利用 CT 值的测量进行疾病的定性诊断。

1.3 MRI

磁共振成像（magnetic resonance imaging，MRI）是利用强外磁场内人体中的氢原子核即氢质子（^{1}H）在特定射频（radio frequency，RF）脉冲作用下产生磁共振现象所进行的一种医学成像技术。

1.3.1 MRI 成像的基本原理

（1）人体 ^{1}H 在强外磁场内产生纵向磁矢量和 ^{1}H 进动。人体内富含 ^{1}H，^{1}H 具有自旋特性而产生磁矩，犹如一个小磁体。通常，它们无序排列，磁矩相互抵消；当进入强外磁场内，^1H 磁矩依外磁场磁力线方向有序排列，而产生纵向磁矢量。在绕自身轴旋转的同时，还围绕外磁场方向做锥形运动，犹如旋转中的陀螺，称为进动（precession），进动的频率与外磁场强度呈正比。

（2）向人体发射特定的 RF 脉冲会引起磁共振现象。向强外磁场内的人体发射特定频率（^1H 进动频率）的 RF 脉冲，^1H 吸收能量而发生磁共振现象，同时产生两种改变：一种是吸收能量的 ^1H 反磁力线方向排列，致纵向磁矢量变小、消失；另一种是进行同相位进动，由此产生横向磁矢量。

（3）停止 RF 脉冲后 ^1H 恢复至原有状态并产生 MR 信号。停止发射 RF 脉冲后，被激发的 ^1H 把所吸收的能量逐步释放出来，恢复至原有的平衡状态，这一过程称为弛豫过程（relaxation process），所需时间称为弛豫时间（relaxation time）。有两种弛豫时间：一种是纵向磁化矢量恢复的时间，即纵向磁化由零恢复到原来数值的 63% 时所需的时间，为纵向弛豫时间（longitudinal relaxation time），亦称 T_1 弛豫时间，简称 T_1；另一种是横向磁化矢量衰减和消失的时间，即横向磁化由最大衰减到原来值的 37% 所需的时间，为横向弛豫时间（transverse relaxation time），亦称 T_2 弛豫时间，简称 T_2。发生共振的 ^1H 就在弛豫过程中释放能量和产生 MR 信号，同时产生代表 T_1 值和 T_2 值的信号。

（4）采集、处理 MR 信号并重建为 MRI 图像。对于反映人体组织结构 T_1 值和 T_2 值的 MRI 信号，经采集、编码、计算等一系列复杂处理，即可重建为 MRI 灰阶图像。MRI 图像上的黑白灰度对比，反映的是组织间弛豫时间的差异，而不同于 X 线、CT 和超声图像上的灰度概念。MRI 检查有两种基本成像：一种是主要反映组织间 T_1 值的差异，称为 T_1 加权成像（weighted imaging，T_1WI）；另一种是主要反映组织间 T_2 值的差异，称为 T_2 加权成像（T_2 weighted imaging，T_2WI）。人体内各种组织及其病变，均有相对恒定的 T_1 值和 T_2 值。MRI 检查就是通过图像上反映 T_1 值和 T_2 值的黑白灰度及其改变，来检出病变并进行诊断的。MRI 图像上的黑白灰度称为信号强度。其中，白影称为高信号，灰影称为中等信号，黑影称为低信号或无信号。T_1WI 图像上，高信号代表弛豫时间短的组织，常称为短 T_1 高信号或短 T_1 信号，例如脂肪组织；低信号代表 T_1 弛豫时间长的组织，常称为长 T_1 低信号或长 T_1 信号，例如脑脊液。

1.3.2 MAI 技术的应用

MRI 技术的不断进步，使 MRI 的应用范围不断扩大，MRI 在医学诊断中所起的作用也愈加重要。其检查方法繁多，如平扫检查、对比增强检查、MRA 检查、MR 水成像检查、^1H-MRS 检查、fMRI 检查等。

MR 设备的主要指标是磁场强度即场强，单位为特斯拉（Tesla，T）。目前，临床应用的 MRI 设备有以下两种主流机型。

（1）高场强 1.5T 和 3.0T 超导型 MRI 机。其场强稳定，图像的信噪比高，图质好；功能齐全，能够进行包括 MRI 在内的各种脉冲序列检查。缺点是购置和运行成本较高。此类 MRI 设备除了用于临床疾病诊断外，还常用于科学研究。

（2）低场强 0.2 ～ 0.35T 永磁型 MRI 机。其图质尚佳，但成像脉冲序列受限，不能进行或难以获得较佳的 fMRI 图像。优点是购置和运行费用较低。此类 MRI 设备主要用于临床疾病诊断。

目前，低场强 MRI 机的应用已日益减少。其他 MRI 设备还有超高场强的 7.0T MR 机、肢体专用 MRI 机、心脏专用 MRI 机、复合手术室 MRI 机等，但安装量均很少。

1.3.3 MRI 的优势

（1）多参数成像。MRI 的信号强度与组织的弛豫时间（T_1、T_2）、氢质子的密度、血液（或脑脊液）流动、化学位移及磁化率有关，MRI 的信号是多种组织特征参数的可变函数，其多参数成像为临床提供更多的诊断信息。

（2）多方位成像。基于 Gx，Gy 和 Gz 三个方向的梯度场的应用，磁共振系统能进行任意层面的选择性激励，可获得任意方向断面的图像。

（3）软组织分辨力高。MRI 对软组织的分辨力远高于 CT，能非常清楚地显示脑灰质与白质。

（4）无电离辐射。MRI 系统的激励源为短波或超短波段的电磁波，波长在 1m 以上（小于 300MHz），无电离辐射损伤。成像所用的频率远低于推荐的非电离辐射的安全标准，是一种安全的检查方法。

（5）多种成像技术。除了早期的 MR 水成像、3D TOF、2D PC、MRA、脂肪抑制、流动抑制等技术外，近年来，MRI 发展了多种成像技术，包括 MR 波谱法（MRS）、脑扩散加权成像（DWI）、扩散张量成像（DTI）、扩散纤维束成像（DTT）、背景抑制扩散加权全身成像技术（DWIBS）、磁敏感加权成像（SWI）、动脉自旋标记（ASL）技术、流动敏感交互反转恢复（FAIR）、三维动脉自旋标记技术（3D ASL）、磁共振冠状动脉成像（CMRA）、三维对比增强磁共振血管成像（3D CE-MRA）、MR 灌注成像（PWI）、MRI 电影（cine MR imaging）、动态对比增强 MRI（DCE-MRI）、全景成像矩阵（TIM）、磁共振温度成像技术、磁共振弹性成像（MRelastography，MRE）、定量磁敏感图（QSM）、基于体素的形态测量学分析（VBM）、体素内不相干运动（IVIM）、不对称回波最小二乘迭代估算法水脂分离技术（IDEAL）、血氧水平依赖功能 MRI（BOLD fMRI）等。

（6）可进行功能性成像。许多 MRI 技术已远远超出了解剖结构成像的范围，例如 MRS 可以进行化合物定量分析，DWI 相关技术可以反映组织的水分子弥散功能，ASL、PWI 等各种灌注成像显示了组织灌注功能情况；心脏 MRI 成像可以测量相关血流参数，BOLD 可以揭示功能活动相关脑区和功能连接。

（7）可介入。开放式 MRI 设备在介入穿刺活检和治疗方面具有巨大优势。各种磁兼容性介入设备和介入专用的快速成像序列相继出现，使得 MRI 引导下的介入操作得到发展。

（8）可进行分子影像学研究。分子影像学是指运用影像技术来显示组织水平、细胞和亚细胞水平的特定分子，反映活体状态下分子水平变化，通过影像学对其生物学行为进行定性和定量研究的科学。MR 分子成像（molecular MRI，mMRI）的出现为基础研究、疾病的诊断及治疗提供了一种全新的研究和检查方法。分子成像是借助于引入体内的分子探针（molecular probe）来实现的，分子探针是一种能与活体细胞内某一靶目标特异性结合，可以检测其结构、性质并能产生信号，在原位及体内实时被特定的设备监测的一种分子结构。

目前常用于干细胞成像、基因成像、血管生成成像、受体配体成像、巨噬细胞成像、凋亡成像等。

1.3.4 MRI 成像的局限性

（1）成像速度慢。MRI 系统成像速度慢是相对于 CT 的成像速度而言的，它对运动性器官，以及危重患者、躁动、无自制能力等患者的检查有一定的影响。

（2）对钙化灶和骨皮质病灶不够敏感。钙化灶在发现病变和定性诊断方面均有一定作用，但 MRI 图像上钙化灶通常表现为低信号。另外，骨质中氢质子（或水）的含量较低，骨的信号弱，骨皮质病变不能充分显示。

（3）图像易受多种伪影影响。MRI 的伪影主要来自设备、运动和金属异物三个方面。常见的有化学位移伪影、卷褶伪影、截断伪影、运动伪影、流动伪影、干扰伪影、金属伪影等。

（4）有禁忌症。装有心脏起搏器和动脉夹是严禁进行磁共振检查的。高热的患者，散热功能障碍的患者作 MR 检查时也要谨慎。肾功能不全者注入含钆对比剂可能引起肾源性系统纤维化（NSF），应谨慎进行增强扫描。

1.4 PET/CT

PET/CT（positron emission tomography/computed tomography）全称为正电子发射断层显像/X 线计算机体层成像仪，是一种将 PET（功能代谢显像）和 CT（解剖结构显像）两种先进的影像技术有机地结合在一起的新型的影像设备。它是将微量的正电子核素示踪剂注射到人体内，然后采用特殊的体外探测仪（PET）探测这些正电子核素人体各脏器的分布情况，通过计算机断层显像的方法显示人体的主要器官的生理代谢功能，同时应用 CT 技术为这些核素分布情况进行精确定位，使这台机器同时具有 PET 和 CT 的优点，发挥出各自的最大优势。

1.4.1 PET/CT 的主要性能指标

1.4.1.1 空间分辨率

空间分辨率表明 PET 对空间中不同"点"的分辨能力。一个理想的放射性点源放在 PET 的视野 (field of view，简称 FOV) 中，PET 所得到的放射性分布图像并不是一个点，而是有一定扩展，即所得到的是一个"球"，球的大小反映了 PET 的空间分辨能力。分辨率定义为该点源的扩展函数的半宽高，主要取决于环形探测器的位置分辨。另外，点源放在视野中不同位置，其分辨率稍有不同，距 FOV 中心越远，其分辨率越差。

1.4.1.2 灵敏度

PET 灵敏度常用单位体积内单位辐射剂量情况下探测器探测到的事例来表示。灵敏度越高表明在一定统计误差要求下，对特定脏器的放射性强度要求越低。影响灵敏度的主要因素有：第一，整个探测器对被测物体所张的立体角；第二，探测器本身的探测效率，即探测器响应事例数与入射事例数的比例；第三，系统时间窗、能量窗大小；第四，系统的死时间。

1.4.1.3 时间分辨率

时间分辨率指探测器可计数的两个事例之间的较短时间间隔。时间分辨率是时间窗的选定主要依据，时间窗选择应比时间分辨率稍大，一般以时间分布曲线的 1/10 高宽来定。

1.4.1.4 能量分辨率

能量甄别是排除散射事例的有力依据。因为散射事例中至少有一个光子经过了康普顿散射，能量部分损失，因而可以根据被测光子的能量大小决定好坏事例的取舍。系统能量分辨率的高低决定着能量窗的选择，高的能量分辨率可以选择较小的能量窗。

1.4.2 PET/CT 技术的特点

（1）功能、代谢成像。核医学显像不仅可以显示脏器或病变的位置、形态、大小等解剖学结构，更重要的是提供脏器和病变的血流、功能、代谢甚至是分子水平的化学信息，还可以对影像进行定量分析。如放射性核素心肌灌注、恶性肿瘤远处转移、甲状腺显像、肺 V/Q 显像等。

（2）灵敏度、特异性高。当疾病早期处于分子水平变化阶段，核医学显像即可以发现显像异常，达到早期诊断、早期治疗的目的，这是目前其他影像检查所无法比拟的。显示特异性高，易于鉴别病变的良、恶性。

（3）全身显像。PET 可以一次性获得全身各个区域的图像。

（4）无创性检查。所用的放射性核素物理半衰期短，剂量极微，发生毒副作用的概率极低。

（5）需要使用放射性示踪剂。常用的显像剂有脑代谢显像 ^{18}F-FDG、1502、脑血流灌注显像 ^{99m}Tc-ECD、^{99m}Tc-HMPAO、心肌灌注显像 ^{201}TlC1、^{99}Tc^{m}-MIBI、肺灌注显像 ^{99m}Tc-MAA 等。

（6）影像解剖结构清晰度较差。核医学受引入放射性活度及仪器分辨力的限制，影像清晰度远低于 CT、MR。近年来图像融合技术可将 CT、MRI 解剖结构影像与核医学 SPECT 或 PET 获得的功能代谢影像相叠加，更有利于病变精确定位和准确定性诊断。

（7）双模态设备的推出。PET/CT、SPECT/CT 集功能和解剖信息于一身，诊断的敏感性、特异性和准确性均大幅提高。PET/MRI 正在不断完善中。

（8）可发展分子核医学。近几年来，随着分子生物学技术的迅速发展以及与核医学技术的相互融合，形成了核医学又一新的分支学科即分子核医学(molecular nuclear medicine)，分子核医学是应用核医学示踪技术，在活体内以分子或生物大分子作为靶目标，从分子水平揭示人体的生理、生化及代谢变化，富有广阔的应用前景。目前主要应用于受体成像、基因成像、肝细胞成像等。分子核医学的关键是研制相应的分子探针，主要应用于 PET。

1.5 其他医学影像

1.5.1 X 光片

1.5.1.1 X 光片成像原理

X 射线能够使人体组织结构成像，当 X 线穿过人体不同密度和不同厚度的组织时，会发生被这些组织不同程度吸收的现象，从而使得到达荧屏、胶片或特殊接收装置的 X 线量出现差异，因此形成不同黑白对比的 X 线影像。组织密度越高，图像颜色越白。

X 光摄影的 X 线曝光剂量要远远小于 CT 摄影，普通胸片 X 线摄影曝光剂量通常仅为胸部 CT 的数十分之一。

X 线检查时，基于人体组织结构固有的密度和厚度差异所形成的灰度对比，称为自然对比。依靠自然对比所获得的 X 线摄影图像，常称为平片。对于缺乏自然对比的组织或器官，可以人为引入密度高于或低于该组织或器官的物质，使之产生灰度对比，称之为人工对比。这种引入的物质称之为对比剂，原称造影剂。通过人工对比方法进行的 X 线检查即为 X 线造影检查。

1.5.1.2 X 光片图像特点

X 线图像主要具有如下特点。

（1）图像是黑白灰度图像。在被照物体厚度相同的条件下，图像上的黑白灰度反映的是组织结构的密度差异，诊断描述时分别称之为低密度、中等密度和高密度。其中"低""中等"和"高"代表影像的黑白程度，"密度"则指组织结构单位体积的质量，两者意义不同但具有一致性关系，例如含气肺组织的质量低，呈低密度。当病变造成影像密度改变时，诊断描述时称之为密度增高或密度减低。

（2）图像是组织结构影像的叠加图像。图像为 X 线束穿透某一部位不同密度和厚度的组织结构后的投影总和，是这些组织结构影像的叠加，这种叠加可使某些位置的病变较难或不能显示。例如，胸部正、侧位平片，即为胸壁软组织、胸廓骨组织、肺组织以及心脏大血管等结构影像的叠加。因此，位于心后或椎旁的肺组织病变，就有可能由于正位上心影或大血管影及侧位上胸椎影像的重叠而显示不清。数字化 X 线成像时，应用减影技术和多层面容积成像技术，可在一定程度上减少影像叠加的影响，提高病变的检出率。X 线造影图像与此类似，所不同的是组织器官内含有高密度的对比剂。

普通 X 线检查技术已广泛应用于人体系统各个部位的 X 线摄影和造影检查。X 线摄影对于骨骼系统、呼吸系统疾病、泌尿系统结石、肠梗阻等疾病有良好的诊断和鉴别诊断价值。静脉肾盂造影、子宫输卵管造影、尿道造影等造影技术得到广泛应用。硫酸钡胃肠道造影仍是胃肠道疾病的首选诊断方法之一。

1.5.1.3 普通 X 线检查技术的不足

（1）有 X 线辐射。与超声、MR 相比，普通 X 线检查技术仍为有辐射损伤的检查技术，在检查时应注意在保证图像质量的前提下，尽量减少曝光剂量和检查次数。

（2）二维成像。普通 X 线摄影为二维成像，组织结构前后重叠。

（3）静态成像。普通 X 线摄影为静态影像，不能满足动态器官的影像显示。动态 DR 成像可以弥补这种不足。

（4）密度分辨力相对较低。

1.5.1.4 新型的 CR、DR 与传统 X 线检查相比的优越性

CR 是计算机 X 射线成像系统，使用成像板 IP 作为图像载体来代替传统的 X 射线胶片捕获光信号，再将光信号转化为数字信号；DR 则是数字化 X 射线成像系统，是由计算机直接读取感应介质记录的光信号。它们与传统 X 线检查相比有以下优点。

（1）图像质量提高。DR 的 DQE（量子探测效率）可达 60%～75% 以上，显著高于传统屏 - 胶系统。

（2）空间分辨力高。目前，DR 平板的矩阵通常大于 2200×2600，像素尺寸 <140μm，空间分辨力 =3.5LP/mm。

（3）曝光剂量降低。DR 辐射剂量远低于传统屏 - 胶系统。

（4）成像速度快，工作流程短。尤其是 DR，从 X 线曝光到图像的显示一般仅需要 1～3s 时间，按下曝光按钮即可以显示图像。大大地提高了工作效率。

（5）图像动态范围大。探测器信号采集的动态范围和图像显示的动态范围大，曝光条件宽容度大，线性响应能力强。

（6）具有多种图像处理技术。如谐调处理、空间频率处理、体层伪影抑制、动态范围控制、图像组织均衡、测量、局部放大、影像边缘增强、窗宽窗位调节等。

（7）具备一些高级功能。如能量减影、时间减影、骨密度测量、融合体层、计算机辅助诊断、图像拼接等。

（8）图像可进行数字化存储和传输。

1.5.2 超声影像

超声 (ultrasound) 是指振动频率在 20000Hz 以上，超过人耳听觉范围的声波。

1.5.2.1 超声成像基本原理

超声波与一般声波不同，由于频率高，波长短，而在介质内呈直线传播，故有良好的指向性。这是超声检查对人体器官结构进行探测的基础。

当入射超声波在人体组织中传播，经过不同器官、不同组织，包括正常与病变组织的多层界面时，每一界面由于两侧介质的声阻抗不同而发生不同程度的反射和（或）散射。这些反射或散射形成的回声，以及超声在传播中所经过不同组织的衰减信息，经接收、放大和信息处理而在荧屏上以图像或波形显示，形成声像图，此即超声成像的基本原理。

当一定频率的超声波由声源发射并在介质中传播时，如遇到与声源做相对运动的界面，则其反射的超声波频率随界面运动的情况而发生改变，称之为多普勒效应（Doppler effect）。界面朝向探头运动时，频率增高；背离探头运动时，则频率减低。界面运动速度愈快，频移的数值就愈大，反之亦然。利用多普勒效应，可以检测组织或血流的运动，包括方向和速度，并可判断血流是层流或湍流。

1.5.2.2 超声检查的优势

（1）超声波属于机械波，无放射性损伤，检查的安全性高。

（2）能够实时动态显示器官运动功能和血流动力学状况及其异常改变，且可实时进行身体各部位任意方位的断面成像，因而能够同时获取功能和形态学方面的信息，有利于病变的检出和诊断。

（3）检查便捷，易于操作，且可及时获取检查结果；检查费用也相对低廉，可在短期内对病变进行反复多次检查。

（4）设备较为轻便，不但能对危急症患者进行床边检查，还可用于术中检查。

1.5.2.3 超声检查的局限性

（1）超声检查时，由于骨骼和肺、胃肠道内气体对入射超声波的全反射，会影响成像效果，限制了这些部位超声检查的应用范围。

（2）超声检查显示的是局部断面图像，一幅超声图像上难以显示较大脏器和病变的整体空间位置和构型。三维超声技术可部分解决此问题。

（3）超声检查结果的准确性除了与设备性能有关外，在很大程度上依赖于操作医师的技术水平和经验。

1.5.3 内镜影像

内镜（endoscope）泛指经各种管道进入人体，以观察人体内部状况的医疗仪器，而其检查称为内窥镜检查（endoscopy）或内镜检查（术）。部分内窥镜同时具备治疗的功能，如膀胱镜、胃镜、大肠镜、支气管镜、腹腔镜等。按医学内窥镜的发展及成像构造可将其大体分为三大类：硬管式内镜、光学纤维（软管式）内镜和电子内镜。按内窥镜的功能可将其分为单功能镜及多功能镜，单功能镜是指没有工作通道，仅有光学系统的观察镜；多功能镜指除具有观察镜的功能，在同一镜身还具有至少一个以上的工作通道，具有照明、手术、冲洗及吸引等多种功能。

1.6 DICOM 图像标准

1.6.1 DICOM 简介

DICOM（Digital Imaging and Communications in Medicine）即医学数字成像和通信，是医学图像和相关信息的国际标准（ISO 12052）。它定义了满足临床需要的可用于数据交换的医学图像格式。

DICOM 被广泛应用于放射诊疗诊断设备（X 射线、CT、核磁共振、超声等），是部署最为广泛的医疗信息标准之一。

自从 1985 年 DICOM 标准第一版发布以来，DICOM 给放射学实践带来了革命性的改变，例如 X 光胶片可被全数字化的工作流程所代替。就像 Internet 成为信息传播应用的全新平台，DICOM 使"改变临床医学面貌"的高级医学图像应用成为可能。

1.6.2 DICOM 服务

DICOM 是由多种支持服务结合而成，大部分和网络的资料传输有关。

（1）储存。DICOM 的储存服务用在传送影像或是将其他的资料（例如整理过的病历报告）传送到 PACS 的工作站时。

（2）储存确认。用户端（机器设备或是工作站等）通过来自服务供应器的资讯确认原始端的影像已经存储在特定地方（例如硬盘或光盘），然后可以放心地在本地删除。

（3）影像获得。此项功能让工作站可以找到影像序列或是其他的 PACS 资料，如此便可取得影像。

（4）工作列表。此项功能让一个图像设备可以以电子方式接收到病人的详细信息和检查计划，以避免重复输入信息。

（5）原始端执行进程记录。原始端工作列的附加服务，可以让原始端送出有关此项检查的其他资料，如影像数、放疗剂量输出等。

（6）打印。打印服务是将影像（大部分是 X 光影像）传送至 DICOM 打印机，有一套标准的校正程序，以确保在不同的显示装置中仍保有一致性。

（7）离线支持。

1.6.3 DICOM 标准及数据结构

1.6.3.1 标准概况

DICOM 标准中涵盖了医学数字图像的采集、归档、通信、显示及查询等几乎所有信息交换的协议；以开放互联的架构和面向对象的方法定义了一套包含各种类型的医学诊断图像及其相关的分析、报告等信息的对象集；定义了用于信息传递、交换的服务类与命令集，以及消息的标准响应；详述了标识各类信息对象的技术；提供了应用于网络环境（OSI 或 TCP/IP）的服务支持；结构化地定义了制造厂商的兼容性声明（Conformance Statement）。

DICOM 标准的推出与实现，大大简化了医学影像信息交换的实现，推动了远程放射学系统、图像管理与通信系统（PACS）的研究与发展，并且由于 DICOM 的开放性与互联性，使得与其他医学应用系统（HIS、RIS 等）的集成也成为可能。

1.6.3.2 数据结构

DICOM 的数据结构由以下几个部分组成。

（1）导言（preamble），共 128 字节，描述文件的相关导言信息。

（2）前缀（prefix），标识"这是一个 DICOM 文件"，总共 4 个字节。

（3）数据元素。在前缀后面跟着多个数据元素，多个数据元素组成数据集，是 DICOM 文件的主要组成部分。

数据元素又由 4 个部分组成：

① tag 号。由 4 个字节组成，包括 2 字节的组号和 2 字节的元素号，可以描述设备通讯信息、特征参数、患者信息、图像信息参数等，在 DICOM 中有定义好的字典，数量在 2000 个以上。数据元素的排列就是按照 tag 从小到大的顺序。

②值表示（VR，value representation）。由 2 个字节组成，描述该项信息的数据类型，包含例如 LO（long string，长字符串）、IS（interger string，整型字符串），DA（data，日期）等共 27 种数据类型。

③值长度（value length）。描述该项信息的数据长度。

④值域（value）。存储该项信息的值。

1.6.4 DICOM 图像的读取

虽然 VTK 的最初目的是处理医学影像，但是对于 DICOM 读取并不友好，因此对 DICOM 信息的读取展示这里使用 Pydicom 来进行。

在本书的附录"环境安装"中介绍了用于读取 DICOM 图像库的 Pydicom 的安装（早期的 Python 版本用于读取 DICOM 影像的是 dicom，现在已经不再使用了），只需要在 Anaconda 的控制台中输入如下代码：

```
pip install pydicom
```

就可以完成安装。

DICOM 信息的读取代码如下（对于 Python 不熟悉读者，请略过此段代码，待学习完第 3 章的内容可以再回来运行此段代码）：

```
import pydicom
ds = pydicom.dcmread("../data/CT.dcm")
print(ds)
```

虽然这里只有三行代码，但是可以输出一张 CT 影像的信息，格式如图 1.1。

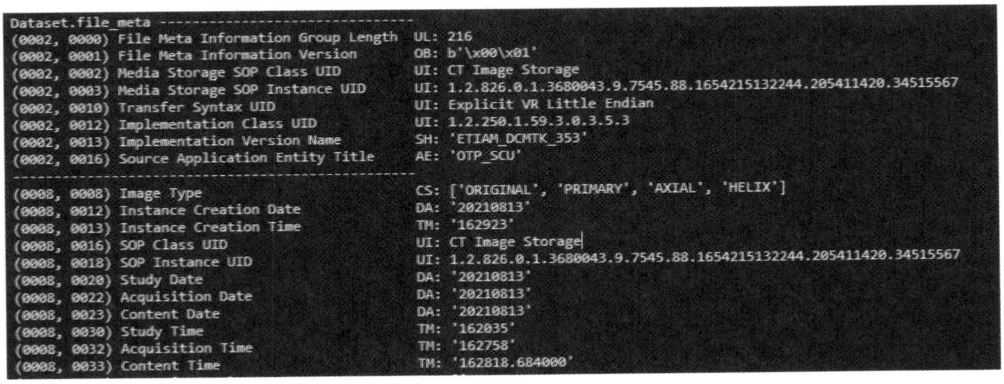

```
Dataset.file_meta -------------------------------
(0002, 0000) File Meta Information Group Length   UL: 216
(0002, 0001) File Meta Information Version        OB: b'\x00\x01'
(0002, 0002) Media Storage SOP Class UID          UI: CT Image Storage
(0002, 0003) Media Storage SOP Instance UID       UI: 1.2.826.0.1.3680043.9.7545.88.1654215132244.205411420.34515567
(0002, 0012) Transfer Syntax UID                  UI: Explicit VR Little Endian
(0002, 0012) Implementation Class UID             UI: 1.2.250.1.59.3.0.3.5.3
(0002, 0013) Implementation Version Name          SH: 'ETIAM_DCMTK_353'
(0002, 0016) Source Application Entity Title      AE: 'OTP_SCU'

(0008, 0008) Image Type                           CS: ['ORIGINAL', 'PRIMARY', 'AXIAL', 'HELIX']
(0008, 0012) Instance Creation Date               DA: '20210813'
(0008, 0013) Instance Creation Time               TM: '162923'
(0008, 0016) SOP Class UID                        UI: CT Image Storage
(0008, 0018) SOP Instance UID                     UI: 1.2.826.0.1.3680043.9.7545.88.1654215132244.205411420.34515567
(0008, 0020) Study Date                           DA: '20210813'
(0008, 0022) Acquisition Date                     DA: '20210813'
(0008, 0023) Content Date                         DA: '20210813'
(0008, 0030) Study Time                           TM: '162035'
(0008, 0032) Acquisition Time                     TM: '162758'
(0008, 0033) Content Time                         TM: '162818.684000'
```

图 1.1 DICOM 图像信息示例

输出主要有 3 列，包括 tag、描述、实际信息。

如图中标签 tag（0008，0020），描述为 Study Date（即图像采集日期），实际信息为 20210305（即 CT 扫描日期）。

表 1.1 给出了一些常用的信息项示例，如果读者还需要更多的了解，可以查看 DICOM3.0 的介绍。

表 1.1 DICOM 信息常用标签示例

tag		描述		信息	
0008，0020		Study Date	扫描日期	20200305	2021 年 3 月 5 日

tag		描述		信息	
0008， 0030		Study Time		111038	11 点 10 分 38 秒
0008， 0060		Modality	设备类型	CT	
0008， 0070		Manufacturer	生产厂家	Philips	
0008， 0080		Institution Name	机构名称	FJ TUMOUR HOSPITAL	福建省肿瘤医院
0010， 0010		Patient's Name	患者姓名	lisi	匿名
0010， 0020		Patient ID	患者住院号	80000001	住院号
0010， 0040		Patient's Sex	性别	M	男

如要输出单条信息，可以在上面的 3 行代码后增加 print（ds.+ 表格中描述的英文），注意去掉描述单词之间的空格。例如，print(ds.StudyDate) 就是输出扫描日期。

注意：如果需要数据图像信息可以使用 print(ds.pixel_array) 来输出，输出的就是 DICOM 图像的二维矩阵。

1.7　本章小结

- 医学影像在现代医学中扮演着至关重要的角色，能够提高诊断准确性，改善治疗效果。
- CT、MRI 和 PET/CT 是常用的医学影像技术，每种技术各有其优缺点。
- 此外，还有 X 光片、超声影像和内镜影像等技术，适合于不同领域，各有特性。
- DICOM 图像标准在医学影像领域中广泛使用，对 DICOM 格式的数据进行读写，可以获得患者的信息和影像特征。

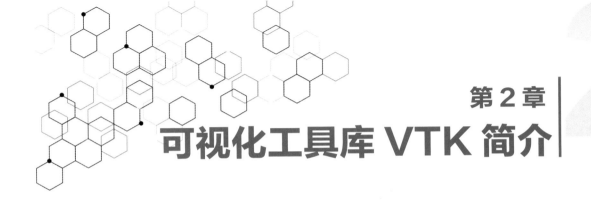

第 2 章
可视化工具库 VTK 简介

2.1 VTK 概述

VTK（Visualization Toolkit，可视化工具库），是一个开放源码，跨平台、支持平行处理的图形应用库。最早在美国诞生。

VTK 以用户使用的方便性和灵活性为主要原则，具有如下的特点。

（1）三维图形功能强大。VTK 既支持立体形状的绘制（体绘制），又保留了传统的面绘制，从而在改善可视化效果的同时又可以充分利用现有的图形库和图形硬件。

（2）其体系结构使其具有非常好的流和高速缓存的能力，在处理大量的数据时不必考虑内存资源的限制。

（3）能够很好地支持基于网络的工具比如 Java 和 VRML。

（4）能够支持多种着色，如 OpenGL 等。

（5）具有设备无关性，其代码可移植。

（6）可配置的数据流网络能将原始数据转换为更易理解的模式。VTK 应用程序使用滤波器操作数据，每个滤波器检查其接受的数据并产生输出数据；多个滤波器与数据源组成一个数据流网络。

（7）拥有许多定义了的宏，极大简化了编程工作并且加强了一致的对象行为。

（8）数据类型丰富，其核心数据模型能够表示几乎所有与物理科学相关的现实世界问题，适合涉及有限差分和有限元解决方案的医学成像和工程工作。

（9）对使用环境友好，既可以工作于 Windows 操作系统，也可以工作于 Unix 操作系统。

2.2 VTK 应用场景

VTK 及相关软件环境的安装参考本书附录"环境安装"。

一个简单的利用 VTK 显示图像的例子如下（详见本书附代码：2.1_ConeRender.py）：

```python
import vtk

def main():
    cone = vtk.vtkConeSource()          # 生成一个锥形体
    cone.SetHeight(2.0)
    cone.SetRadius(1.0)
    cone.SetResolution(8)
```

```
coneMapper = vtk.vtkPolyDataMapper()                         # 锥形体数据的映射转换
coneMapper.SetInputConnection(cone.GetOutputPort())

coneActor = vtk.vtkActor()                                   # 生成一个演员
coneActor.SetMapper(coneMapper)

ren = vtk.vtkRenderer()                                      # 生成一个渲染器
ren.AddActor(coneActor)
ren.SetBackground(0.8,0.8,0.8)

renWin = vtk.vtkRenderWindow()                               # 生成渲染显示的窗口
renWin.AddRenderer(ren)
renWin.SetSize(500, 500)

iren = vtk.vtkRenderWindowInteractor()                       # 生成一个交互器
iren.SetRenderWindow(renWin)

ren.ResetCamera()
ren.GetActiveCamera().Azimuth(30)

renWin.Render()
renWin.SetWindowName("Cone")
ren.GetActiveCamera().Azimuth(1)
iren.Start()                                                 # 程序运行
if __name__ == "__main__":
    main()
```

程序运行的结果如图 2.1。

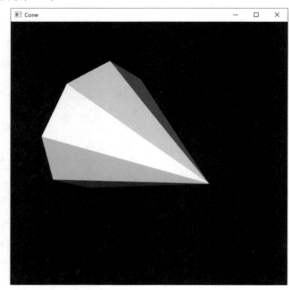

图 2.1 ConeRender 代码运行结果

上述例子包含了"VTK 可视化管线"（PipeLine）的 6 个基本部分，大体上又分为两个阶段：

第一阶段，数据准备，包含（1）读取数据源（Source），（2）调用映射器（Mapper）进行转换，（3）生成演员（Actor）；

第二阶段，渲染，包含（4）将演员用渲染器（Renderer）渲染，（5）在设定的渲染窗口（RenderWindow）展示，（6）与人互动（RenderWindowInteractor）。

程序代码按照此流程走完后，就可以把预设的模型展示出来，并可通过鼠标进行基本的模型交互（按下鼠标左键拖动可以对模型进行旋转，使用鼠标中间滚轮或使用右键按下拖动可以对于模型进行放大和缩小）。整个程序执行过程就可以看作数据流在管道中朝着一个方向流动的过程，如图2.2所示，所以相关程序被称为可视化管线。

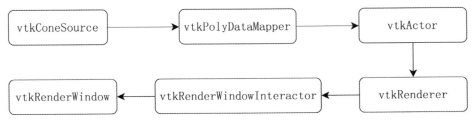

图 2.2 VTK 可视化管线基本流程图

在本书的内容中，对一些完整的程序代码笔者给出了可视化管线流程图，以便读者清晰了解数据的处理过程。对于没有流程图的程序，读者如有兴趣可以自行补充，这也是一个很好的学习 VTK 的过程。

对于 VTK 可视化管线的各部分，结合上面示例的简单程序进一步解释说明如下。

（1）数据源（Source）的生成有两种方式。

一种方式是人工创建。如在程序代码中的 vtkConeSource 是人工创建的生成一个锥形体的数据源，还有生成立方体（vtkCubeSource），柱状体（vtkCylinderSource），球体（vtkSphereSource）等的人工数据源。在本书的代码中应用了多种体的数据源，在第 8 章中将会给出有关的详细示例和说明。

另外一种方式是通过 VTK 的输入系统读入的数据源对象，如读取 BMP、PNG、JPG、DICOM 等 格 式 图 像（vtkBMPReader, vtkJPEGReader, vtkPNGReader, vtk-DicomImageReader）。更多的读取方法在本书的第 6 章详细给出。

（2）映射器（Mapper）是把输入的数据转换成几何图元（如转换成点、线、面等）。映射器可以接在数据源之后；也可以接在数据源之前，那么可以对数据源进行多重和多种的过滤处理（在上面的例子中没有使用滤波器 Filter，因此省略了对其的解释，本书后面的章节将对其进行详细的说明）。使用 vtkPolyDataMapper 来映射多边形数据。

（3）演员（Actor）是一个渲染窗口渲染的对象。在窗口中每一个具体需要渲染的对象都是一个 Actor，通过 Actor 的方法来设置对象的表面属性（Surface Property）、颜色（Color）、透明度（Opacity）、纹理（Texture）等。本示例程序使用的是 vtkActor 创建一个演员。

（4）窗口渲染器（Renderer）是来负责场景的渲染过程。窗口渲染器用于把每个演员进行渲染后传给渲染窗口。同时可以使用渲染器的方法来设置窗口的相机，光照等属性。示例程序使用 vtkRenderer 建立一个窗口渲染器。

（5）渲染窗口（RenderWindow）是显示所有演员的舞台，是将操作系统和 VTK 渲染引擎连在一起，将场景渲染在设备的窗口之中，也就是在屏幕或者其他的显示窗口上显示出来。示例程序使用 vtkRenderWindow 来建立窗口。

（6）交互器（Interactor）是实现演员与操作者进行交互的工具。示例代码中使用的是 vtkRenderWindowInteractor。如前所述可以实现与鼠标计划交互的一些操作。

数据经过 VTK 可视化管线，最后设置相机（在窗口渲染器中），设置显示窗口的名字等，就可以运行程序显示窗口及演员，通过鼠标实现与演员的互动。这就是一个基本 VTK 可视化管线的基本过程。在本书后续的部分主要是对其中各阶段的程序代码进行详细的解释。

2.3 VTK 的学习资源

下面介绍一些可用来学习 VTK 的资源。

书籍资源

• 《VTK User's Guide》：这是 VTK 的最权威的参考图书，主要介绍 VTK 的类库和一些实例。其最新版本可以 VTK 的官方网站下载，地址是 https://vtk.org/wp-content/uploads/2021/08/VTKUsersGuide.pdf。但是书中的主要示例都是用 Tcl 编程实现的，读者如果需要把代码改为 C++ 或 Python 还需要一些技巧和努力。

• 《The Visualization Toolkit: An Object-Oriented Approach To 3D Graphices》：这是与前面《VTK User's Guide》配套的图书，它深入说明了可视化算法及数据结构等。

• 《VTK 图形图像开发进阶》：由张晓东、罗火灵于 2015 年出版，这是目前最新的全面讲解 VTK 的中文书籍。虽然其中的内容仅仅相当于《VTK User's Guide》的部分，但也是讲解得比较详细的 VTK 书籍。其中的代码都是用 C++ 来实现。两位作者在网络上有一个关于 VTK 的工作室：东灵工作室。

• 《医学图像编程技术》：由周振环等人于 2010 年出版。其内容比前述那本中文书更少。

网站资源

• vtk.org 是 VTK 的官方网站，可以进入下载源码，查看 VTK 的多种语言的实例，包括 Python 的。也可以下载 VTK 的参考书籍。

• github.com 网站上的两个下级地址 /Kitware/VTK 和 /lorensen/VTKExamples 有关于 VTK 的很好的示例代码。

• 中文的网站资源质量不一，其中内容详细且完整的有东灵工作室。

2.4 VTK 软件及库

在 VTK 官方网站上给出了几个很好的使用 VTK 的软件或库，有些也是开源的。

2.4.1 TensorBoardPlugin3D

TensorBoardPlugin3D 是一个开源、直观的 TensorBoard 插件。允许医学图像深度学习研究人员在一个工具中分析他们的深度学习工作流程和 3D 数据。

TensorBoard 是计算机视觉研究人员用来分析其深度学习系统性能的主要工具之一。他们的数据通常是二维的，包括照片、视频和卫星图像。TensorBoard 最强大的功能之一是它允许计算机视觉研究人员快速循环浏览数百个 2D 图像结果，以便可以快速发现错误和系统偏差。然而，在医学成像的深度学习研究中，图像数据通常是 3D 的，而 TensorBoard 不支持这一点。因此，TensorBoard 并没有被医学图像 AI 社区广泛采用，研究人员很难使用它进行 AI 洞察力的训练。而 TensorBoardPlugin3D 将 3D 可视化集成到 TensorBoard 工作流程中，允许将 TensorBoard 的全部功能应用于医学图像深度学习研究。

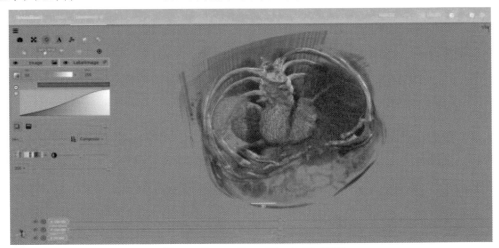

图 2.3 TensorBoardPlugin3D 界面

2.4.2 ActiViz

ActiViz 是一个用于 3D 可视化和数据处理的 .NET 库。它公开了 C++ 可视化工具包（VTK）的 API，可在 C# 或 VB 中使用。

ActiViz 可以与许多用 C# 编写的现有应用程序和框架进行交互，包括 WindowsForm、Windows Presentation Foundation（WPF）或 Unity 软件，这使得它可以在各种环境中无缝快速地集成高级算法和渲染技术。

ActiViz 广泛使用 VTK 的功能在由第三方应用程序管理的共享 OpenGL 上下文中进行渲染。这使得与外部 UI 框架的集成变得容易，并允许构建高级应用程序，这些应用程序提供由可定制的图形元素控制的广泛功能。

ActiViz 9.1 附带了一个 NuGet 包，它依赖于 Avalonia UI 框架。该包为开发人员提供了一个控件，可以将 VTK 窗口嵌入到 Avalonia 应用程序中。这将高度可配置的控件和 VTK 高级功能结合在一个可以在 Windows、Linux 和 MacOS 上运行的解决方案中。

Avalonia 使用 XAML 文件来描述应用程序窗口布局，这对于已经在 WPF 应用程序中使用 ActiViz 的开发人员来说很容易。

2.4.3 VTK.js

Kitware 使用 VTK.js 将医疗和科学数据从计算机屏幕带入现实生活。VTK.js 是用于科学可视化的开源渲染库，得益于 WebXR 的强大功能，VTK.js 可用于增强现实和虚拟现实。WebXR 是一种浏览器技术，它提供一个公开 API，以便在移动或头戴式设备（例如虚拟现实眼镜）上跟踪和渲染混合现实会话。将 WebXR 功能集成到 VTK.js 中，通过带有 WebGL（以及 WebGPU）的渲染管道和硬件，可实现沉浸式可视化。VTK.js 文档中提供了一组扩展的 AR 和 VR 示例。此外，所有以前的 VTK.js VR 示例都已针对 WebXR 进行了更新。可以使用头戴式显示器或移动设备等专用硬件来试用 VR 和 AR 示例。

2.4.4 3D Slicer

3D Slicer 是用于医学图像信息学、图像处理和三维可视化的开源软件平台。二十多年来，Slicer 为医生、研究人员和公众提供了免费、强大的跨平台加工工具。

从功能层面来说，它提供非常丰富的交互和可视化界面，你可以用它导入医学影像，然后进行影像的分割、重建、配准、标记点选择、测量等操作。它本身提供了非常多的模块，比如优秀的配准模块、齐全的交互分割和重建模块，以及图像的重采样、裁剪、滤波等各种操作模块。

如果自带的功能满足不了你的需求，还可以安装插件，如图 2.4 的界面中显示的插件平台有上百个开源插件，支持各种高级处理；如果仍然找不到你需求的内容，那么你还可以自己写插件，满足自己的特定需求。

从软件的架构层面看，它的底层基于 ITK、VTK 和 CTK，界面基于 QT，都是优秀的开源软件（其中 ITK 提供丰富的图像分割和配准等大量的医学图像处理算法，CTK 为支持生物医学图像计算的通用公共包）。

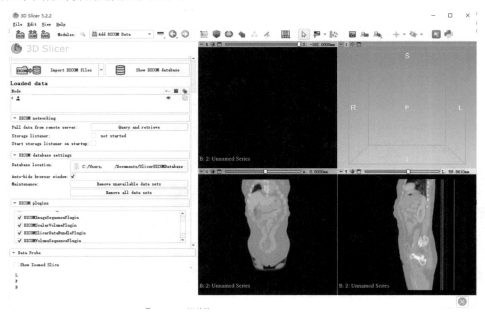

图 2.4 3D Slicer 界面示例

2.4.5 ParaView

ParaView 是一个开源、多平台的数据分析和可视化应用程序。ParaView 用户可以使用定性和定量技术快速构建可视影像来分析他们的数据。可以使用其批处理功能以 3D 交互方式或编程方式进行数据探索。开发 ParaView 是为了使用分布式内存计算资源分析超大型数据集。它可以在超级计算机上运行以分析 PB 级大小的数据集,也可以在笔记本电脑上运行更小的数据,已成为许多国家实验室、大学和工业界不可或缺的工具。

除了以上这些软件以外,还有很多医学图像处理软件都用到了 VTK 库。在放射治疗的计划系统中也广泛地应用了 VTK 库。

2.5 本章小结

- VTK 是功能强大的可视化工具库,可用来实现高质量的医学三维图形。
- 学习 VTK 可参考的资源有许多,有官方文档、示例程序、书籍等。
- VTK 官方网站提供了一系列库和软件,学会使用这些库和软件,可以更好地应用 VTK。

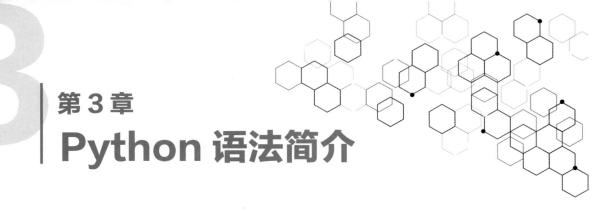

第 3 章
Python 语法简介

3.1 Python 的特点

　　Python 是高级编程语言，它的一大特点是编程快捷，可让用户快速地开发项目。Python 提供了非常完善的基础代码库，涵盖了网络、文件、GUI、数据库、文本等多方面，被形象地称作"内置电池"（batteries included）。用 Python 开发项目，许多功能不必从零编写，直接使用现成的即可。而且 Python 还能开发网站，许多大型网站就是用 Python 开发的，例如国外的 YouTube、Instagram，国内的豆瓣等。很多大公司，包括 Google、Yahoo 等，甚至 NASA（美国航空航天局）都大量地使用 Python。

　　当然，任何编程语言有优点，也有缺点，Python 也不例外。那么 Python 有哪些缺点呢？

　　第一个缺点是运行速度慢，和 C 程序相比慢很多。因为 Python 是解释型语言，代码在执行前需要逐行翻译成更基础的语言，这个翻译过程非常耗时，所以较慢。而 C 程序是在运行前直接被编译成 CPU 能执行的机器码，所以非常快。

　　第二个缺点是代码不能加密。发布 Python 程序实际上就是发布源代码；而像 JAVA、C 这些编译型的语言，都没有这个问题。

　　Python 在诞生之初，因为其运行效率低，在计算机硬件性能不那么好的年代，一直没有流行起来，很多人根本不知道有这门语言。而随着时代的发展，计算机硬件功能不断提高，同时软件的复杂性在不断增大，软件开发的效率越来越被企业重视。如果为了节省不到 1ms 的程序运行时间，却让程序员的开发工作量增加好几倍，就很不划算，也就是说，程序开发效率比机器效率更为重要。于是，Python 就逐渐得到越来越多开发者的青睐了。

　　在 2012—2014 年，云计算的开发升温，大量创业公司和互联网巨头挤进云计算领域，而最著名的云计算开源渠道 OpenStack 就是基于 Python 开发的。随后几年，在备受关注的人工智能、机器学习领域，首选开发语言也是 Python。至此，Python 已经成为互联网开发的焦点。

　　依据知名的世界编程语言排行榜 TIOBE 公布的结果，Python 在 2022 年排在热门程度第一的位置，如图 3.1。

　　本书讲解基于 Python 语言的 VTK 编程，为方便读者，本章对 Python 的基本语法，如数据类型、函数、类等进行概要性介绍。当然，仅仅通过本章篇幅是无法完整介绍 Python 的所有功能的，感兴趣的读者可以寻找更多的 Python 资料或书籍来学习了解。而读者如果已经熟悉 Python，特别是其中的类，那么可以略过本章。

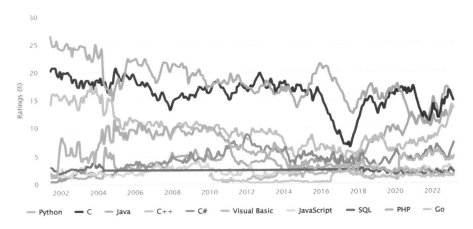

图 3.1 前 10 位编程语言走势图

3.2 数据类型

    Python 的数据类型主要有字符串、列表、元组、字典等。本节将对这些基本的数据类型进行简单介绍。

3.2.1 字符串

    字符串英文 string，是 Python 中随处可见的数据类型，字符串的识别也非常简单，就是用引号括起来的。

    引号包括单引号 ' '，双引号 " " 和 三引号 '" "'，比如 'abc'，"123" 等。

    这里请注意，各种引号本身不是字符串的一部分，例如，字符串 'abc' 只包含 a，b，c 这 3 个字符。

    那么，标志字符串这个功能为什么要用到这么多种引号呢？我们分别用它们定义同样内容的字符串，再打印出来，看看结果是怎样的。（这里使用 Anaconda 的 Spyder 编辑器写程序，后面也是如此。为能够和 Python 命令行相似，这里在输入内容前使用 >>>）

```
>>>str1 = ' 两点水 '
>>>str2 = " 两点水 "
>>>str3 = ''' 两点水 '''
>>>print(str1, str2, str3)
输出结果：两点水 两点水 两点水
```

可以看出，三种引号的结果是一样的。

    但如果字符串内容本身包含引号，例如"两'点'水"，或"两"点"水"，那么也用上面的编程方式，系统就会报错了。这时候，就要用到多点引号，两点引号内部可以表达带单点引号的内容，三点号内部可以表达带两点引号的内容，如下：

```
>>>str4 = ''' 两点水说：" 你好 !"'''
>>>print(str4)
输出结果：两点水说：" 你好 !"
```

那么用单引号、双引号定义的字符串就不能表示这样的内容吗？并不是的，你可以使用转义字符，单引号的转义字符表达是 \\'，双引号的转义字符表达是 \\"。注意，这里使用的是反斜杠 \\。我们可以写程序测试一下：

```
>>>str5 = '两 \' 点 \' 水'
>>>str6 = "两点水说：\" 你好 !\""
>>>print(str5, "；"， str6)
```

输出的结果为：两'点'水 ； 两点水说："你好 !"

最后还说明一下，三引号 """ 内的内容是可以分行的，如：

```
>>>str7 = '''两
>>> 点
>>> 水 '''
```

输出结果：两
　　　　点
　　　　水

常见字符串操作函数见表 3.1。

表 3.1 常见字符串操作函数

函数	说明
len()	求字符串的长度
in	判断元素是否存在于序列中
capitalize()	字符串的首字符大写
find()	检测字符是否包含在字符串中
join()	将字符串插入到 join 传入列表的字符串元素之间，生成一个新的字符串
max()	返回字符串中最大的字母
min()	返回字符串中最小的字母
cmp()	比较两个字符串的序列值是否相同
ord()	返回单个字符的字符编码
chr(number)	根据某字符编码返回对应的字符
split()	将字符串根据某个分割符进行分割
title()	将字符串的每个词首字母变为大写

3.2.2 列表

列表（英文名 list）是由一系列元素按顺序进行排列而成的容器。这里面有两个重点：（1）同一个列表中可以包含不同类型的元素；（2）要求按顺序排列，说明列表是有序的。

在接下来的例子中演示了列表的一些特性和相关常用方法。

3.2.2.1 创建列表

创建列表有两种方法。

第一种方法：先创建空列表实例，再往实例中添加元素（注意：这里井号 # 之后的内容是用来做单行注释的。）

```
>>>phones = list()  # 实例化
>>>phones.append("Apple")  # 添加元素
>>>phones.append("Huawei")  # 添加元素
>>>phones.append("Xiaomi")  # 添加元素
```

```
>>>phones
```
输出结果：['Apple', 'Huawei', 'Xiaomi']

第二种方法：直接定义列表，并填充元素。

```
>>>phones =["Apple","Huawei","Xiaomi"]
```

输出结果与第一种方法相同：['Apple', 'Huawei', 'Xiaomi']

很明显，第二种方法简单直接、容易理解，效率要高。因此一般推荐使用第二种方法。

3.2.2.2 增删改查

增删改查即新增元素、删除元素、修改元素、查看元素的简写。由于内容比较简单，请直接看示例。

1. 查看元素

使用列表名加索引 [i] 的表达方式查看第 i+1 个元素。这里 i 的起始值为 0，代表第 1 个元素。程序如下：

```
>>>phones[0]
```
输出结果：'Apple'

```
>>>phones[2]
```
输出结果：'Xiaomi'

使用 index 函数可以查看列表元素的索引位置，例如查看第 1 个值为"Huawei"的索引，程序为

```
>>>phones =["Apple","Huawei","Xiaomi","Huawei"]
>>>phones.index("Huawei")
```

输出为：1

使用 count 函数查看该列表中元素出现的次数：

```
>>> phones.count("Huawei")
```

输出结果：2

使用内置函数 len() 可以查看该列表中一共有多少个元素：

```
>>> len(phones)
```

输出结果：4

2. 新增元素

新增元素到列表可以使用列表的 append 、insert、和 extend 函数。

append 函数将元素插入在列表的最后一个位置：

```
>>>phones = []
```

输出的时候就是空列表。

```
>>>phones.append("Apple")
```

输出结果：['Apple']

```
>>>phones.append("Huawei")
>>>phones.append("OPPO")
>>>phones
```

输出结果：['Apple', 'Huawei', ' OPPO ']

insert 函数将元素插入列表的指定位置。接上一个建立的 phones 列表，继续编程如下：

```
>>>phones.insert(1,"Xiaomi")
>>>phones
```

输出结果：['Apple', 'Xiaomi', 'Huawei', 'OPPO']

extend 函数将一个新的列表连接在旧的列表后面：

```
>>>phones = ['Apple', 'Xiaomi', 'Huawei']
>>>new_phones = ["OPPO","VIVO"]
>>>phones.extend(new_phones)
>>>phones
```

输出结果：['Apple', 'Xiaomi', 'Huawei', 'OPPO', 'VIVO']

3. 修改元素

使用 list[x]=new_item 的写法替换列表下标为 x 的旧元素，实现修改：

```
>>>phones = ['Apple', 'Xiaomi', 'Huawei']
>>>phones[1] = ['OPPO']
>>>phones
```

输出结果：['Apple', 'OPPO', 'VIVO']

4. 删除元素

使用 pop 、remove 、clear 或 del 函数删除元素。

pop 函数删除指定位置的元素。默认删除最后一个元素，并返回。如下：

```
>>>phones = ['Apple', 'Xiaomi', 'Huawei']
>>>phones.pop()   # 删除最后一个元素
>>> phones.pop(0) # 删除索引为 0 的元素
```

Remove 函数删除第一个值为 "Huawei" 的元素：

```
>>>phones = ['Apple', 'Huawei','Xiaomi', 'Huawei']
>>>phones.remove("Huawei")
>>>phones
```

输出结果：['Apple', 'Xiaomi', 'Huawei']

clear 函数把所有的元素清空：

```
>>>phones = ['Apple', 'Huawei','Xiaomi', 'Huawei']
>>>phones.clear()
```

最后就会使 phones 变为空列表。

del 函数清空列表：

```
>>>phones = ['Apple', 'Huawei','Xiaomi', 'Huawei']
>>>del phones[:]
```

使用 del 函数还可以删除某一个或者某几个连续的元素：

```
>>>phones = ['Apple', 'Huawei','Xiaomi', 'Huawei']
>>>del phones[0]
>>>phones
```

输出结果：

['Huawei','Xiaomi', 'Huawei']

>>>phones = ['Apple', 'Huawei','Xiaomi', 'Huawei']

>>>del phones[1:3]

>>>phones

输出结果：['Apple', 'Huawei']

这里需要特别注意的是删除的是索引在［1:3］区间（左闭右开区间）内的元素。

3.2.2.3 列表序列操作

1. 列表反转

有两种方法，第一种，使用自带的 reverse 函数：

>>>nums = [1,3,4,5,6]

>>>nums.reverse()

>>>nums

输出结果：[6, 5, 4, 3, 1]

第二种方法，对列表进行倒序切片：

>>>nums = [1,3,4,5,6]

>>>nums[::-1]

输出结果：[6, 5, 4, 3, 1]

2. 序列排序

对序列的操作中最常见的是序列排序。Python 内置的 sorted 函数可以完成序列排序，它不仅可对列表排序，本书后面介绍的字典等其他数据结构的排序也会用到它。程序如下：

>>>alist = [4,8,1,7,2]

>>>sorted(alist)

输出结果：[1, 2, 4, 7, 8]

不管用哪种方法，都要保证列表内的元素两两是可比较的。比如，数值和数值是可比较的，字符串和字符串之间是可比较的。注意：数值和字符串是不可比较的。例如程序：

>>>alist = [9,2,12,"d","k","a"]

>>>alist.sort()

会输出错误提示如下：

TypeError: '<' not supported between instances of 'str' and 'int'

列表的各种内置函数总结如表 3.2 所示。

表 3.2 列表的内置函数

内置函数	说明
append()	在列表末尾添加新的对象
count()	统计某个元素在列表中出现的次数
extend()	在列表末尾一次性追加另一个序列中的多个值
index()	从列表中找出某个值第一个匹配项的索引位置
insert()	将对象插入列表
pop()	移除列表中的一个元素（默认最后一个），并且返回该元素的值
remove()	移除列表中某个值的第一个匹配项

内置函数	说明
reverse()	反向列表中元素
sort()	对原列表进行排序

3.2.3 元组

元组（英文名 tuple）和列表非常相似，它也是由一系列元素按顺序进行排列而成的容器。与列表不同的是，元组是不可变的，而列表是可变的。

3.2.3.1 创建元组

创建元组有三种方法。

第一种方法，直接使用圆括号 () 将所有的元素进行包围。这有别于创建列表时使用的是中括号 [ ]：

```
>>>atuple = (1,2,3,4)
>>>atuple
```

输出结果：(1, 2, 3, 4)

第二种方法，也可以直接创建元组，圆括号可有可无。

第三种方法，使用元组推导式，由于元组是不可变的，所以生成一个生成器对象：

```
>>>atuple = (i for i in range(1,10))
>>>tuple(atuple)
```

输出结果：(1, 2, 3, 4, 5, 6, 7, 8, 9)

上面三种方法介绍完毕，你可能觉得创建元组简单，但是当创建只有一个元素的元组时，你有可能会这样写：

```
>>>atuple = (8)
>>>type(atuple)
```

输出结果：int

```
>>>atuple
```

输出结果：8

会发现，创建出来的并不是一个 tuple 对象，而是一个 int 对象。此时要记住，当创建只包含一个元素的元组时，要在第一个元素后面加一个逗号。

```
>>>atuple = (8, )
>>>type(atuple)
```

输出结果：tuple

```
>>> atuple
```

输出结果：(8,)

另外，创建空元组可以这样写：

```
>>>a = tuple()
>>>b = ()
```

3.2.3.2 增删改查

前面说过元组是不可变的。因此，对元组进行修改的行为都是不被允许的。查看元素可以，但是修改元素和删除元素都会报错。新增元素呢？当然同样也是不支持的。

3.2.3.3 元组与列表的转换

虽然元组看起来与列表很像，但它们通常是在不同的场景被使用，并且有着不同的用途。元组是不可变的，其序列通常包含不同种类的元素，并且通过解包或者索引来访问。列表是可变的，并且列表中的元素一般是同种类型的，并且通过迭代访问。那有办法可以实现二者的转换吗？有，而且非常简单。

将元组转成列表：

>>>atuple = (1,2,3,4)
>>>type(atuple)

输出结果：tuple

>>>list(atuple)

输出结果：[1, 2, 3, 4]

将列表转成元组：

>>>alist= [1,2,3,4]
>>>type(alist)

输出结果：list

>>>tuple(alist)

输出结果：(1, 2, 3, 4)

元组的各种内置函数总结如表 3.3 所示。

表 3.3 元组的内置函数

内置函数	说明
cmp()	比较两个元组元素
len()	计算元组元素个数
max()	返回元组中元素最大值
min()	返回元组中元素最小值
tuple()	将列表转换为元组

3.2.4 字典

字典（英文名 dict）是由一系列的键（key）值（value）对组合而成的数据结构。字典中的每个键都与一个值相关联，其中：键必须是可 hash（将任意长度的输入经过 hash 算法转化为固定长度的输出）的值，如字符串，数值等；值则可以是任意对象。

3.2.4.1 创建字典

创建一个字典有四种方法。

第一种方法，先使用 dict() 直接创建字典：

>>>mydict = dict(name=" 柏朋刚 "job = " 高级工程师 ")
>>>mydict

输出结果：{'name': ' 柏朋刚 ', 'job': ' 高级工程师 }

第二种方法，直接使用 {} 定义字典，并填充元素：

>>>mydict={"name":" 柏朋刚 ","job":" 高级工程师 ","department":" 放疗科 "}

```
>>>mydict
```

输出结果：{'name': ' 柏朋刚 ', 'job': ' 高级工程师 ', 'department': ' 放疗科 '}

第三种方法，使用 dict() 构造函数可以直接从键值对序列里创建字典：

```
>>>info=[('name',' 柏朋刚 '), ('job',' 高级工程师 ')]
>>>dict(info)
```

输出结果：{'name': ' 柏朋刚 ', 'job': ' 高级工程师 '}

第四种方法,使用字典推导式,这一种对于新手来说可能会比较难以理解,这里可以忽略,程序如下

```
>>>adict = {x:x**2 for x in (2,4,6)}
>>>adict
```

输出结果：{2: 4, 4: 16, 6: 36}

3.2.4.2 增删改查

1. 查看元素

查看或者访问元素使用 dict[key] 的方式，例如：

```
>>>mydict = {"name":" 柏朋刚 ","job":" 高级工程师 ","department":" 放疗科 "}
>>>mydict["job"]
```

输出结果：' 高级工程师 '

但这种方法，在 key 不存在时会报 KeyValue 的异常。所以更好的查看获取值的方法是使用 get() 函数，当不存在 age 的 key 时，默认返回 job，例如：

```
>>>mydict = {"name":" 柏朋刚 ","job":" 高级工程师 ","department":" 放疗科 "}
>>>mydict.get（"age","job"）
```

输出结果：job。

2. 新增元素

新增元素使用 dict[key]=value 的方式，例如：

```
>>>mydict = dict()        # 创建空字典
>>>mydict["name"] = " 柏朋刚 "
>>>mydict["job"] = " 高级工程师 "
>>>mydict
```

输出结果：{'name': ' 柏朋刚 ', 'job': ' 高级工程师 '}

3. 修改元素

修改元素使用 dict[key]=new_value 的方式，例如：

```
>>>mydict = {'name': ' 柏朋刚 ', 'job': ' 高级工程师 '}
>>>mydict["job"] = " 副主任医师 "
>>>mydict
```

输出结果：{'name': ' 柏朋刚 ', 'job': ' 副主任医师 '}

4. 删除元素

删除元素有三种方法。

第一种方法是使用 pop 函数：

```
>>>mydict={"name":" 柏朋刚 ","job":" 高级工程师 ","department":" 放疗科 "}
>>>mydict.pop("department")
```

输出结果：放疗科

```
>>>mydict
```

输出结果：{'name': ' 柏朋刚 ', 'job': ' 高级工程师 '}

第二种方法是使用 del 函数：

```
mydict={"name":" 柏朋刚 ","job":" 高级工程师 ","department":" 放疗科 "}
>>>del mydict["department"]
>>>mydict
```

输出结果：{'name': ' 柏朋刚 ', 'job': ' 高级工程师 '}

第三种方法是用 popitem() 随机返回并删除字典中的一对键和值。

```
>>>mydict={"name":" 柏朋刚 ","job":" 高级工程师 ","department":" 放疗科 "}
>>>mydict.popitem()
```

输出结果：('department', ' 放疗科 ')

```
>>>mydict
```

输出结果：{'name': ' 柏朋刚 ', 'job': ' 高级工程师 '}

3.2.4.3 key 的查找和默认值设置

（1）判断一个 key 是否存在于字典中，在 Python 3 中使用 in 和 not in 函数，例如：

```
>>>mydict={"name":" 柏朋刚 ","job":" 高级工程师 ","department":" 放疗科 "}
>>>"job" in mydict
```

输出结果：True

```
>>>"age" in mydict
```

输出结果：False

（2）要给某个 key 设置默认值，比较简单的方法是：

```
>>>mydict={"name":" 柏朋刚 ","job":" 高级工程师 ","department":" 放疗科 "}
>>>if  "name" in mydict:
        mydict["gender"] = " 男 "
>>>mydict
```

输出结果：{"name":" 柏朋刚 ","job":" 高级工程师 ","department":" 放疗科 ", "gender":" 男 "}

还有个更简单的方法：

```
>>>mydict={"name":" 柏朋刚 ","job":" 高级工程师 ","department":" 放疗科 "}
>>>mydict.setdefault("gender"," 男 ")
```

输出结果前面相同。

字典的各种内置函数总结如表 3.4 所示。

表 3.4 字典的内置函数

内置函数	说明
clear()	删除字典内所有元素
copy()	返回一个字典的浅复制
fromkeys(seq[, val])	创建一个新字典，以序列 seq 中元素为键，val 为对应的初始值
get(key, default=None)	返回指定键的值，如果值不在字典中返回 default 值

内置函数	说明
has_key(key)	如果键在字典 dict 里返回 true，否则返回 false
items()	以列表返回可遍历的（键，值）元组数组
keys()	以列表返回一个字典所有的键
setdefault(key, default=None)	和 get() 类似，但如果键不存在于字典中，将会添加键并将值设为 default
update(dict2)	把字典 dict2 的键 / 值对更新到 dict 里
values()	以列表返回字典中的所有值
pop(key[,default])	删除字典给定键 key 所对应的值，返回值为被删除的值
popitem()	返回并删除字典中的最后一对键和值

3.2.5 集合（set）

集合（set）是一个无序的不重复元素序列。可以使用大括号 {} 或者 set() 函数创建集合。注意，创建一个空集合必须用 set() 而不是 {}，因为 {} 是用来创建一个空字典。创建集合有以下两种方式：

```
parame = {value01,value02,...}
set(value)
```

相关程序如下：>>> basket = {'apple', 'orange', 'apple', 'pear', 'orange', 'banana'}

>>> print(basket)   # 这里演示的是去重功能
{'orange', 'banana', 'pear', 'apple'}
>>> 'orange' in basket   # 快速判断元素是否在集合内
True
>>> 'crabgrass' in basket
False

下面展示两个集合间的运算：

>>> a = set('abracadabra')
>>> b = set('alacazam')
>>> a
{'a', 'r', 'b', 'c', 'd'}
>>> a - b   # 集合 a 中包含而集合 b 中不包含的元素
{'r', 'd', 'b'}
>>> a | b   # 集合 a 或 b 中包含的所有元素
{'a', 'c', 'r', 'd', 'b', 'm', 'z', 'l'}
>>> a & b   # 集合 a 和 b 中都包含了的元素
{'a', 'c'}
>>> a ^ b   # 不同时包含于 a 和 b 的元素
{'r', 'd', 'b', 'm', 'z', 'l'}

集合的基本操作有：

（1）添加元素：add()。

（2）移除元素：pop()。

（3）计算集合元素个数：len()。

（4）清空集合：clear()。

（5）判断元素是否在集合中存在：x in s。

以上这些操作都比较简单，就不作举例说明了。

集合的内置函数总结在表 3.5 中。

表 3.5　集合内置函数

函数	说明
add( )	为集合添加元素
clear( )	移除集合中的所有元素
copy( )	拷贝一个集合
difference( )	返回多个集合的差集
difference_update( )	移除集合中的元素，该元素在指定的集合也存在
discard( )	删除集合中指定的元素
intersection( )	返回集合的交集
intersection_update( )	返回集合的交集
isdisjoint( )	判断两个集合是否不包含相同的元素，如果不包含则返回 True，否则返回 False
issubset( )	判断指定集合是否为该方法参数集合的子集
issuperset( )	判断该方法的参数集合是否为指定集合的子集
pop( )	随机移除元素
remove( )	移除指定元素
symmetric_difference( )	返回两个集合中不重复的元素集合
union( )	返回两个集合的并集
update( )	给集合添加元素

3.3　控制语句

控制语句用于改变程序的流程，包含选择、循环、转向和返回等，以实现程序的各种结构方式。主要有三类控制语句：条件判断语句（if 语句）、循环执行语句（for 语句，while 语句）、转向语句（break，continue，return 等）。

下面仅对最常用的几个具体语句进行详细介绍，其他语句读者可以参考专门的 Python 书籍。

3.3.1　条件语句：if

3.3.1.1　单条件语句

如果满足条件 A，则执行代码块 a，否则执行代码块 b。类似这样的控制流程语句，称之为条件语句。

它的基本形式是：

if 判断条件：

　　执行语句…

else：

　　执行语句…

举个最简单的例子：

age = 20

```
if age >=18:
    print(" 已经是成年人 ")
else:
    print(" 还是未成年人 ")
```

输出结果：已经是成年人

3.3.1.2 多条件语句

如果需要多次判断，可以利用 elif，它的基本形式是：

if　判断条件 1:

　　　执行语句…

elif 判断条件 2:

　　　执行语句…

elif 判断条件 3:

　　　执行语句…

else:

　　　执行语句…

举个最简单的例子：

```
age = 20
if age <=14:
    print(" 儿童 ")
elif age <=18:
    print(" 少年 ")
elif age <=35:
    print(" 青年 ")
elif age <=60:
    print(" 中年 ")
else:
    print(" 老年 ")
```

　　输出结果：青年

3.3.1.3 判断的条件

在 Python 中，值可以分为：

（1）假值，有 None、空列表、空集合、空字典、空元组、空字符串、0、False 等。

（2）真值，有非空列表、非空集合、非空字典、非空元组、非空字符串、非 0 数值、True 等。

if 和 elif 后面可以接一个表达式（上面已经举例过），也可以接一个对象。只要这个对象是真值，代码就会进入相应分支，如果对象为假值，则继续下一判断。举例如下：

```
a = 5
if a:
    print("ok")
```

输出结果：ok

3.3.2 循环语句：for

for 循环可以遍历任何序列的项目，如一个列表或者一个字符串。它的基本语法是：

for 元素 in 序列对象：

　代码块

3.3.2.1 普通循环

直接以一个简单的示例来说明，如下：

```
phones = ["OPPO","Huawei","Xiaomi"]
for phone in phones:
    print(" 当前手机是： " + phone)
```

输出结果：

当前手机是：OPPO
当前手机是：Huawei
当前手机是：Xiaomi

3.3.2.2 带索引循环

如果想在循环的时候，把索引也取出来，可以加一个 enumerate 函数：

```
phones = ["OPPO","Huawei","Xiaomi"]
for index,phone in enumerate(phones):
    print(" 我的第 {} 部手机是： {}".format(index+1,phone))
```

输出结果：

我的第 1 部手机是：OPPO
我的第 2 部手机是：Huawei
我的第 3 部手机是：Xiaomi

3.3.2.3 break、continue 中断

一般情况下会让 for 循环全部走完，但在某些情况下需要中断循环的执行。中断循环使用的是 break 关键字，跳过当前的一次循环使用 continue 关键字，如下。

```
for i in [0,1,2,3]:
    if i == 2:
        continue
    print(" 当前的数是 " + str(i))
```

输出结果：

当前的数是 0
当前的数是 1
当前的数是 3

```
for i in [0,1,2,3]:
    if i ==2:
        break
    print(" 当前的数是 " + str(i))
```

输出结果：

当前的数是 0

当前的数是 1

3.3.2.4 for-else 循环

在 for 循环语句的后面，可以加一个 else 分支，当代码在 for 循环体中正常执行完，就会走到 else 分支中。那么什么叫作"正常执行"呢？就是只要不通过 break 语句中断的，都算正常执行。先以 continue 为例，所有的循环都非常正常，会走到 else 分支。

```
for i in [0,1,2,3]:
    if i ==2:
        continue
    print(" 当前的数是 " + str(i))
else:
    print(" 循环正常运行 ")
```

输出结果：

当前的数是 0
当前的数是 1
当前的数是 3
循环正常运行

再把 continue 改成 break 后，就不会走到 else 分支。

```
for i in [0,1,2,3]:
    if i ==2:
        break
    print(" 当前的数是 " + str(i))
else:
    print(" 循环正常运行 ")
```

输出结果：

当前的数是 0
当前的数是 1

3.3.3 循环语句：while

while 语句用于在某条件下循环执行某段程序，以处理需要重复的任务。

3.3.3.1 基本形式

while 判断条件：

　　　　执行语句 1. 普通的循环

如下示例：

```
age =2
while age <= 4:
    print(f" 孩子目前 {age} 岁，还不能上幼儿园 ")
    age += 1
print(" 到年龄了，可以上学了 ")
```

输出结果：

孩子目前 2 岁，还不能上幼儿园
孩子目前 3 岁，还不能上幼儿园
孩子目前 4 岁，还不能上幼儿园

到年龄了，可以上学了

3.3.3.2 无限的循环

当 while 后面的条件一直满足且循环体内一直没有 break，此时 while 就会变成死循环，这是写 while 循环时千万要注意的。会造成死循环，无非两种情况：

（1）使用 while True，而且循环体内又没有 break 或者走不到 break。

（2）使用一个永远都会成立的判断条件，如 age=1，而后使用 while age>0，而且循环体内又没有 break，或者走不到 break。

3.3.3.3 while – else 语句

和 for 循环一样，while 循环同样可以加一个 else 分支，当代码在 while 循环体中正常执行完，就会走到 else 分支中。其处理方式和前面的 for-else 示例相同，这里就不再赘述。

3.4 函数

3.4.1 普通函数的创建与调用

函数是一种仅在调用时运行的代码块。可以将数据（或称为参数）传递到函数中，然后由函数可以把数据作为结果返回。如果将函数比喻成蛋糕店的话，那么函数的参数就是生产蛋糕的原材料，而函数的返回值就是蛋糕成品。

3.4.1.1 函数的创建

在 Python 中使用 def 关键字定义函数，形式如下：

def 函数名（参数）：

    # 内部代码

    return 表达式

举例创建一个计算两数平均值的函数，代码如下：

```
def getAverage（a,b）:
    '''
    计算平均值
    '''
    result = (a+b)/2
    return result
```

在定义函数的过程中，需要注意以下几点：

（1）函数代码块以 def 关键词开头，一个空格之后接函数标识符名称和圆括号 ()，再接个冒号。

（2）任何传入的参数必须放在圆括号中间。

（3）函数的第一行语句后可以选择性地使用文档字符串，以存放函数说明。

（4）函数内容以冒号起始，并且缩进。

（5）使用 return 返回计算结果给调用者，并结束函数。return 关键字并不是必须要加，可根据实际需要决定，若不写的话，默认返回 None。return 语句依然在函数体内部，不能回退缩进。直到函数的所有代码写完，才回退缩进，表示函数体结束。

3.4.1.2 函数的调用

使用函数即调用函数。调用函数使用函数名后跟圆括号的方式。调用的同时要根据函数的定义体提供相应个数和类型的参数，每个参数之间用逗号分隔。如上计算平均数的函数调用如下：

```
Average = getAverage(2,6)
print(Average)    # 输出结果为 4
```

3.4.1.3 函数的返回值

函数的返回值多种多样，非常灵活，可以是任意类型的对象，比如字符串、数值、列表、字典等。

可以返回字符串，如下：

```
def test_func():
    return 10
```

可返回表达式，函数将运行表达式后输出计算结果，如下：

```
def getAverage（a,b）:
    return (a+b)/2
```

也可以返回函数本身，利用这点可以实现递归调用，如下：

```
def test_func(n):
    if n==1:
        return 1
    return n*test_func(n-1)
```

另外还可以返回多个值。

```
def test_func():
    return 1,2,3
```

3.4.2 函数参数

函数参数的类型和使用方式是多种多样的，为了更好地说明，这里结合一些示例来解释函数参数的使用。

3.4.2.1 参数分类

函数在定义的时候可以有参数的，也可以没有参数。

从函数定义的角度来看，参数可以分为两种：

（1）必选参数：调用函数时必须要有指定的参数，在定义时没有等号。

（2）可选参数：也叫默认参数，调用函数时可以指定也可以不指定，不指定就用默认的参数值来给参数赋值。

例如下面的代码中，a 和 b 属于必选参数，c 和 d 属于可选参数。

```
def funcl(a,b,c=0,d=1):
    pass
```

从函数调用的角度来看，参数可以分为两种：

（1）关键字参数：调用时使用 key=value 形式传递参数，参数不必按定义顺序罗列。

（2）位置参数：调用时不使用 key=value 形式传递参数，参数要按照函数定义时的顺序列出。

两种传递方式的程序如下：

```
def func1(a,b,c=0,d=1):
    pass
func1(a=10,c=30,b=20,d=40)    # 关键字参数传参方法
func1(10,30,20,40)    # 位置参数传参方法
```

最后还有一种非常特殊的参数叫作可变参数，顾名思义参数个数可变，可以是 0 个或任意个，而传参时不指定参数名，通常用 *args 和 **kw 来表示，其中 *args 接收到的所有按照位置参数方式传递进来的参数，组成一个元组类型，**kw 接收到的所有按照关键字参数方式传递进来的参数，组成一个字典类型。使用可变参数的程序如下：

```
def func2(*args, **kw):
    print(args)
    print(kw)
func2(10,20,c=20,d=40)
```

输出结果：

```
(10, 20)
{'c': 20, 'd': 40}
```

3.4.2.2 示例

示例 1

在下面这个函数中，a 是必选参数，是必须要指定的。

```
def test1(a):
    print(a)
test1(10)
```

输出结果：10

```
test1()
```

输出结果：

```
Traceback (most recent call last):
TypeError: test1() missing 1 required positional argument: 'a'
```

示例 2

在下面这个函数中，b 是可选参数（默认参数），可以指定也可以不指定，不指定的话默认为 10。

```
def test2(b=10):
    print(b)

test2(20)
test2()
```

输出结果：

```
20
10
```

示例 3

在下面这个函数中，name 和 age 都是必选参数，在调用指定参数时，如果不使用关键字参数方式传参，需要注意顺序。

```
def printInfo(name,age):
    print(f" 我的名字叫 {name}, 今年 {age} 岁了 ")

printInfo(" 王国华 ",25)
```

输出结果：我的名字叫王国华 , 今年 25 岁了

如果参数太多，不想太花精力去注意顺序，可以使用关键字参数方式传参，在指定参数时附上参数名，比如这样：

```
printInfo(age=25,name=" 王国华 ")
```

输出结果：我的名字叫王国华 , 今年 25 岁了

示例 4

在下面这个函数中，args 参数和上面的参数名不太一样，在它前面有一个 *，这就表明了它是一个可变参数，可以接收任意个数的不指定参数名的参数。

```
def test4(*args):
    print(args)

test4(10,20)
test4(30,50,70,80)
```

输出结果：

```
(10, 20)
(30, 50, 70, 80)
```

示例 5

在下面这个函数中，kw 参数比上面的 *args 还多了一个 *，总共两个 **，这个意思是 kw 是一个可变关键字参数，可以接收任意个数的带参数名的参数。

```
def test5(**kw):
print(kw)

test5(a=10,b=20)
test5(name=" 王国华 ",age=25,job = " 工程师 ")
```

输出结果：

```
{'a': 10, 'b': 20}
{'name': ' 王国华 ', 'age': 25, 'job': ' 工程师 '}
```

示例 6

在定义时，必选参数一定要在可选参数的前面，不然运行时会报错，如下：

```
def test6(a=1,b):
    print(a,b)

test6(10,20)
```

输出结果：SyntaxError: non-default argument follows default argument

应该改为：

```
def test6(b,a=1):
    print(b,a)

test6(10,20)
```

输出结果：10 20

示例 7

在定义时，可变位置参数一定要在可变关键字参数前面，不然运行时也会报错。

```
def test7(**kw,*args):
    print(kw,args)
```

输出结果：

```
def test7(**kw,*args):
```

SyntaxError: invalid syntax

应该改为：

```
def test7(*args,**kw):
    print(kw,args)
```

示例 8

可变位置参数可以放在必选参数前面，但是在调用时，必选参数必须要指定参数名来传入，否则会报错。

```
def test8(*args,a):
    print(args)
    print(a)

test8(1,2,20)
```

输出结果报错。

调用函数改为：

```
test8(1,2,a=20)
```

输出结果：

```
(1, 2)
20
```

示例 9

可变关键字参数则不一样，可变关键字参数一定得放在最后，下面三个示例中，不管关键字参数后面接位置参数，还是默认参数，还是可变参数，都会报错。

```
def test9(**kw,a):
    print(kw)
    print(a)
```

输出结果会报错。

```
def test9(**kw,a=1):
```

```
        print(kw)
        print(a)
```

输出结果会报错。

```
def test9(**kw,*args):
    print(kw)
    print(a)
```

输出结果会报错。

示例 10

将上面的知识点串起来，四种参数类型可以在一个函数中出现，但一定要注意顺序。

```
def test10(args1,args2=100,*args,**kw):
    print("args1:",args1)
    print("args2:",args2)
    print("args:",args)
    print("kw:",kw)
test10(1,11,100,200,d1=1000,d2c=20000)
```

输出结果：

```
args1: 1
args2: 11
args: (100, 200)
kw: {'d1': 1000, 'd2': 20000}
```

示例 11

使用单独的 * 后，当给其后位置传递参数时，对传参的方式有严格要求，必须要用关键字参数的方式（要写参数名），不然会报错。

```
def test10(a,b,*,c):
    print(a)
    print(b)
    print(c)
test10(1,2,3)
```

输出结果会报错。

```
test10(1,2,c=3)     # 改为这种方式
```

输出结果：

```
1
2
3
```

3.4.2.3 传输参数易发错误

函数参数传递的是实际对象的内存地址。如果参数是引用类型的数据（列表、字典等），在函数内部对其进行修改后，就算没有把修改后的值返回，在函数外面它的值其实也已经发生了变化，示例如下：

```
def addItem(item,list1):
    list1.append(item)
```

```
alist = [0,1]
addItem(10,alist)
print(alist)
```

输出结果：[0, 1, 10]

3.5 类

3.5.1 概念与基本操作

3.5.1.1 如何理解"类"

类（英文名 class）是具有相同特性（属性）和行为（方法）的对象（实例）的抽象模板。

从定义上来理解类，是一件非常吃力的事情，特别是对没有任何基础的初学者。下面用比喻的方法来说明类中一些关键术语是什么意思。

类：动物属于一个类，植物属于一个类。

实例 / 对象：猫和狗都属于同一类——动物类，那么猫和狗是动物类的实例 / 对象。

属性：类中的所有变量，都叫作属性。

方法：类中的所有函数，都叫作方法。

类与对象的关系就如模具和铸件的关系，类的实例化的结果就是对象，而对象的抽象就是类，类描述了一组有相同特性（属性）和相同行为（方法）的对象。

3.5.1.2 如何定义类

定义一个类，使用的是 class 关键字。下面定义了一个 Animal 的类：

```
class Animal:
    age = 0
    def __init__(self,name):
        self.name = name

    def run(self):
        print(f"{self.name} 跑起来了 ")
```

其中 Animal 是类名。

__init__ 是构造函数（这里注意双下划线的使用），用于实例的初始化。

self.name 是实例属性，age 是类属性。

run 是方法，其中有一个参数 self，它的意义将在后面介绍。

除了上面这种写法（class Animal：）外，还有另外两种写法与之是等价的。

第二种写法：

```
class Animal():
    ...
```

第三种写法：

```
class Animal(object):
    ...
```

定义类时，类名后的括号中的是这个类的父类，代表定义的类是继承自该父类。关于继承的更多内容将在 3.5.5 中讲解。此处继承自"object"和继承内容为空的写法是等效的，因为在 Python 3 中，解释器默认一个类是继承自 object。

3.5.1.3 将类实例化

定义了类之后，就可以通过下边的写法将其实例化，并访问其属性，调用其方法：

```
class Animal:
    age = 0
    def __init__(self,name):
        self.name = name

    def run(self):
        print(f"{self.name} 跑起来了 ")

dog = Animal(name=" 小白 ")
```

其中 dog 是实例 / 对象的名称。在实例化时给的参数 name=" 小白 " 传入构造函数 __init__ 中，最终赋值给 self.name，成为实例的属性。

3.5.1.4 访问或调用

类实例化成对象后，如果要访问对象属性，可以用对象 . 属性名进行访问：

```
dog = Animal(name=" 小白 ")
print(dog.name)
```

输出结果：小白

如果要调用类中的方法，有两种方式。

1. 通过对象 . 方法名

使用这种方法，在定义对象（dog）时就传入了其属性（小白），调用时无需再传入了。

```
dog = Animal(name=" 小白 ")
print(dog.name)
dog.run()
```

输出结果：

```
小白
小白跑起来了
```

2. 通过类 . 方法名

使用这种方法，调用时要把 self 参数传入实例 / 对象。

```
dog = Animal(name=" 小白 ")
print(dog.name)
dog.run()
Animal.run(dog)
```

输出结果：

```
小白
小白跑起来了
小白跑起来了
```

3.5.2 静态方法与类方法

3.5.2.1 写法上的差异

类的方法可以分为以下几种。

静态方法：有 staticmethod 装饰的函数

类方法：有 classmethod 装饰的函数

实例方法：没有任何装饰器的普通函数

举个例子，如下这段代码中，run 是普通的实例方法，eat 是静态方法，jump 是类方法。

```python
class Animal:
    age = 0
    def __init__(self,name):
        self.name = name

    def run(self):
        print(f"{self.name} 跑起来了 ")

    @staticmethod
    def eat():
        print(" 正在吃饭 ...")

    @classmethod
    def jump(cls,name):
        print(f"{name} 跳起来了 ")
```

这三种方法在写法上有很大的区别：

（1）普通的实例方法，在定义时第一个参数固定是 self，如果是从实例调用，那么 self 参数不需要传入，如果是通过类调用，那么 self 要传入已经实例化的对象，代码分别如下：

```python
dog.run()
Animal.run(dog)
```

输出结果：

```
小白跑起来了
小白跑起来了
```

（2）静态方法，在定义时不需要 self 参数，如下：

```python
dog = Animal(name=" 小白 ")
dog.eat()
Animal.eat()
```

输出结果：

```
正在吃饭 ...
正在吃饭 ...
```

（3）类方法，在定义时，第一个参数固定是 cls，为 class 的简写，代表类本身。不管是通过实例还是类调用类方法，都不需要传入 cls 的参数，如下：

```python
dog = Animal(name=" 小黑 ")
dog.jump(" 小黑 ")
Animal.jump(" 小黑 ")
```

输出结果：

小黑跳起来了
小黑跳起来了

3.5.2.2 方法与函数区别

前面经常提到方法和函数，为避免有读者将它们混为一谈，这里总结一下两者的区别。

在 Python 3 中：

普通函数（未定位在类里）和静态方法，都是函数（function）。

实例方法（@staticmethod）和类方法，都是方法（method）。

这些结论其实都可以使用 type 函数得到验证。

先准备如下代码：

```
class Animal:
    age = 0
    def __init__(self,name):
        self.name = name

    def run(self):
        print(f"{self.name} 跑起来了 ")

    @staticmethod
    def eat():
        print(" 正在吃饭 ...")

    @classmethod
    def jump(cls,name):
        print(f"{name} 跳起来了 ")

    def test_func():
        pass
```

然后进行一些输出测试。

```
dog = Animal(name=" 小白 ")
print(type(test_func))
print(type(dog.eat))
print(type(dog.run))
print(type(dog.jump))
```

输出结果：

```
<class 'function'>
<class 'function'>
<class 'method'>
<class 'method'>
```

方法是一种和对象（实例或者类）绑定后的特殊函数。方法本质上还是函数，不同之处在于它与对象进行绑定。

3.5.3 私有变量与私有方法

3.5.3.1 下划线的作用

在 Python 中，下划线是非常推荐使用的符号。对变量名推荐使用下划线分隔的蛇形命名法，此外魔法方法、构造函数都需要使用双下划线。对于暂时用不到的变量值，可以赋值给单下划线 _ 进行占位。

下划线写法分有下面 5 种：

（1）单前导下划线：_var

（2）单末尾下划线：var_

（3）双前导下划线：__var

（4）双前导和末尾下划线：__var__

（5）单下划线：_

上面 5 种写法中，涉及到访问控制的有：_var 和 __var

3.5.3.2 单前导下划线 _var

下划线前缀的含义是告知其他程序员：以单个下划线开头的变量或方法仅供内部使用。

```
class Demo:
    def __init__(self):
        self.foo = 11
        self._bar = 22
```

如果实例化此类，分别访问 self.foo 和 self._bar 会发生什么情况？

```
demo = Demo()
print(demo.foo)
print(demo._bar)
```

输出结果：

```
11
22
```

结果是外界都可以直接访问这两个属性。但实际上，二者是有区别的。如果一个属性的名字有单前导下划线，则该属性应该仅供内部访问。但这并不是强制性的，不然这里也不可能通过 self._bar 访问到 22，但做为一名 Python 程序员最好遵守这一共识。

3.5.3.3 双前导下划线 __var

双下划线前缀会导致 Python 解释器重写属性名称，以避免子类中的命名冲突。这也叫作名称修饰 (name mangling)，解释器更改变量的名称，以便在类被扩展的时候不容易产生冲突。

以下将各种下划线的使用组合在一小段代码中示例说明。先定义一个类 Demo：

```
class Demo:
    def __init__(self):
        self.foo = 11
        self._bar = 22
        self.__bax = 33
```

将类 Demo 实例化，然后使用 dir() 函数查看这个实例的属性。

```
demo = Demo()
print(dir(demo))
```

输出结果：

['_Demo__bax', '__class__', '__delattr__', '__dict__', '__dir__', '__doc__', '__eq__', '__format__', '__ge__', '__getattribute__', '__gt__', '__hash__', '__init__', '__init_subclass__', '__le__', '__lt__', '__module__', '__ne__', '__new__', '__reduce__', '__reduce_ex__', '__repr__', '__setattr__', '__sizeof__', '__str__', '__subclasshook__', '__weakref__', '_bar', 'foo']

不难发现，foo 和 _bar 的显示都很正常，可以使用"demo. 属性名"进行访问。

但 __bax 明显和 foo、_bar 不一样，尝试访问后却报 AttributeError——属性不存在，如下：

```
demo.__bax
```

输出结果：

```
raceback (most recent call last):

File "G:\software\code\python\1.py", line 55, in <module>
  demo.__bax
AttributeError: 'Demo' object has no attribute '__bax'
```

如果仔细观察，会看到此对象上有一个名为 _Demo__bax 的属性。这就是 Python 解释器所做的名称修饰。它这样做是为了防止属性 / 变量在子类中被重写。如果想访问该属性，那得按照 dir 提示的写法编程，在 __bax 前面加上 "_ 类名"，如下：

```
print(demo._Demo__bax)
```

输出结果：33

总结，使用双下划线开头的属性 / 变量，就是一个私有变量。这样的规则在属性上生效，在方法上也同样适用。如果一个实例方法以双下划线开头，那么这个方法就是一个私有的方法，不能由实例对象或者类直接调用。必须得通过"实例 ._ 类名 __ 方法名"的写法调用。

3.5.4 类的封装

封装是指将数据与具体操作的实现代码放在某个对象内部，使这些代码的实现细节不暴露在外界，外界只能通过接口使用该对象，而不能通过任何形式修改对象的内部代码。

要了解封装，离不开"私有化"，就是将类或者函数中的某些属性限制在某个区域之内，外部无法直接调用。

关于什么是私有化变量和私有化方法，在上一节已经详细介绍。

对私有变量和私有方法虽然有办法访问，但是仍然不建议使用上面给出的方法直接访问，而应该用统一的接口（函数入口）来查看私有变量、调用私有方法，这就是封装。正是由于封装机制，程序在使用某一对象时不需要关心该对象的数据结构细节及实现操作的方法。使用封装能使代码更易维护，同时因为不能直接调用、修改对象内部的私有信息，在一定程度上保证了系统的安全性。类通过将函数和变量封装在内部，实现了比函数更高一级的封装。

下面通过代码实例来介绍封装的作用。

```
class Person:
```

```
    def __init__(self,name,age):
        self.name = name
        self.age = age

son = Person(name=" 小白 ", age=15)
if son.age >=18:
    print(f"{son.name} 已经成年了 ")
else:
    print(f"{son.name} 未成年 ")
```

输出结果：小白未成年

这里定义了一个类 "Person" ，它有 name 和 age 两个属性。如果想判断小白是不是成年人，需要使用 son.age 来与 18 比较。对于有些人，年龄是比较隐私的信息，如果不想让年龄信息被人随意获取，可以在 age 前加两个下划线，将其变成一个私有变量，外界就无法随随便便就知道某个人年龄。

那么如此一来，想要知道一个人是否为成年人，该怎么办呢？这时候，就该"封装"出场了。可以定义一个专门用于判断一个人是否成年的函数，对 self.__age 这个属性进行封装，如下：

```
class Person:
    def __init__(self,name,age):
        self.name = name
        self.__age = age
    def is_notadult(self):
        return self.__age <=18

son = Person(name=" 小白 ", age=15)
print(son.is_notadult())
```

输出结果：True

3.5.5 类的继承

类的继承和人类繁衍的概念相类似。被继承的类称为基类（也叫做父类），继承而得的类叫派生类（也叫子类），这种关系就像人类的亲子关系。继承最大的好处是子类获得了父类的全部变量和方法的同时，又可以根据需要进行修改、拓展。继承的语法结构如下：

class 子类 (父类)：

3.5.5.1 单继承

下面的代码中，先是定义了一个类 People，里面包含一个方法 speak。然后再定义一个 Student 类，并继承 People 类。

```
# 父类
class People:
    def __init__(self,name,age,weight):
        self.name = name
        self.age = age
    def speak(self):
        print(f"{self.name} 说：我 {self.age} 岁。")
```

```
# 单继承
class Student(People):
    def __init__(self,name,age,weight,grade):
        # 调用父类的实例化方法
        People.__init__(self,name,age,weight)
        self.grade = grade
```

由于继承的机制，Student 类的实例会拥有 People 类所有属性和方法，比如可以直接调用 People 类的 speak 方法，实例如下：

```
son = Student(name = " 小白 ",age=15,weight=65,grade = " 初中三年级 ")
son.speak()
```

输出结果：小白说：我 15 岁

如果不想使用父类中的某个方法，你可以重写该方法从而覆盖之，下面就在子类中重写覆盖了父类的方法 speak：

```
# 单继承
class Student(People):
    def __init__(self,name,age,weight,grade):
        # 调用父类的实例化方法
        People.__init__(self,name,age,weight)
        self.grade = grade
    def speak(self):
        print(f"{self.name} 说：我 {self.age} 岁，我在读 {self.grade}。")
```

此时再运行，就会调用 Student 中的 speak 方法了，如下：

```
son = Student(name = " 小白 ",age=15,weight=65,grade = " 初中三年级 ")
son.speak()
```

输出结果：小白说：我 15 岁，我在读初中三年级

3.5.5.2 多继承

Python 还支持多继承，新子类可以继承多个类，语法结构如下：

class 子类 (父类 1, 父类 2, 父类 3...):

多继承的情况比单继承复杂得多。假设多个父类都有一个 foo 方法，并且子类没有重写 foo 方法，那么子类的实例在调用 foo 方法时，应该使用哪个父类的 foo 方法呢？关于这一点，下面简单地做个验证。

有如下代码，定义了 7 个类：

```
class D:pass
class C(D):pass

class B(C):
    def show(self):
        print("i am B")

class G:pass
class F(G):pass

class E(F):
```

```
   def show(self):
      print("i am E")
```

class A(B,E):pass

它们的继承关系如图 3.2 所示：

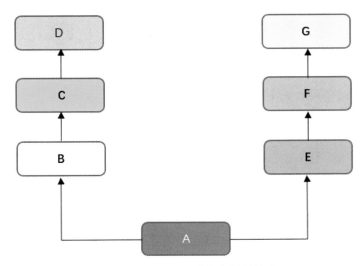

图 3.2　Python 子类的多继承关系

运行如下代码：

a= A()
a.show()

输出结果：i am B

在类 A 中，没有 show() 这个方法，于是它只能去它的父类里查找，它首先在 B 类中找，结果找到了，于是直接执行 B 类的 show() 方法。可见，在 A 的定义中，继承参数的书写有先后顺序，写在前面的被优先继承。

3.5.5.3　继承顺序

在前面的例子中，如果 B 没有 show 方法，而 D 有呢？代码如下：

```
class D:
   def show(self):
      print("i am D")
class C(D):pass
class B(C):pass

class G:pass
class F(G):pass

class E(F):
   def show(self):
      print("i am E")

class A(B,E):pass
```

a= A()

a.show()

输出结果：i am D

由此可见，多继承的顺序使用的是从左向右，再向深处的原则，如图 3.3 所示。

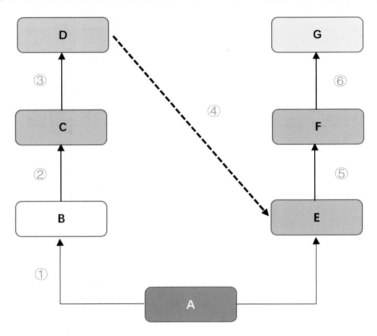

图 3.3 Python 子类多继承的顺序

3.5.6 类的多态

多态是指在同一类型下的不同形态。比如下面这段代码：

```
class People:
    def speak(self):
        pass

class American(People):
    def speak(self):
        print("Hello,boys！")

class Chinese(People):
    def speak(self):
        print("您好，先生！")

person1 = American()
person2 = Chinese()
```

American 和 Chinese 都继承了 People 类，但他们在 speak() 函数下却有不同的形态表现：American 说英文，Chinese 说汉语。倘若现在有一个 do_speak 函数：

```
def do_speak(people):
    people.speak()
```

```
do_speak(person1)
do_speak(person2)
```

输出结果：

Hello,boys！
您好，先生！

那么无论传入的是 American 实例还是 Chinese 实例，只要他有实现 speak 的方法都可以。这就是 Python 中非常有名的鸭子类型：一个对象只要"看起来像鸭子，走起路来像鸭子"，那它就可以被看做是鸭子。套入刚刚的代码实例中，就是一个对象，只要有 speak 方法，那么他就是一个 do_speak 方法所需要的 people 对象。

对于本书关于 VTK 的编程介绍，了解了上面这些 Python 的语法知识点就完全足够了。这里特别注意的是对于类的理解，因为在 VTK 的示例程序中多处使用了类、类的方法、类的属性等。而如果需要实现大型的应用，那么必须对于类的继承有深刻的了解，读者还需要阅读相关的 Python 的书籍。

3.6 本章小结

- Python 是一种高级编程语言，具有易学、易写、可读性强等特点。

- Python 具有多种数据类型，如字符串、列表、元组、字典等。

- Python 具有多种控制语句，如 if、while、for 等，合理运用这些控制语句可以实现复杂的逻辑控制。

- Python 的函数是重要的代码复用方式，程序员可以将功能封装在函数中，供程序的其他部分进行调用，来提高代码的可读性和可维护性。

- Python 通过定义类来实现面向对象编程。面向对象编程可以使大型程序容易维护和扩展。本章对于类的基本概念、创建和使用做了简单介绍。

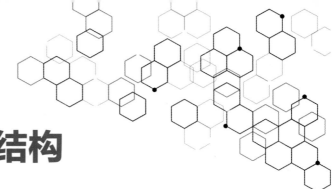

第4章
VTK 基本结构

4.1 一个带有灯光的示例

在第 2 章的 2.2 中介绍了一个简单的 VTK 管线的示例程序，展示了基本的 VTK 管线功能。但 VTK 管线的功能不仅与此，它还能对复杂的场景进行渲染和显示。

在您开始真正学习 VTK 的编程之前，需要参考本书附录"环境安装"去安装好相应的软件及模块，这样才能在接下来的学习中感到探索学习 VTK 的乐趣。

下面基于第 2 章的基础，进一步研究一个复杂一些的示例，这一示例将对各个类及方法进行详细的解释说明。

一个带有灯光的示例（本书附代码 4.1_ConeRenderLight.py）如下：

```python
1    import vtk
2
3    def main():
4        cone = vtk.vtkConeSource() # 生成一个锥形体
5        cone.SetHeight(2.0)
6        cone.SetRadius(1.0)
7        cone.SetResolution(8)
8
9        coneMapper = vtk.vtkPolyDataMapper() # 锥形体数据的映射转换
10       coneMapper.SetInputConnection(cone.GetOutputPort())
11
12       coneActor = vtk.vtkActor() # 生成一个演员
13       coneActor.SetMapper(coneMapper)
14
15       light = vtk.vtkLight() # 设置灯光
16       light.SetColor(1, 0, 0)
17       light.SetPosition(0, 0, 10)
18
19       ren = vtk.vtkRenderer() # 生成一个渲染器
20       ren.SetBackground(0, 0, 0)
21       ren.AddActor(coneActor)
22       light.SetFocalPoint(ren.GetActiveCamera().GetFocalPoint())
23       ren.AddLight(light)
24
25       renWin = vtk.vtkRenderWindow() # 生成渲染显示的窗口
26       renWin.AddRenderer(ren)
27       renWin.SetSize(500, 500)
28       renWin.Render()
```

```
29      renWin.SetWindowName("ConeRenderLight")
30
31      iren = vtk.vtkRenderWindowInteractor() # 生成一个交互器
32      iren.SetRenderWindow(renWin)
33      style = vtk.vtkInteractorStyleTrackballActor() # 设置交互模式
34      iren.SetInteractorStyle(style)
35
36      ren.ResetCamera()
37      ren.GetActiveCamera().Azimuth(30)
38      iren.Start() # 程序交互运行
39
40
41  if __name__ == "__main__":
42      main()
```

程序运行的结果见图 4.1，几乎与第二章的示例相同，唯一不同的是锥形体显示的颜色变为红色。程序运行的 VTK 管线流程见图 4.2。

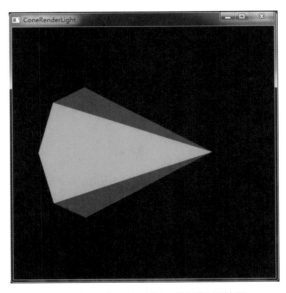

图 4.1 ConeRenderLight 代码运行结果

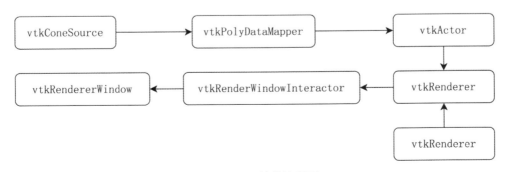

图 4.2 VTK 管线流程图

57

此示例程序与第 2 章中的示例程序差别不是很大，唯一差异的地方是增加了光照。下面详细解释一下此示例程序的结构和相关的类。

1. 程序的第 1、3、39、40 行是 python 程序的一种格式

第 1 行首先引入 VTK 库。如果读者接触过基于 C++ 的 VTK 的程序，会发现 Python 程序的导入是如此简单。如果需要引入其他的库可以使用 import 来引入。具体的方式可以参考第 3 章的关于 Python 的简单介绍中的内容，同样也可以参考更加详细的关于 Python 的书籍。

第 3 行是定义一个主函数。第 39 和 40 行是调用前面定义好的主函数。为了调试方便本书几乎所有的程序示例代码均采用此种结构方式。在后续的章节中对于程序代码的解释将忽略这些说明。

后续的管线流程都是单纯的 VTK 的流程。

2. 第 4 至 7 行使用 vtkConeSource 类生成一个锥形体数据源

vtkPolyData 主要由几何结构数据、拓扑结构数据、属性数据组成。而 vtkConeSource 是其几何结构数据中的一种即 vtkPolyData 数据源的一种。较常用的数据源还有 vtkCylinderSource、vtkSphereSource 和此处的 vtkConeSource。关于数据源的进一步解释可以参考后续的第 8 章中的内容。

第 5 行是使用 vtkConeSource 的方法 SetHeight(2.0) 设置锥体的高度。这里的高度是 2.0。在没有具体的单位的条件下这是一个相对的数值。

第 6 行是使用 vtkConeSource 的方法 SetRadius(1.0) 设置锥体底部圆的半径。这里设置的半径为 1.0。

第 7 行是使用 vtkConeSource 的方法 SetResolution(8) 设置锥体侧边棱的个数。这里设置的是 8 条棱。可以通过旋转看到明显的棱。如果设置几十条棱那么就会显示一个很接近圆锥体的模型。

【技巧】如何查看 vtkConeSource 更多的方法

进入 Spyder 的命令行界面，进行如下操作：

```
import vtk
print(dir(vtk.vtkConeSource))
```

输出结果显示如下：

['AbortExecuteOff', 'AbortExecuteOn', 'AddInputConnection', 'AddInputData', 'AddInputDataObject', 'AddObserver', 'BreakOnError', 'CAN_HANDLE_PIECE_REQUEST', 'CAN_PRODUCE_SUB_EXTENT', 'CappingOff', 'CappingOn', 'ConvertTotalInputToPortConnection', 'DEFAULT_PRECISION', 'DOUBLE_PRECISION', 'DebugOff', 'DebugOn', 'DesiredOutputPrecision', 'FastDelete', 'GetAbortExecute', 'GetAddressAsString', 'GetAngle', 'GetCapping', 'GetCenter', 'GetClassName', 'GetCommand', 'GetDebug', 'GetDirection', 'GetErrorCode', 'GetExecutive', 'GetGlobalWarningDisplay', 'GetHeight', 'GetHeightMaxValue', 'GetHeightMinValue', 'GetInformation', 'GetInput', 'GetInputAlgorithm', 'GetInputArrayInformation', 'GetInputConnection', 'GetInputDataObject', 'GetInputExecutive', 'GetInputInformation', 'GetInputPortInformation', 'GetMTime', 'GetNumberOfGenerationsFromBase', 'GetNumberOfGenerationsFromBaseType', 'GetNumberOfInputConnections', 'GetNumberOfInputPorts',

'GetNumberOfOutputPorts', 'GetOutput', 'GetOutputDataObject', 'GetOutputInformation', 'GetOutputPointsPrecision', 'GetOutputPort', 'GetOutputPortInformation', 'GetPolyDataInput', 'GetProgress', 'GetProgressObserver', 'GetProgressScale', 'GetProgressShift', 'GetProgressText', 'GetRadius', 'GetRadiusMaxValue', 'GetRadiusMinValue', 'GetReferenceCount', 'GetReleaseDataFlag', 'GetResolution', 'GetResolutionMaxValue', 'GetResolutionMinValue', 'GetTotalNumberOfInputConnections', 'GetUpdateExtent', 'GetUpdateGhostLevel', 'GetUpdateNumberOfPieces', 'GetUpdatePiece', 'GlobalWarningDisplayOff', 'GlobalWarningDisplayOn', 'HasExecutive', 'HasObserver', 'INPUT_ARRAYS_TO_PROCESS', 'INPUT_CONNECTION', 'INPUT_IS_OPTIONAL', 'INPUT_IS_REPEATABLE', 'INPUT_PORT', 'INPUT_REQUIRED_DATA_TYPE', 'INPUT_REQUIRED_FIELDS', 'InitializeObjectBase', 'InvokeEvent', 'IsA', 'IsTypeOf', 'Modified', 'ModifyRequest', 'NewInstance', 'ProcessRequest', 'PropagateUpdateExtent', 'Register', 'ReleaseDataFlagOff', 'ReleaseDataFlagOn', 'RemoveAllInputConnections', 'RemoveAllInputs', 'RemoveAllObservers', 'RemoveInputConnection', 'RemoveObserver', 'RemoveObservers', 'SINGLE_PRECISION', 'SafeDownCast', 'SetAbortExecute', 'SetAngle', 'SetCapping', 'SetCenter', 'SetDebug', 'SetDefaultExecutivePrototype', 'SetDirection', 'SetExecutive', 'SetGlobalWarningDisplay', '**SetHeight**', 'SetInformation', 'SetInputArrayToProcess', 'SetInputConnection', 'SetInputData', 'SetInputDataObject', 'SetOutput', 'SetOutputPointsPrecision', 'SetProgress', 'SetProgressObserver', 'SetProgressShiftScale', 'SetProgressText', '**SetRadius**', 'SetReferenceCount', 'SetReleaseDataFlag', '**SetResolution**', 'UnRegister', 'Update', 'UpdateDataObject', 'UpdateExtent', 'UpdateExtentIsEmpty', 'UpdateInformation', 'UpdatePiece', 'UpdateProgress', 'UpdateTimeStep', 'UpdateWholeExtent', '__class__', '__delattr__', '__dict__', '__dir__', '__doc__', '__eq__', '__format__', '__ge__', '__getattribute__', '__gt__', '__hash__', '__init__', '__init_subclass__', '__le__', '__lt__', '__ne__', '__new__', '__reduce__', '__reduce_ex__', '__repr__', '__setattr__', '__sizeof__', '__str__', '__subclasshook__', '__this__', '__vtkname__']

在其中用粗线标记出来的是示例程序用到的方法。其他更多的方法可以用这一技巧来查询。有兴趣的读者可以添加一些感兴趣的方法进行设置，看看对于显示模型的改变。

而想进一步查看方法的使用技巧，可以用如下命令：

help(vtk.vtkConeSource.SetRadius)

结果显示如下：

Help on method_descriptor:
SetRadius(...)
    V.SetRadius(float)
    C++: virtual void SetRadius(double _arg)
    Set the base radius of the cone.

可惜的是对于方法的说明均是英文的，需要读者有一定的英文基础和计算机专业英语的基础。

3. 第 9、10 行利用 vtkPolyDataMapper 生成一个映射转换器

vtkMapper 及其派生类是把输入的数据转换成几何图元（例如转换成点，转换成线，转换成面等）进行渲染。该类中存储了需要进行渲染的数据和一些渲染信息。vtkPolyDataMapper 的继承关系如图 4.3 所示。这里建立转换器之后，使用其 SetInputConnection（cone.GetOutputPort()）方法连接数据源 cone。有时一些 VTK 的早期版本会可能使用 SetInput（）和 GetOutput（），注意在 Python 的 VTK 版本中无法使用，这个问题特别在使用从 C++ 版本转换为 Python 版本的 VTK 程序时需要注意。

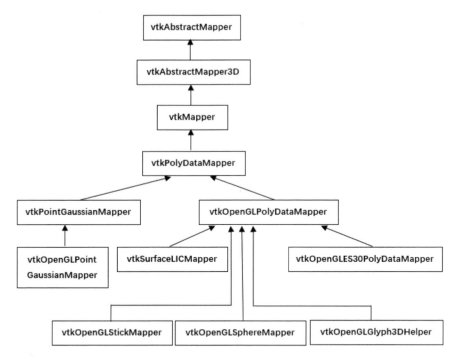

图 4.3 vtkPolyDataMapper 继承关系图

4. 第 12、13 行利用 vtkActor 生成一个演员

这两行生成一个演员 vtkActor。vtkActor 的继承关系如图 4.4。生成演员后可以使用演员的方法 SetMapper（coneMapper）实现与转换器的连接。

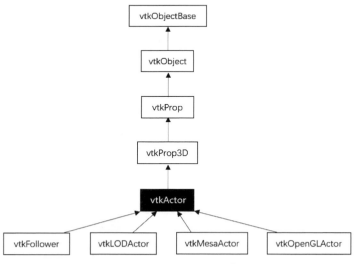

图 4.4 vtkActor 继承关系图

从继承关系的图中可以看出 vtkActor 是 vtkProp 的子类。而 vtkProp 的子类主要功能是实现渲染场景中数据的可视化表达。当需要在场景中渲染数据时，需要渲染的数据主要是以 vtkProp 的形式存在于渲染场景中。vtkProp 主要的两个子类是 vtkActor（几何数据表达）和 vtkVolume（体数据表达）。二维空间中主要是使用 vtkActor2D。

虽然 vtkActor 在此程序中没有使用更多的方法，但这里有必要对相关方法进行介绍，以便读者可以大致了解 vtkProp 的一些属性：

SetOrientation() 用于设置演员的方向。

SetOrigin() 用于设置模型的原点。

SetPickable() 用于设置演员是否可以进行拾取。

SetPosition() 用于设置演员的位置。

SetProperty() 用于设置演员的属性。对应的数据查询方法是 GetProperty（ ）。

SetScale() 用于设置演员的比例。

SetTexture() 用于设置演员所使用的纹理。

SetUseBounds() 用于设置演员的使用的边界。

SetUserMatrix() 用于设置演员所使用的变换矩阵。

SetUserTransform() 用于设置演员的变换移动。

ShallowCopy() 用于实现浅拷贝。

RotateWXYZ()、RotateX()、RotateY()、RotateZ() 这几个方法用来设置演员沿着某一轴的旋转。

各种 Set 方法大部分有对应的 Get 方法，用来获得相应的数据，例如 SetProperty() 对应的数据获取方法是 GetProperty（ ）。可以使用前面的查询技巧查找各种相应的方法。

5. 第 15 至 17 行和 22 行利用 vtkLight 设置灯光

vtkLight 就如舞台的上的灯光，不同灯光会使显示的演员的展示不同的特色。在示例中生成灯光之后，可以使用一些方法对其设置。下面介绍最常用的方法。

SetColor(1,0,0) 是设置灯光的颜色，传入颜色参数（R,G,B），即第 1 位代表红色，第 2 位代表绿色，第 3 位代表蓝色。这里 R 为 1，其他颜色的数值均为 0，所以显示为红色。

SetPosition(0,0,10) 是设置灯光位置，传入三维点位置坐标 (x,y,z)。这里是设置位置在 Z 轴的 10 个单位的点处。

SetFocalPoint(ren.GetActiveCamera().GetFocalPoint()) 是设置灯光焦点，传入三维相机的焦点位置坐标 (x,y,z)。

6. 第 19 至 21 行、23 行利用 vtkRenderer 生成一个渲染器，第 36、37 行重置相机及设置相机运动的方法

vtkRenderer 作为窗口渲染器，主要负责管理场景的渲染过程。这里场景的对象包括上面的 vtkProp（如 vtkActor）和 vtkLight，以及相机（vtkCamera）。在一个渲染窗口（vtkRenderWindow）中可以增加多个渲染器。一个渲染器可以覆盖整个显示窗口，也可以仅仅覆盖部分的显示窗口。

生成一个渲染器后，就可以使用其方法来进行设置。

SetBackground(0,0,0) 用来设置渲染器的背景颜色，也是使用 RGB 格式。这里（0,0,0）表明为黑色。

AddActor(coneActor) 用来增加 vtkProp 类型的对象到渲染的场景中。这是其最常用的一个方法。也可以增加多个对象至 vtkRenderer 中去，显示出组合的效果。感兴趣的读者可

以建立多个模型，试试增加多个对象。

AddLight(light) 是增加前面已经建立的灯光。

ResetCamera() 是重置相机。

GetActiveCamera() 是获取自动创建的相机。然后调用相机方法 Azimuth(30)，旋转方式是将相机的位置绕着焦点位置上的视图垂直向量进行旋转。

SetActiveCamera() 设置相机的位置，相机的设置需要仔细和谨慎，如果设置不当，将会显示一些奇怪的效果。

vtkRenderer 的方法中还有一些比较常用的，如 AddActor2D（增加二维对象）、AddObserver（增加观察者对象）、AddVolume（增加体素对象）等。

7. 第 25 至 29 行利用 vtkRenderWindow 生成渲染器显示窗口

vtkRenderWindow 渲染窗口实际上就是一个图形窗口，通过设置图形窗口的一些参数与函数，可达到各种显示对象的目的。

本示例中，先创建了一个窗口，然后使用 vtkRenderWindow 的一些方法来进行窗口的设置。

AddRenderer(ren) 是增加渲染器至窗口中。

SetSize(500，500) 设置窗口空的大小。

Render() 显示渲染窗口。

SetWindowName("Cone") 设置窗口的名字为 Cone。

8. 第 31、32 行利用 vtkRenderWindowInteractor 生成一个交互器

vtkRenderWindowInteractor 主要功能是实现窗口显示与鼠标、键盘事件的交互。在本书第 10 章中对于交互将给予详细的讲解。它是一种独立于平台的与渲染窗口进行交互的机制，主要包括拾取和帧速率控制。

这里创建了一个交互器 vtkRenderWindowInteractor，然后通过方法 SetRenderWindow(renWin) 把窗口增加至交互器中，以便在程序运行时实现鼠标与窗口的交互。

9. 第 33、34 行设置交互样式

vtkInteractorStyleTrackballActor 创建一个交互样式，它通过操纵模型外接球面来旋转模型，按住鼠标左键拖动，模型会以同样的中心旋转。交互样式创建后需要和交互器相连接，使用 SetInteractorStyle(style) 方法。

另外一种最常用的交互样式是 vtkInteractorStyleTrackballCamera，这种样式下物体不动，通过改变相机位置，使相机旋转和移动，实现对物体显示的旋转、放大、缩小等操作。

还有其他的一些交互样式，可以查找到并进行测试。

10. 第 38 行设置运行开始

至此，示例程序已解释完。

但读者看完可能会感觉到一头雾水，产生只见树木不见森林的困惑，所以下面对 VTK 的完整管线进行一个概括性的举例，如图 4.5。

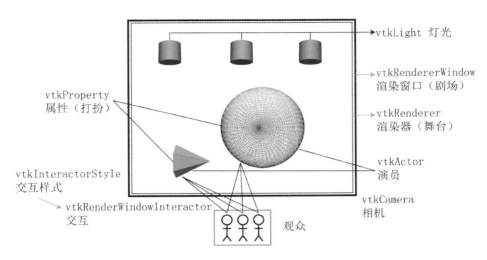

图 4.5 舞台式 VTK 模型

　　VTK 的编程及运行就是一个完整的舞台剧的演出：剧院就是一个渲染器窗口（vtkRenderWindow）；舞台就是渲染器（vtkRenderer）；演员就是程序输入或生成的模型（vtkActor）；演员与观众的多种互动就是交互器（vtkRenderWindow Interactor）；而互动的过程中是采用哪一种方式，就是交互样式（vtkInteractorStyle），可以和演员有多种的交互方式，如欢呼拥抱、鼓掌、发信息等；演员在台上演的是男还是女、大人还是小孩、是浓眉大眼、还是红脸黑脸这些都需要用属性（vtkProperty）来设置；而观众看到的演员在聚光灯下还是没有在，看到演员亮丽还是隐藏在黑影中，都是使用灯光（vtkLight）来设置；观众的眼睛就如舞台的相机（vtkCamera），如果给演员一个近镜头，就能看到演员更大一些，离观众更近一些，也可以移动相机围绕演员运动（vtkInteractorStyleTrackballCamera），那么演员看起来就在旋转。

　　再以 VTK 管线的流程来说明其舞台模式：素颜的演员即模型（vtkSphereSource）进入剧院，经过初步的化妆把其形状即几何形状设定好（vtkPolyDataMapper）。然后进入一个真正的演员的角色（vtkActor），在这中间可能会对演员进行很多的化妆打扮（vtkProperty）。在演员没上场之前就需要准备好灯光（vtkLight）。然后把演员引入舞台（vtkRenderer）上。然后再把舞台放入一个剧场（vtkRenderWindow）中。大幕拉开，观众可以看到演员了，可以和演员进行互动（vtkRenderWindowInteractor）。而互动方式很多，可事先设置好互动样式（vtkInteractorStyle）。在大幕拉开时，不同观众的组合就是相机（vtkCamera）。最终程序运行，剧场上演新剧，观众可以互动或没有互动地进行观看。

4.2 三维场景

　　VTK 三维场景中有几个主要的因素：颜色、灯光、相机、纹理。

　　颜色是演员（Actor）的主要特点，是 VTK 中的属性（vtkProperty）。VTK 的显示主要用的是两种颜色系统：RGB 和 HSV。

相机好比人的眼睛，人站立的位置影响所见的物体的大小，视角影响看到事物的范围，眼睛的朝向影响看到事物的正反。也可以通过 VTK 的相机来控制三维图形，如物体的缩放、视角的切换。

灯光与现实生活中灯光的概念相同。不同亮度和不同颜色的灯光照在物体的表面呈现出来的效果也是不同。

纹理在 VTK 中也可以称作纹理映射。使用几何结构创建出来的模型其表面很难做到具有高度复杂的细节，纹理映射就是把图像直接"贴"到几何模型上，这样会使模型具有真正的以假乱真的特点。

4.2.1 颜色

计算机色彩空间有多种的表现方式，如 GRAY、RGB、HSV、XYZ、YCrCb、HLS、Bayer 等。虽然 VTK 主要是采用 RGB 和 HSV 的色彩空间，但是有必要对这些色彩空间都进行简单介绍。

1.GRAY 色彩空间

GRAY 即灰度，图像通常是 8 位的灰度图，也就是有 256（2^8）个灰度级，像素值的范围是 [0,255]，而医学图像（DICOM 图像）本质就是一个更大像素值范围的的灰度图 65536（2^{16}）。有时灰度图像与 RGB 图像可以进行色彩空间的转换，常用的处理方式如下：

Gray = 0.299R + 0.587G + 0.114B

有时也可以采用一种简单的方式，如下式：

Gray =（R + G + B）/3.0

需要转化时应该研究相应的系统或软件对于图像的色彩空间的定义方式。

2.RGB 色彩空间

RGB 色彩由分量组合而成，其中 R 是指红色、G 是指绿色和 B 是指蓝色。在 VTK 中各个分量的取值范围为 0-1 之间。如（1,1,1）就是各个分量设为最大值，组合后为白色；（0,0,0）是各个分量设为最小值，那么就是没有任何颜色即为黑色；而（1,0,0）、（0,1,0）、（0,0,1）为三个原色的显示，即为红、绿和蓝色。VTK 中常常使用 SetColor（R,G,B）来设置颜色，可以参考图 4.6 中的设置。

3.HSV 色彩空间

RGB 是从硬件的角度提出的颜色模型，但与人眼的匹配的过程中可能存在一定的差异。HSV(Hue, Saturation, Value) 是根据颜色的直观特性创建的一种颜色空间，也称六角锥体模型。模型包含三个要素：色调（H），饱和度（S），亮度（V）。RGB 与 HSV 的对应关系见图 4.6。

色调用角度度量，取值范围为 0° ~ 360°，从红色开始按逆时针方向计算，红色为 0°，绿色为 120°，蓝色为 240°，它们的补色，黄色为 60°，青色为 180°，紫色为 300°。

饱和度表示颜色接近光谱色的程度。一种颜色可以看成是某种光谱色与白色混合的结果。其中光谱色所占的比例愈大，颜色接近光谱色的程度就愈高，颜色的饱和度也就愈高。饱和度高，颜色则深而艳。光谱色的白光成分为 0，饱和度达到最高。通常取值范围为 0% ~ 100%，值越大，颜色越饱和。

亮度表示颜色明亮的程度，对于光源色，明亮度值与发光体的光亮度有关；对于物体色，此值和物体的透射比或反射比有关。通常取值范围为 0%（黑）到 100%（白）。

在 VTK 的设置中这三个值的取值范围为 0 ~ 1。

颜色	颜色名称	Hex	(R,G,B)	(H,S,V)
	黑色	#000000	(0,0,0)	(0°,0%,0%)
	白色	#FFFFFF	(255,255,255)	(0°,0%,100%)
	红色	#FF0000	(255,0,0)	(0°,100%,100%)
	酸橙色	#00FF00	(0,255,0)	(120°,100%,100%)
	蓝色	#0000FF	(0,0,255)	(240°,100%,100%)
	黄色	#FFFF00	(255,255,0)	(60°,100%,100%)
	青色	#00FFFF	(0,255,255)	(180°,100%,100%)
	品红色	#FF00FF	(255,0,255)	(300°,100%,100%)
	银色	#C0C0C0	(192,192,192)	(0°,0%,75%)
	灰色	#808080	(128,128,128)	(0°,0%,50%)
	栗色	#800000	(128,0,0)	(0°,100%,50%)
	橄榄色	#808000	(128,128,0)	(60°,100%,50%)
	绿色	#008000	(0,128,0)	(120°,100%,50%)
	紫色	#800080	(128,0,128)	(300°,100%,50%)
	蓝绿色	#008080	(0,128,128)	(180°,100%,50%)
	藏青色	#000080	(0,0,128)	(240°,100%,50%)

图 4.6 RGB 与 HSV 的对照表

4.XYZ 色彩空间

XYZ 色彩空间是由 CIE 定义的，是一种便于计算的色彩空间。其与 RGB 也可以进行转换。

5.YCrCb 色彩空间

YCrCb 色彩空间中 Y 代表光源的亮度。色度信息保存在 Cr 和 Cb 中，其中 Cr 表示红色分量信息，Cb 表示蓝色分量信息。

6.HLS 色彩空间

HLS 色彩空间的三要素是色调、光亮度 / 明度、饱和度。它与 HSV 类似，只是用"光亮度 / 明度"代替了"亮度"。

7.Bayer 色彩空间

Bayer 色彩空间主要用于 CCD 和 CMOS 相机中，可以从单平面 R、G、B 交错表中获取彩色图像。

还有更多的色彩空间，可以参考相应的书籍资料。但是在 VTK 中主要是采用灰度（GRAY）、RGB、HSV 色彩空间。

VTK 中与颜色相关的类主要有 vtkProperty、vtkLookupTable、vtkColorTransfer-Function 等。

4.2.2 相机

vtkCamera 是三维渲染场景中的相机，其主要作用是把三维场景投影到二维屏幕上，原理如图 4.7。

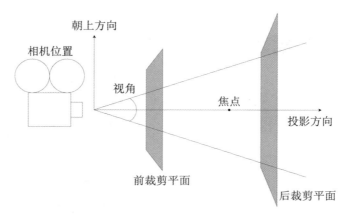

图 4.7 VTK 相机投影示意图

在图中可以看到，从相机出发，相机有朝上的方向、视角、前裁剪面、焦点、后裁剪面、沿着相机投射出的投影方向。这些在 VTK 中都可以进行逐项设置，VTK 中设置相机的相关方法如下（利用前面介绍的技巧可查询得到）：

'SetClippingRange','SetDebug','SetDistance', 'SetExplicitProjectionTransformMatrix','Set-EyeAngle','SetEyePosition', 'SetEyeSeparation','SetEyeTransformMatrix', 'SetFocalDisk', 'SetFocal-Distance','SetFocalPoint','SetFreezeFocalPoint', 'SetGlobalWarningDisplay','SetInformation', 'SetLeft-Eye','SetModelTransformMatrix','SetObliqueAngles', 'SetParallelProjection','SetParallelScale','Set-Position', 'SetReferenceCount','SetRoll','SetScissorRect','SetScreenBottomLeft', 'SetScreenBottom-Right', 'SetScreenTopRight','SetThickness','SetUseExplicitProjectionTransformMatrix','SetUseHorizontalView-Angle', 'SetUseOffAxisProjection','SetUseScissor','SetUserTransform', 'SetUserViewTransform','Set-ViewAngle','SetViewShear','SetViewUp', 'SetWindowCenter'

下面详细介绍其中一些特别有意思的方法。对其他方法读者可以查询其解释，然后进行测试。

首先来看关于 VTK 相机的程序代码（4.2.2_ConeRenderCamera.py）

```
myCamera = vtk.vtkCamera()            # 增加相机
myCamera.SetClippingRange(0.1,1000)   # 设置剪切面范围
myCamera.SetFocalPoint(0,-1,0)        # 设置焦点
myCamera.SetPosition(5,1,1)           # 设置相加位置
myCamera.SetViewUp(1,0.5,0.2)         # 设置相机朝上方向
myCamera.Zoom(0.5)                    # 放大或缩小模型
ren.SetActiveCamera(myCamera)
ren.GetActiveCamera().Azimuth(30)     # 视点位置沿顺时针旋转 30 度角
ren.GetActiveCamera().Elevation(60)   # 视点位置沿向上方向旋转 60 度角
```

代码中，第 1 行是创建相机。

第 2 行 SetClippingRange(0.1,1000) 方法用来设置前后的裁剪平面。两个裁剪平面与投影方向相交并且投影方向是垂直的。只有在前裁剪平面和后裁剪平面之间的演员（Actor）才能投影到二维的屏幕上，也就是只有在这两个剪切平面之间的内容才会被渲染和显示出来。

第 3 行 SetFocalPoint(0,-1,0) 用来设置相机的焦点。和平常使用的相机一样，焦点对不好就不能很好地展示图像。VTK 的默认的焦点位置在世界坐标系的原点。

第 4 行 SetPosition((5,1,1) 用来设置相机的位置。

第 5 行 SetViewUp(1,0.5,0.2) 用来设置相机朝上的方向。就好比人直立看东西，方向为头朝上，看到的东西也是直立的；如果人倒立看某个东西，这时方向为头朝下，看到的东西当然就是倒立的。

相机位置、相机焦点和朝上方向三个因素确定了相机的实际方向，也就确定相机的视图。

第 6 行使用 Zoom(0.5) 方法放大或缩小模型，大于 1 为放大，小于 1 为缩小。

第 7 行是使用 vtkRenderer 的方法 SetActiveCamera() 激活前面相机设置的参数，把相机设置到渲染场景中。

第 8 行通过设置 vtkRenderer 的方法 GetActiveCamera() 的特性 Azimuth(30) 来设置视点旋转的角度，即以焦点为中心，水平旋转相机 30 角。可以参考图 4.8 相机运动方向示意图来理解（本书附代码 4.2.2-1 与 4.2.2-2 是相机运动方向示意图的生成源码）。

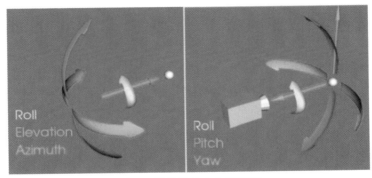

图 4.8 相机运动方向示意图

第 9 行通过设置 vtkRenderer 的方法 GetActiveCamera() 的特性 Elevation(60) 来设置视点旋转的角度，即以焦点为中心使摄像机围绕焦点在球形纬度上运动，类似于上下运动。可以参考图 4.10 来理解。

除了以上常用的 VTK 相机的设置以外，还有一些其他的方法：

SetDistance() 方法用来设置相机与焦点的距离。

SetParallelProjection() 方法用来设置相机投影的方式的。有两种投影方式可以选择：一种是正交投影 (OrthographicProjection)，即平行投影 (Parallel Projection)，进入相机的光线与投影方向是平行的；另一种是透视投影 (PerspectiveProjection)，即所有的光线相交于一点。

SetViewAngle() 设置摄像机的视角，默认角度为 30 度，如果为平行投影则该角度无效。通常最佳视角计算为 2*atan((h/2)/d)，h 是显示窗口的高度，d 是眼睛到屏幕的距离，atan() 为反正切函数。

Roll() 方法是让相机围绕投影方向自旋转。Yaw() 方法是以相机为中心水平旋转焦点。Pitch() 是以相机为中心垂直旋转焦点。可以参考图 4.8 来理解。

vtkRenderer 的方法 ResetCamera() 可以重置使用的相机参数。

相机的各种方法及方法的组合可以完成显示和动画中的许多很有意思的功能。感兴趣的读者可以逐一测试或查找更多的材料进行探索。

4.2.3 灯光

有了前面对于 VTK 颜色和相机的介绍，理解灯光就比较容易。在实际生活中灯光是随处与生活息息相关的。三维场景中的灯光有很多种。早上打开窗口太阳从窗外照射过来的效果就是 VTK 灯光中的一种，即方向灯光（Direction Light），其光源在无限远处，光线投射过来是平行的。在实际的应用中如果程序没有定义灯光，默认的灯光为方向灯光。

另外一种是位置灯光 (Position Light)，也就是剧场舞台的聚光灯。一般增加的光源主要是这种聚光灯。这种光源处于渲染场景中的某个位置。位置灯光可以指定灯光的衰减值、锥角等。

程序代码 (本书附代码 4.2.3_vtkLight.py) 演示了增加两个灯光的设置示例，运行结果如图 4.9。

```
1    lightR=vtk.vtkLight()                    # 设置红光灯光
2    lightR.SetColor(1,0,0)
3    lightR.SetPosition(0,0,10)
4
5    lightG=vtk.vtkLight()                    # 设置绿灯光
6    lightG.SetColor(0,1,0)
7    lightG.SetPosition(0,10,0)
8
9    ren = vtk.vtkRenderer()                  # 生成一个渲染器
10   ren.SetBackground(1,1,1)
11   ren.AddActor(coneActor)
12   ren.AddActor(sphereActor)
13   lightR.SetFocalPoint(ren.GetActiveCamera().GetFocalPoint())
14   lightG.SetFocalPoint(ren.GetActiveCamera().GetFocalPoint())
15   ren.AddLight(lightR)
16   ren.AddLight(lightG)
```

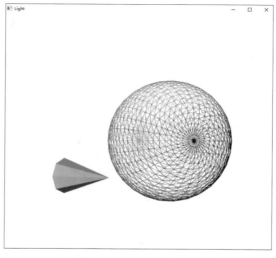

图 4.9 两个灯光的光照效果

这里增加的两个灯光的颜色设为红色 SetColor（1,0,0）和绿色 SetColor（0,1,0）。

SetPosition() 是设置灯光的位置，前面已经介绍。

SetFocalPoint(ren.GetActiveCamera().GetFocalPoint()) 是设置灯光的焦点。虽然前面已经介绍，但是这里学习了相机，需要再次进行说明。ren.GetActiveCamera().GetFocalPoint() 是获取已经激活的相机的焦点的位置，可以输出这一个位置，把值赋予一个变量。输出这个变量后，发现结果是（0,0,0），这说明代码没有设置相机的焦点，默认的焦点就是世界坐标系的原点。

SetIntensity() 方法用来设置灯光的强度。

SetSwitch()、SwitchOn()、SwitchOff() 是打开或关闭对应的灯光。如果某个类有提供 Set 函数，其对应的 Get 函数可以用来获取属性值。另外 VTK 有一个很有趣设置：这里的 SetSwitch(0) 对应 SwitchOff()，SetSwitch(1) 对应 SwitchOn()。类似的还有 SetPositional() 与 PositionalOn()/PositionalOff() 的关系，这一方法是用来选择设置平行光或者聚光灯。

灯光的设置还有一些其他的方法，不同数目、不同位置、不同类型的灯光可以使相同的场景显示出不同的结果，测试这些方法也是一个有趣的探索过程。

4.2.4 纹理

纹理在 VTK 中就是为了创建逼真效果模型的工具。制作纹理就是把一张图片贴到一个模型表面。这里的纹理也经常被称为贴图纹理。添加纹理需要三个基本模块：准备贴图的面、纹理映射、纹理坐标。示例代码（本书附代码 4.2.4_MyTexture.py) 演示了纹理的添加。

```
1    reader=vtk.vtkBMPReader()                        # 读取 BMP 格式图像
2    reader.SetFileName("../data/wins.bmp")
3
4    texture=vtk.vtkTexture()                         # 生成纹理类对象
5    texture.SetInputConnection(reader.GetOutputPort())
6    texture.InterpolateOn()
7
8    cylinder=vtk.vtkCylinderSource()                 # 生成一个柱状体
9    cylinder.SetHeight(4.0)
10   cylinder.SetRadius(1.0)
11   cylinder.SetResolution(6)
12
13   Mapper =vtk.vtkPolyDataMapper()                  # 生成一个多边形数据映射
14   Mapper.SetInputConnection(cylinder.GetOutputPort())
15
16   actor=vtk.vtkActor()
17   actor.SetMapper(Mapper)
18   actor.SetTexture(texture)
```

运行效果如图 4.10。

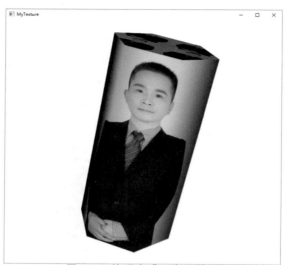

图 4.10 纹理生成示意图效果

下面对于示例代码的关键部分进行介绍。

第 1，2 行是读取一张 BMP 格式的图像。这里读取器使用 vtkBMPReader 类来创建，使用其方法 SetFileName() 读取相应路径下的 BMP 图像。

第 4 至 6 行是使用 vtkTexture 类创建纹理对象，然后利用数据接口连接纹理，再使用纹理类的方法 InterpolateOn() 插入纹理。

第 8 至 11 行创建一个柱状体，设置高度为 4 个单位，底半径为 1 个单位，柱状体边有 6 个（与前面的程序的代码几乎相同，不多赘述）。

第 13，14 行为生成一个多边形的映射，并连接柱状体。

第 16 至 18 行是生成一个演员。这里需要使用 vtkActor 类的 SetMapper() 方法增加柱状体的映射，再使用 SetTexture() 添加纹理。

代码的其他部分与一般的 VTK 管线相同。使用了纹理的程序可以产生许多奇妙的结果，有兴趣的读者可以进行自己的探索。

4.3 坐标系统及空间变换

4.3.1 坐标系统

4.3.1.1 计算机图形学常用坐标系统

坐标系统是计算机图形学中一个至关重要的概念。最常用的坐标系统有模型坐标系统（Model Coordinate）、世界坐标系统（World Coordinate）、观察坐标系统（View Coordinate）、设备显示坐标系统（Display Coordinate）、规范化设备坐标系统（Normalized Display Coordinate）。在各种图形图像处理的书籍中最常用的是前四种坐标系统，而这里特别增加了规范化设备坐标系（实际上其他坐标系统也有各自的规范化系统，如规范化观察坐标系统）。下面对这几种主要的坐标系统进一步说明。

1. 模型坐标系统（Model Coordinate）

模型坐标系统是局部的笛卡尔坐标系统。常常是一个典型的平面直角坐标系统，它的应用主要是为了模型构建与变换的方便。一般而言是将基本形体或图形与某些位于物体上的角点、中心点或靠近它们的点联系起来考虑，如在创建圆形的时候，一般将圆心作为参考点来创建圆周上其他各点，其实质就构建了一个以圆心为原点的参考坐标系。在对圆形进行变换时，一般也以圆心为参考点来进行变换，较为直观与方便。

2. 世界坐标系统（World Coordinate）

一旦对物体进行了建模，下一步就是将各个对象或者图形组合放到希望绘制的平面场景中。如上所述，每一个对象在创建时都有自身的模型坐标系统，当将其组合放置在一起时，为了确定每一个对象的位置及其他对象的相对位置，就必须抛弃每一个对象自身的坐标系，将其纳入到一个统一的坐标系中，这个坐标系称为世界坐标系统，也称用户坐标系统，它是一个全局坐标系统，也是一个典型的平面直角坐标系。这个过程实质上是将一个物体从局部空间组合装配到世界空间的变换过程。

3. 观察坐标系统（View Coordinate）

当二维图形场景确定后，用户可根据图形显示的要求定义观察区域和观察方向，得到所期望的显示结果，这就需要定义视点（或照相机）的位置与方向，完成从观察者角度对整个世界坐标系内的对象的重新定位和描述，简化后续二维图形在投影面成像的推导和计算。因此，有必要引入观察坐标系来完成这件事情。本质上这种坐标系统就是以相机为原点的坐标系统。

4. 设备显示坐标系统（Display Coordinate）

为了便于输出二维观察结果，设备显示坐标系统用于定义图像空间，也称为屏幕坐标系统或者像素坐标系统。它主要是用于某一特殊的计算机图形显示设备表面的像素定义，在多数情况下，对于每一个具体的显示设备，都有一个单独的坐标系统。在定义了显示窗口的情况下，可进一步在设备坐标系中定义称为视区的有限区域。视区的成像即实际所观察到的图像。设备坐标系一般都与特定的输出设备相联系，其坐标系是离散的整数值。

5. 规范化设备坐标系统（Normalized Display Coordinate）

为了使观察处理独立于输出设备，可以将对象描述转换到一个中间坐标系，这个坐标系既独立于设备，又可以容易地转变成设备坐标系。通常将这个中间坐标系称为规范化设备坐标系统，其坐标范围为 [0，1]，这样可以使二维观察结果独立于可能使用的各种输出与显示设备，提高应用程序的可移植性与设备无关性。

4.3.1.2 VTK 程序常用坐标系统

在 VTK 中，模型坐标系统比较少用到，其他坐标系统比较常用，常用坐标系统有如下几类：

（1）显示坐标系（DISPLAY），x-y 主要取像数值，坐标系的原点是在左下角。

（2）规范化设备显示坐标系（NORNALIZED DISPLAY），x-y 的取值范围规范化为 [0，1]，其他与 DISPLAY 坐标系相同。

（3）视口坐标系（VIEWPORT），x-y 主要取像数值。

（4）规范化视口坐标系（NORNALIZED VIEWPORT），x-y 的取值范围规范化为 [0，1]，其他与 VIEWPORT 坐标系相同。

（5）相机坐标系（VIEW），x-y 的取值范围为 [-1，1]，z 轴表示相机的景深。

（6）世界坐标系 (WORLD)。

（7）USERDEFINED 是用户自定义的坐标系统。

坐标系的设置主要使用 vtkCoordinate 中的方法，如下：

SetCoordinateSystemToDisplay() 将系统设置为显示坐标系统。

SetCoordinateSystemToNormalizedDisplay() 将系统设置为规范化显示坐标系统。

SetCoordinateSystemToViewport() 将系统设置为视口坐标系统。

SetCoordinateSystemToNormalizedViewport() 将系统设置为规范化视口坐标系统。

SetCoordinateSystemToView() 将系统设置为相机坐标系统。

SetCoordinateSystemToWorld() 将系统设置为世界坐标系统。

还可以实现坐标系之间的转换，这里就不详细说明。

本书附代码 4.3.1_Viewport.py 设置视口后的运行结果如图 4.11。

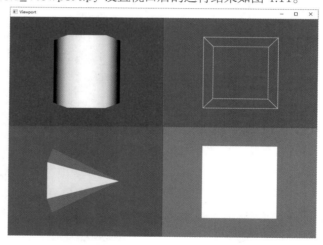

图 4.11 代码 Viewport 运行结果

4.3.2 空间变换

三维空间定义的三维模型最后必须投影到二维的平面（屏幕）上来显示。这里的投影方式主要有透视投影（prospective projection）和正交投影（orthogonal projection）。正交投影也叫平行投影。

透视投影是用中心投影法将形体投射到投影面上，从而获得的一种较为接近视觉效果的单面投影图。透视投影类似于人对客观世界的观察方式，它的特点是距离视点近的物体比较大，而距离远的物体相对比较小，这种投影方式的视景空间可以被认为是一个棱台。

正交投影是将中心投影法的投射中心即光源移至无穷远处，则各投射线成为相互平行的直线，物体投影就不受距离变化的影响。正交投影的特点有：能准确、完整地表达出形体的形状和结构，且作图简便，度量性较好。因此正交投影在工程上得到了广泛的运用。

图形的操作最常用的是平移、旋转和缩放。这里只简单给出这些操作的变换矩阵，具体知识来自计算机图形学。

平移矩阵：

$$T_t = \begin{pmatrix} 1 & 0 & 0 & T_x \\ 0 & 1 & 0 & T_y \\ 0 & 0 & 1 & T_z \\ 0 & 0 & 0 & 1 \end{pmatrix}$$

缩放矩阵：

$$T_s = \begin{pmatrix} S_x & 0 & 0 & 0 \\ 0 & S_y & 0 & 0 \\ 0 & 0 & S_z & 0 \\ 0 & 0 & 0 & 1 \end{pmatrix}$$

旋转矩阵：

绕着 x，y，z 轴旋转的角度分别为 α，β，γ。

$$R_x = \begin{pmatrix} 1 & 0 & 0 & 0 \\ 0 & \cos\alpha & -\sin\alpha & 0 \\ 0 & \sin\alpha & \cos\alpha & 0 \\ 0 & 0 & 0 & 1 \end{pmatrix}$$

$$R_y = \begin{pmatrix} \cos\beta & 0 & \sin\beta & 0 \\ 0 & 1 & 0 & 0 \\ -\sin\beta & 0 & \cos\beta & 0 \\ 0 & 0 & 0 & 1 \end{pmatrix}$$

$$R_z = \begin{pmatrix} \cos\gamma & -\sin\gamma & 0 & 0 \\ \sin\gamma & \cos\gamma & 0 & 0 \\ 0 & 0 & 1 & 0 \\ 0 & 0 & 0 & 1 \end{pmatrix}$$

VTK 中的相关类有 vtkTransform2D、vtkTransform、vtkPerspectiveTransform、vtkGeneralTransform、vtkTransformFilter、vtkMatrix4x4。应用这些类时需要先定义一个变换的对象，然后设置使用右乘的变换矩阵。最后通过 SetUserTransform() 方法设置用户定义的变换矩阵，实现模型的空间变换。

为了更好说明空间变换，本书附送了一个很有代表性的示例代码（4.3.2_Transfrom）。下面仅仅给出代码的主要部分。完整代码中首先是创建了一个球体和一个锥体，然后经过各自的 Mapper 传输给各自的 Actor。同时为了很好地演示变换矩阵的应用情况，在这两个视口（Viewport）中各增加了一个坐标系，球体对于坐标系并未进行空间变换，而锥体对于空间坐标系进行了相应的空间变化，其中主要是设置了锥体的位置 $(1,0,0)$、锥体平移的数据 $(5,0,0)$、锥体绕 z 轴旋转的数据 (45)。主要代码运行的结果就是对显示的一些常规设置，如设置相应的视口和交互。

1   # 创建一个文字标签

```
2    textActor = vtk.vtkTextActor()
3    textActor.SetPosition2(100,40)
4    textActor.GetTextProperty().SetFontSize(24)
5    textActor.GetTextProperty().SetColor(1,0,0)
6
7    # 创建空间变换
8    trans = vtk.vtkTransform()
9    trans.PostMultiply()
10   ConeActor.SetPosition(1,0,0)
11   trans.Translate(5,0,0)
12   trans.RotateZ(45)
13
14   ConeActor.SetUserTransform(trans)
15   textActor.SetInput(" PostMultiply()\n RotateZ(45)\n Translate(1,0,0)")
16   print(ConeActor.GetMatrix())
17   print(ConeActor.GetUserMatrix())
18
19   ren1 = vtk.vtkRenderer()
20   ren2 = vtk.vtkRenderer()
21   ren1.AddActor(oriAxesActor)
22   ren1.AddActor(sphereActor)
23   ren1.AddActor(oriConeActor)
24   ren2.AddActor(axesActor)
25   ren2.AddActor(ConeActor)
26   ren2.AddActor(sphereActor)
27
28   # 标签信息的二维显示
29   ren2.AddActor2D(textActor)
30
31   leftview = [0,0,0.5,1.0]
32   rightview = [0.5,0,1.0,1.0]
33   ren1.SetBackground(0.3,0.3,0.5)
34   ren2.SetBackground(0.2,0.4,0.5)
35   ren1.SetViewport(leftview)
36   ren2.SetViewport(rightview)
```

　　第 1—5 行是创建一个文字标签演员。使用 SetPosition2() 设置文字的位置。使用 SetFontSize()、SetColor() 方法分别设置文字标签的字符大小和显示颜色。

　　第 7—12 行设置空间变换。首先使用 vtkTransform() 类用来创建一个变换，再使用 PostMultiply() 设置变换为后乘。ConeActor.SetPosition() 用来设置锥体的位置，然后使用 Translate() 方法设置沿着 x 轴平移 5 个单位，然后使用 RotateZ() 方法沿着 z 轴旋转 45°。在空间变换时如果平移和旋转顺序不同，那么产生的效果也会有很大的差异，读者自行测试和观察。

　　第 14 行通过 ConeActor.SetUserTransform() 设置用户应用空间变换。

　　第 15 行用来设置相应的文字标签。

　　第 16、17 行是输出相应的变换矩阵。输出结果如下：

vtkMatrix4x4 (00000181B83F1F70)
  Debug: Off
  Modified Time: 860502
  Reference Count: 2
  Registered Events: (none)
  Elements:
   0.707107 -0.707107 0 4.24264
   0.707107 0.707107 0 4.24264
   0   0   1 0
   0   0   0 1

vtkMatrix4x4 (00000181B8BB14F0)
  Debug: Off
  Modified Time: 860479
  Reference Count: 3
  Registered Events: (none)
  Elements:
   0.707107 -0.707107 0 3.53553
   0.707107 0.707107 0 3.53553
   0   0   1 0
   0   0   0 1

第 19—26 行增加两个渲染器并把相应的 Actor 添加其中,准备用于显示。

第 28、29 行在渲染器 2 中使用 AddActor2D() 方法增加文字标签。

第 31—36 行设置渲染器视口。这里设置了左视口坐标 [0,0,0.5,1.0] 和右视口坐标 [0.5,0,1.0,1.0],视口坐标变量的取值范围在 (0,1) 之间,通过设置两个点——左下角点坐标和右上角点坐标来定义一个视口。然后使用渲染器方法 SetViewport() 设置好渲染器的范围。

最终示例代码的运行结果如图 4.12。读者可以修改空间变换的设置来测试不同的空间变换的显示效果。

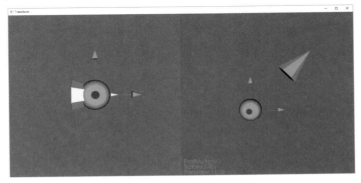

图 4.12　空间坐标系变换

4.4 VTK 管线

VTK 程序的整个流程一般可以分为两个阶段:一个是数据准备阶段,另一个是渲染阶段。

数据准备阶段主要就是读取或创建数据、数据处理（过滤）；渲染阶段就是将处理后的数据生成对应实体，在设定的渲染场景展示，并实现交互（这一工作阶段构成了 VTK 的渲染引擎）。

VTK 程序的这种运行结构被称为 VTK 可视化管线，主要包括如下几个方面：

（1）数据生成和读取。如，使用 vtkConeSource() 生成锥形体的图形数据，使用 vtkPNGReader() 读取 PNG 图像。

（2）数据处理。数据处理有很多的方法，如对原始数据的等值面提取、数据平滑等。

（3）将数据传递给渲染引擎运行。

关于 VTK 可视化管线还需要进一步的详细说明与解释，这里利用一个更复杂的一点的示例（本书附代码 4.4_PipelineDemo.py）来进一步说明，程序运行的结果如图 4.13。

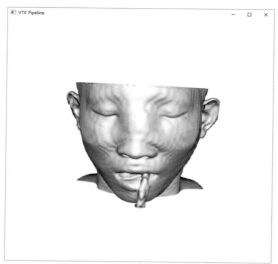

图 4.13 VTK 可视化管线图例

```
1    fileName = "../data/head.vtk"
2    reader = vtk.vtkStructuredPointsReader()
3    reader.SetFileName(fileName)
4
5    mc=vtk.vtkMarchingCubes()
6    mc.SetInputConnection(reader.GetOutputPort())
7    mc.SetValue(0,500)
8
9    mcmapper=vtk.vtkPolyDataMapper()
10   mcmapper.SetInputConnection(mc.GetOutputPort())
11   mcmapper.ScalarVisibilityOff()
12
13   mcactor=vtk.vtkActor()
14   mcactor.SetMapper(mcmapper)
15
16   ren1 = vtk.vtkRenderer()
17   ren1.AddActor(mcactor)
18   ren1.SetBackground(1,1,1)
19   ren1.ResetCamera()
20
```

```
21    renWin = vtk.vtkRenderWindow()
22    renWin.AddRenderer(ren1)
23    renWin.SetSize(500, 500)
24    renWin.Render()
25    renWin.SetWindowName("VTK Pipeline")
26
27    iren = vtk.vtkRenderWindowInteractor()
28    iren.SetRenderWindow(renWin)
29    iren.Start()
```

本示例程序主要是首先使用 vtkStructuredPointsReader( ) 读取了一个 VTK 格式的文件（head.vtk），然后使用移动立方体 vtkMarchingCubes( ) 进行等值面的提取，再把提取好的数据经过 vtkPolyDataMapper( ) 传递给渲染引擎进行显示和交互。这一示例程序与前面 4.1 中的示例程序的区别仅仅在移动立方体的添加，其他基本相同。

图 4.14 所示为代码 4.4 的可视化管线流程。

数据对象、处理对象、数据流方向是可视化管线的三个基本要素。

数据对象就是数据源（Source），有创建和读取两种实现方式，在本示例中采用的是读取的数据源。Source 无输入，但是可以有一个或多个输出，输出至处理对象。

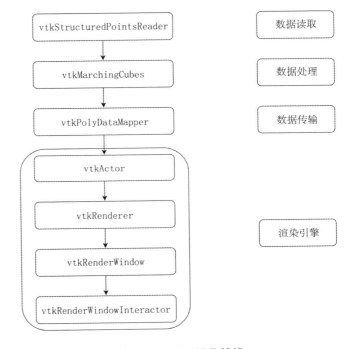

图 4.14 VTK 可视化管线

处理对象即处理器（Filter），它是以 Source 的数据为输入的，经过数据处理后可以直接写入文件。Filter 可以有一个或多个 Source 的输入，同时 Filter 也可以有多个输出。

数据流方向使用 Mapper 实现。它也可以有一个或多个输入，但是无输出。

VTK 可视化管线中有两个重要的注意事项。

1. 可视化管线的连接

VTK 可视化管线一般是通过 SetInputConnection() 和 GetOutputPort() 来进行连接的，如示例 4.4 中的第 6、10 行。但是读者也可能发现一些早期的程序使用 SetInput() 和 GetOutput() 来进行连接，这主要是在 VTK 5.0 以前的版本使用，但是目前也保留这种连接方式。注意：VTK 可视化的管线进行连接的时候要求数据类型一致；如果数据不匹配就无法运行，并且运行的时候报错。

2. 可视化管线的执行

在进行可视化管线执行的时候，如果有渲染引擎那么就不需要调用 Update()。因为当调用 Render() 函数时，Actor 就会收到渲染请求，接着 Actor 会请求 Mapper 给它发送数据，而 Mapper 又会请求 Filter 的数据，Filter 最后请求数据源给它数据，于是整个可视化管线就得到执行了。

但是如果程序没有使用渲染引擎进行显示，那么如果需要获取一些中间的数据就会得到错误的结果，此时必须调用 Update()。

充分地理解 VTK 可视化管线可以避免许多使用 VTK 程序时让人费解的问题（笔者在 VTK 编程学习中受到的大部分挫折主要就是来自对 VTK 可视化管线的理解不够深入）。因此读者还需要未来在进一步的实践中不断学习和体会。

4.5 Widget 小工具简介

VTK 主要是处理图形图像的显示和重建的高层封装，因此与图形图像的交互是很重要的。VTK 中的交互除了最常见的通过键盘与鼠标进行外，还有很多其他的基本的交互事件，这些交互事件能完成常见的几乎所有交互功能。但是这些交互因为过于底层，需要程序开发人员进行细节的模块化处理才能很好地完成一项功能。考虑到实用性，VTK 除了提供各种交互样式，还提供了功能更为强大、使用更为方便的模块化的、可以"看见"的交互部件——Widget。VTK 的 Widget 类主要有 vtk3DWidget 和 vtkAbstractWidget 两个父类，均派生自 vtkInteractorObserver。其中 vtk3DWidget 主要在三维渲染场景中生成一个可用于控制数据的可视化实体，比如点、曲线、平面、球体等；vtkAbstractWidget 是 VTK 里实现交互 / 表达实体设计的所有 Widget 的基类。（详细的关于 Widget 的介绍请参考第 10 章 VTK 交互与 Widget 工具。）

这里的示例（本书附代码 4.5_BoxWidget.py）用来简单说明 Widget 工具的加载。所有 Widget 的使用基本遵循如下流程：

（1）实例化 Widget。

（2）指定渲染窗口交互器，Widget 可以通过它监听用户事件。

（3）必要时使用观察者 / 命令模式创建回调函数。

（4）创建合适的几何表达实体，连接 Widget，或使用 Widget 默认的实体。

（5）最后必须激活 Widget，使其在渲染场景中显示。

示例完整的代码如下：

```
1   import vtk
2   # 创建的回调函数
3   def boxCallback(obj, event):
4       t = vtk.vtkTransform()
5       obj.GetTransform(t)
6       obj.GetProp3D().SetUserTransform(t)
7
8   def main():
```

```
9        # 创建锥形体
10       cone = vtk.vtkConeSource()
11       cone.SetResolution(20)
12       coneMapper = vtk.vtkPolyDataMapper()
13       coneMapper.SetInputConnection(cone.GetOutputPort())
14       coneActor = vtk.vtkActor()
15       coneActor.SetMapper(coneMapper)
16       coneActor.GetProperty().SetColor(0,0.9,0.9)
17       # 创建一个渲染器和一个渲染窗口
18       renderer = vtk.vtkRenderer()
19       renderer.SetBackground(0.9,0.9,0.9)
20       renderer.AddActor(coneActor)
21       renwin = vtk.vtkRenderWindow()
22       renwin.AddRenderer(renderer)
23       renwin.Render()
24       renwin.SetWindowName("Box Widget")
25       # 创建交互器
26       interactor = vtk.vtkRenderWindowInteractor()
27       interactor.SetRenderWindow(renwin)
28       # 生成一个盒式的 Widget 工具
29       boxWidget = vtk.vtkBoxWidget()
30       boxWidget.SetInteractor(interactor)
31       boxWidget.SetProp3D(coneActor)
32       boxWidget.SetPlaceFactor(1.25) # 创建一个盒子为 1.25 倍大，稍大于上面的锥体
33       boxWidget.PlaceWidget()
34       boxWidget.On()
35       # 连接回调函数
36       boxWidget.AddObserver("InteractionEvent", boxCallback)
37
38   interactor.Initialize()
39       interactor.Start()
40
41   if __name__ == '__main__':
42   main()
```

程序运行的结果如图 4.15 所示。

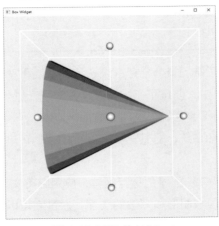

图 4.15 VTK 的 Widget

由于本示例程序使用了回调函数，所以在这里演示完整的代码，以便大家理解这种全新的模式。下面从主程序开始解释，待程序运行用到回调函数时再来解释回调函数，这样更符合通常的思维模式。

第 9—16 行，主要是生成一个锥形体数据源，使用了 vtkConeSource() 类。然后使用 vtkPolyDataMapper() 生成一个映射转换器。接着用 vtkActor() 生成一个演员。

第 17—24 行，主要是创建一个渲染器和一个渲染窗口，其创建的方式与前面的示例程序相同，创建后与前面的演员进行连接。

第 25—27 行，使用 vtkRenderWindowInteractor() 生成一个窗口交互器，并与渲染窗口连接。

第 28—34 行，生成一个盒式的交互工具。第 29 行首先使用 vtkBoxWidget() 实例化了一个工具 boxWidget。然后使用 SetInteractor() 方法连接交互器。其次再使用 SetProp3D() 方法连接锥形体演员（coneActor）。使用 SetPlaceFactor（1.25）来设置盒子的大小，这里使用参数 1.25 是为了让盒子的比锥体稍微大一些（读者可以注释掉这一行程序或者修改这一数值，然后看看盒体的大小的效果）。然后使用 PlaceWidget() 方法放置盒子的位置。最后使用 On() 来显示盒子（注意：可以使用 shift+I 来显示和隐藏盒子）。

第 36 行，使用 AddObserver() 调用回调函数 boxCallback。

第 2—6 行，创建回调函数。先使用 vtkTransform() 实例化变换的一个变换矩阵。然后应用这个变换矩阵在拖动 boxWidget 时和改变锥体的大小。当不使用这个回调函数时，仅仅能拖动和旋转盒子而无法改变锥体的大小、形状和位置。

对于第 36 行以后的程序语句，在前面介绍的程序中有类似段落，因此这里不再介绍。

对 Widget 使用的基本流程，总结如下：

（1）实例化 Widget，在第 29 行。

（2）指定渲染窗口交互器，Widget 可以通过它监听用户事件，在第 27 行。

（3）必要时使用观察者 / 命令模式创建回调函数，在第 36 行。回调函数本身在第 3—6 行。

（4）创建合适的几何表达实体，连接 Widget，或使用 Widget 默认的实体。第 10—14 行是创建几何表达实体，第 31 行为与 Widget 连接。

（5）最后必须激活 Widget，使其在渲染场景中显示，在第 33—34 行。

4.6 本章小结

- VTK 的基本结构包括三维场景、坐标系统、流程管线和 Widget 小工具等。

- 在"带有灯光的示例"中，创建了三维场景，并对灯光进行基本操作。

- 三维场景包括颜色、相机、灯光、纹理 4 方面。

- VTK 有几种常用的坐标系统，对其三维空间中的模型可进行投影或平移、旋转、缩放操作，使用相应类来实现。

- VTK 可视化管线就是 VTK 程序的运行结构，应用它可实现多种场景的显示。

- Widget 小工具用于实现与图形和图像的交互，通过它可以方便快捷地修改场景中的物体、查看数据等。

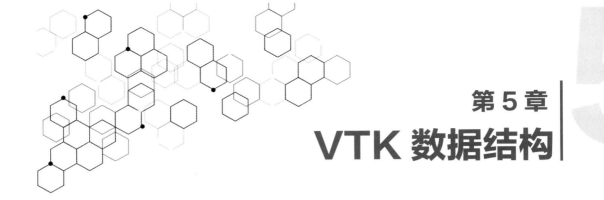

第 5 章
VTK 数据结构

5.1 可视化数据

想要将数据可视化，首先要了解可视化数据所具有的特征：离散性，有规则或无规则的结构，以及拓扑维度。了解了这些知识，就可以创建出实用的数据模型和强大的可视化系统；反之，设计出的可视化系统就会不灵活，并且处处受限。

5.1.1 离散性

首先，可视化数据是离散的。因为这些数据是使用数字计算机来获取、分析和表示的，因此都是在有限数量的点上采样取得，再输出表达。

比如，想要使用计算机可视化地表达连续函数 $y=x^2$，必须先离散化这个方程，去采集一定的数据，例如，在区间 $(-1,1)$ 内的一系列离散点 $x=x_i$ 处计算函数的值 y_i，再将得到的结果 $[(x_0,y_0),(x_1,y_1),(x_2,y_2),\dots(x_n,y_n)]$ 表达在坐标上，并用直线段连接起来，这样我们就看到了"连续"的数据。

由于数据的离散特性，我们对采样点之间的区域一无所知。在之前的示例中，数据是由函数 $y=x^2$ 生成的，但是，一般来说，当测量和计算数据时，并不能推断点之间的数据值。这带来了一个重要的问题：可视化的一个主要目的就是可以确定任意位置的数据值，例如，即使当前探测的位置没有落在某特定点上，我们也希望能够探测并且构建该点的期望数据值。为了解决这个问题，通常采用的方法是插值法。一般采用相邻数据值之间的线性插值法。如果想要数据更精确，可以使用二次、三次、样条或其他插值方法。

5.1.2 结构化或非结构化

可视化数据的第二个重要特征是其结构可以是规则的或不规则的（或者称为结构化或非结构化）。

（1）结构化数据在数据点之间具有固有的关系。例如，如果我们在一组均匀分布的点上进行采样，不需要存储所有的点坐标，只需要存储区间的开始位置、点之间的间距，和点的总数，然后通过隐式可以知道每个点位置，从而大幅节约内存。

（2）非结构化数据是不规则的。非结构化数据的优点是，可以在变化快的地方更密集地表示信息，而在变化不太大的地方，可以不那么密集地表示信息。因此，非结构化数据允许创建自适应表示形式，这在计算资源有限的情况下可能是有益的。

将数据表征为结构化或非结构化的形式允许对数据做出有用的设定。正如刚才看到的，可以更紧凑地存储常规数据。通常，相对于不规则数据，还可以更有效地使用规则数据进行计算。另一方面，非结构化数据在表示数据时有了更大的自由度，可以表示没有规则模式的数据。

5.1.3 数据拓扑维度

数据具有拓扑维度。在使用 $y=x^2$ 函数表示数据时，数据的维度为一，因为有单个自变量 x。数据可以具有从 0 维点到一维曲线、二维曲面、三维体积甚至更高维区域的任何维度。数据的维度很重要，因为不同的维度数据在可视化和数据表示时可以采取不同的适当方法。例如，对于一维数据，可以使用 x-y 图、条形图或饼图，并将数据存储为一维列表。对于二维数据，可以将数据存储在矩阵中，并使用变形的曲面图（即高度场）将其可视化。

数据集（见 5.3）由具有拓扑和几何属性的组织结构以及与该结构关联的属性数据组成，如图 5.1 所示。

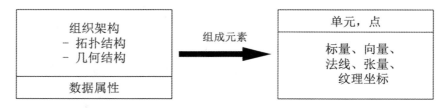

图 5.1 数据集的架构

5.1.4 数据结构设计标准

数据可视化涉及与外部数据的接口、映射到内部的形式、处理数据以及在计算机显示设备上生成图像。这些都与数据结构有关，数据结构有很多种方式，具体的选择很重要，因为影响到与外部数据的交互和整个可视化系统的性能。在这里，对可视化数据结构的设计提出如下标准。

（1）紧凑性。可视化数据往往很大，因此需要紧凑的存储方案来最小化内存占用。

（2）高效性。数据必须是可快速访问的，可在恒定时间内检索和存储数据（即，与数据大小无关）。这一要求的满足为开发时间复杂度为线性或 O(n) 的算法提供了机会。

（3）可映射性。有两个方面的映射问题：首先，数据表示需要能有效地映射到图形单元，这确保了数据的快速、交互式显示；其次，必须能够轻松地将外部数据转换为内部可视化数据结构。如果不能解决以上问题，将承受复杂的转换过程或不灵活的软件数据读取问题。

（4）最小覆盖性。单一的数据表示在许多时候无法有效地描述所有可能的数据类型，但我们也不希望为遇到的每种数据类型都设计不同的数据表示。因此，需要有一个平衡，即有一组最小的数据表示方式，可以平衡效率与数据类型数量之间的关系。

（5）简洁性。应用计算的一个主要原则是简单设计优于复杂设计。简单的设计更容易理解，因此更容易优化。简洁性的价值怎么强调都不为过，VTK 中的许多算法和数据表示都高度重视这一设计标准。

本章的其余部分描述了基于这些设计标准的常见可视化数据类型。最基本的抽象类是数据对象（vtkDataObject），它是各种具体可视化数据类型（它们都是数据对象的子类）的总称。

5.2 数据对象

在 VTK 中最一般的数据形式是数据对象 (vtkDataObject)。数据对象是没有任何形式的数据集合，表示由可视化管道处理的数据。就其本身而言，数据对象几乎没有什么有用的信息。只有当它们被组织成某种结构时，才能提供一种可以使用可视化算法进行操作的形式。

5.3 数据集

具有组织结构和相关数据属性的数据对象组成数据集。数据集 (vtkDataSet) 是一种抽象类，而将结构的表示和实现留给它的具体子类。VTK 中的大多数算法（或过程对象）都在数据集上运行。

该结构包含两部分：拓扑和几何。拓扑是在某些几何变换（例如旋转、平移和非均匀缩放）下不变的属性集。几何是拓扑的实例化，是 3D 空间中的具体位置。例如，说多边形是"三角形"，则指定了拓扑；而通过提供点坐标，则指定了几何。

数据集属性是与几何和拓扑相关的附加信息，这些信息可能是一个点的温度值或一个单元的惯性质量。典型的属性包括标量、向量、法线、纹理坐标和张量。

假设数据集模型的结构由单元和点组成。

可以将数据集的结构定义为单元和点的集合，单元指定拓扑，而点指定几何。这是数据离散性的直接结果。点位于数据已知的位置，单元允许在点之间进行插值。

本章中将会详细描述数据集的结构和属性。

5.4 单元类型

一个数据集由一个或多个单元组成（如图 5.2 和图 5.4）。单元是可视化系统的基本组成部分。单元是通过指定一个类型与一个有序的点列表相结合来构成数据类型。有序列表，通常称为连通性列表，结合类型规范，隐式定义了单元的拓扑。x-y-z 点坐标定义了几何单元。

图 5.2 在 VTK 中的线性单元类型，数字定义点的顺序。

图 5.3 六面体单元的示例，拓扑由点列表的排序隐式定义：$(8,10)$ 是六面体的 12 条边之一，而 $(8,10,22,21)$ 是它的六个面之一。

在数学上，使用符号 C_i 表示一个单元格，那么该单元是一组有序的点 $C_i=\{p_1, p_2,…, p_n\}$ 其中 $p_i \in P$ 是一组 n 维点（这里 $n \geq 3$），n 就是单元格的大小。

尽管分别在三个维度上定义了点，但是单元格的拓扑维度可能会有所不同。顶点、线、三角形和四面体分别是嵌入在三维几何空间中的 0 维、1 维、2 维和 3 维单元的示例。单元也可以是基本的或复合的，复合单元由一个或多个基本单元组成，而基本单元不能分解成其他基本单元的组合。例如，三角形条带由一个或多个紧凑排列的三角形组成。三角形带是一个复合单元，因为它可以分解成三角形，这些三角形是基本单元。

单元类型有无数种可能，在可视化工具包中，每种单元类型都是根据应用需要选择的。已经看到的一些单元类型——顶点、线、多边形和三角形带被用于表示几何图形，其他单元类型如四面体和六面体在数值模拟中很常见。通过 VTK 中的可视化实践，每种单元类型的实用性将变得显而易见。

　　可视化工具包中对单元类型的描述——包括它们的线性、非线性或其他分类——在以下部分中给出。

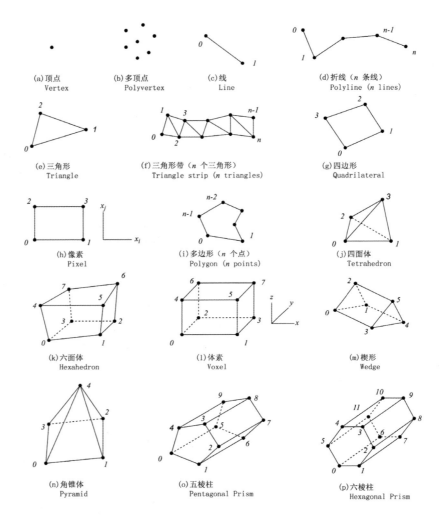

图 5.2　VTK 中的线性单元类型

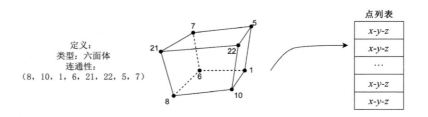

图 5.3　六面体单元的示例

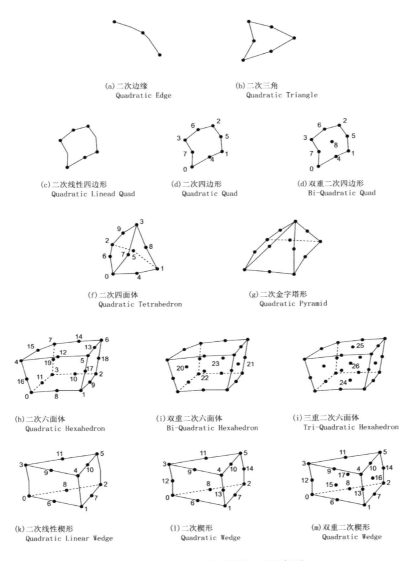

(a)二次边缘
Quadratic Edge

(b)二次三角
Quadratic Triangle

(c)二次线性四边形
Quadratic Linead Quad

(d)二次四边形
Quadratic Quad

(d)双重二次四边形
Bi-Quadratic Quad

(f)二次四面体
Quadratic Tetrahedron

(g)二次金字塔形
Quadratic Pyramid

(h)二次六面体
Quadratic Hexahedron

(i)双重二次六面体
Bi-Quadratic Hexahedron

(i)三重二次六面体
Tri-Quadratic Hexahedron

(k)二次线性楔形
Quadratic Linear Wedge

(l)二次楔形
Quadratic Wedge

(m)双重二次楔形
Quadratic Wedge

图 5.4 VTK 中的非线性单元类型

5.4.1 线性单元

线性单元的特征是线性或常数插值函数的结果，一维或更大维的单元以直边为特征。因此，任何边都可以由两个顶点 id (v_1,v_2) 来表征。以下是目前在 VTK 中定义的线性单元。

（1）顶点（Vertex）。顶点是主要的零维单元，它由一个点定义。

（2）多顶点（Polyvertex）。多顶点是复合零维单元，由任意排序的点列表定义。

（3）线（Line）。线是主要的一维单元，它由两点定义，沿线的方向是从第一个点到第二个点。

（4）折线（Polyline）。折线是由一条或多条连接线组成的复合一维单元，折线由 $n+1$ 个点的有序列表定义，其中 n 是折线中的线数。每对点 $(i, i+1)$ 定义一条线。

（5）三角形（Triangle）。三角形是一种主要的二维单元，三角形由三个点的逆时针排序列表定义，点的顺序使用右手法则指定表面法线的方向。

（6）三角形带（Triangle Strip）。三角形带是由一种或多个三角形组成的复合二维单元。定义三角形带的点不必位于平面内。三角形带由 $n+2$ 个点的有序列表定义，其中 n 是三角形的数量。点的顺序是：每三个点（$i, i+1, i+2$）为一组，构成一个三角形，其中 $0 \leq i \leq n$。

（7）四边形（Quadrilateral）。四边形是主要的二维单元，它由平面内四个点的有序列表定义。四边形是凸的，它的边不能相交。这些点围绕四边形逆时针排列，使用右手法则定义表面法线。

（8）像素（Pixel）。像素是由四个点的有序列表定义的主要二维单元。该单元在拓扑上等效于添加了几何约束的四边形。像素的每个边缘都垂直于其相邻边缘，并且平行于坐标轴 x，y，z 之一，因此，像素的法线也平行于坐标轴之一。定义像素的点的顺序与四边形单元不同，这些点按轴坐标递增的方向排列，从 x 轴开始，然后是 y 轴，然后是 z 轴。像素是四边形的一种特殊情况，用来提高计算性能。一个重要的注意事项是这里给出的像素单元的定义与通常的像素定义不同：通常，像素被认为是图像中的常数值"图片元素"，这里给出的定义意味着四个图像元素形成像素单元的四个角点。通常使用术语像素来描述像素单元，但该术语的含义会因上下文而异。

（9）多边形（Polygon）。多边形也是一种主要的二维单元，由位于平面中的三个或更多点的有序列表定义。多边形法线是通过使用右手法则对其点进行逆时针排序来隐式定义的。多边形可能是非凸的，但可能没有内部环，并且它不能自相交。多边形有 n 条边，其中 n 是多边形中的点数。

（10）四面体（Tetrahedron）。四面体是一种主要的三维单元，有六个边和四个三角形面，由四个非平面点的列表定义，如图 5.2（j）所示。

（11）六面体（Hexahedron）。六面体是一个主要的三维单元，由六个四边形面、十二个边和八个顶点组成。六面体由八个点的有序列表定义，如图 5.2（k）所示。面和边不得与任何其他面和边相交，并且六面体必须是凸面。

（12）体素（Voxel）。体素是一个主要的三维单元，在拓扑上等效于具有附加几何约束的六面体，体素的每个面都垂直于坐标 x，y，z 轴之一，定义点列表按坐标值递增的方向排序，如图 5.2（1）所示。体素是六面体的一种特殊情况，用来提高计算性能。与像素类似，对体素单元的定义不同于术语体素的传统定义。通常，体素被称为恒定值的"体积元素"。使用这里的定义，八个体积元素形成体素单元的八个角点。我们通常使用术语体素来描述体素单元，但该术语的含义会因上下文而异。

（13）楔形（Wedge）。楔形是一种主要的三维单元，由三个四边形面、两个三角形面、九条边和六个顶点组成。楔形是由六个点的有序列表定义的，如图 5.2（m）所示。楔形每个面和边不能与其他任何面和边相交，而且楔形必须是凸的。

（14）角锥体（Pyramid）。角锥体是一个主要的三维单元，由一个四边形面、四个三角形面、八条边和五个顶点组成。角锥体由五个点的有序列表定义，如图 5.2（n）所示。定义四边形基平面的四个点必须是凸的，第五个顶点不得与基点共面。

（15）五棱柱（Pentagonal Prism）。五棱柱是一个主要的三维单元，由五个四边形面、两个五边形面、十五条边和十个顶点组成。五棱柱由十个点的有序列表定义，如图 5.2（o）所示。五边形每个面和边不得与其他任何面和边相交，并且五边形必须是凸的。

（16）六棱柱（Hexagonal Prism）。六棱柱是一个主要的三维单元，由六个四边形面、两个六边形面、十八条边和十二个顶点组成。六棱柱由十二个点的有序列表定义，如图 5.2（p）所示。六边形每个面和边不得与其他任何面和边相交，并且六边形必须是凸的。

5.4.2 非线性单元

在数值分析中通常用到非线性单元，即使用非线性基函数的单元公式。这些基函数通常由多项式的组合形成。非线性单元提供更精确的插值函数和更好的近似曲线几何形状。然而，可能的非线性基函数的数量是无限的，这对任何可视化系统都构成了组合问题（即不可能实现所有非线性单元类型）。为了解决这个问题，VTK 采取了双重方法。首先，VTK 直接支持具有二次插值的非线性单元类型（如图 5.4）。这样的单元是通过添加中间边缘节点构建的，偶尔还有中间面和内部节点，需要扩展连接列表以反映这些额外条目的添加。其次，VTK 有一个复杂的单元适配框架，使用户能够将任何基函数连接到 VTK，只要基函数可以在第一个参数坐标系中唯一地表征。

以下是目前在 VTK 中定义的非线性单元。

（1）二次曲线（Quadratic Edge）。二次曲线是主要的一维单元，它由三点定义，前两点定义边缘的端点，第三个点位于边缘的中心，如图 5.4（a）所示。线的方向是从第一个点到第二个点。

（2）二次三角形（Quadratic Triangle）。二次三角形是主要的二维单元，它由六个点定义。前三个点位于三角形的顶点，接下来的三个位于三个边缘的中间，如图 5.4（b）所示。

（3）二次线性四边形（Quadratic Linead Quad）。二次线性四边形是主要的二维单元，它由六个点定义，前四个点位于四边形的顶点，接下来的两个位于第一条和第三条边的中间，如图 5.4（c）所示。

（4）二次四面体被细分为六个线性四面体，二次六面体被细分为八个线性六面体。请注意，某些细分需要添加新点。在 VTK 中，单元适配器框架可用于对具有任意复杂度的基函数的单元进行细分。

（5）二次四边形（Quadratic Quadrilateral）。二次四边形是主要的二维单元，它由八个点定义，前四个点位于四边形的顶点，接下来的四个点位于四个边缘的中间，如图 5.4（d）所示。

（6）双二次四边形（Bi-Quadratic Quadrilateral）。双二次四边形是主要的二维单元。它由九个点定义。前四个点位于四边形的顶点，接下来的四个位于四个边缘的中间，最后一个位于四边形的中心，如图 5.4（e）所示。

（7）二次四面体（Quadratic Tetrahedron）。二次四面体是一个主要的三维单元，它由十个点定义，前四个点位于四面体的顶点，接下来的六个位于六个边缘的中间，如图 5.4（f）所示。

（8）二次角锥体（Quadratic Pyramid）。二次角锥体是一个主要的三维单元，它由十三点定义。前五个点位于角锥体的顶点，接下来的八个位于八个边缘的中间，如图 5.4（g）

所示。

（9）二次六面体（Quadratic Hexahedron）。二次六面体是一个主要的三维单元，它由二十个点定义。前八个点位于六面体的顶点，接下来的十二个位于十二个边缘的中间，如图 5.4（h）所示。

（10）双二次六面体（Bi-Quadratic Hexahedron）。双二次六面体是一个主要的三维单元，它由二十四个点定义，前八个点位于六面体的顶点，接下来的十二个点位于十二个边缘的中间，接下来的四个点位于前四个面的中心，如图 5.4（i）所示。

（11）三维二次六面体（Tri-Quadratic Hexahedron）。三维二次六面体是一个主要的三维单元，它由二十七点定义，前八个点位于六面体的顶点，接下来的十二个点位于十二个边缘的中间，接下来的六个位于每个面的中心，最后一个位于六面体的中心，如图 5.4（j）所示。

（12）二次线性楔形（Quadratic Linear Wedge）。二次线性楔形是一个主要的三维单元，它由十二点定义，前六个点位于楔形的顶点，接下来的六个位于属于三角形面的六个边的中间，如图 5.4（k）所示。

（13）二次楔形（Quadratic Wedge）。二次楔形是一个主要的三维单元，它由十五个点定义，前六个点位于楔形的顶点，接下来的九个点位于九个边缘的中间，如图 5.4（l）所示。

（14）双二次楔形（Bi-Quadratic Wedge）。双二次楔形是一个主要的三维单元，它由十八点定义，前六个点位于楔形的顶点，接下来的九个点位于九个边缘的中间，接下来的三个点位于每个四边形面的中心，如图 5.4（m）所示。

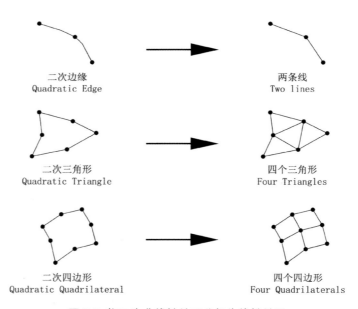

图 5.5　将二次非线性单元分解为线性单元

线性单元和非线性单元之间的一个显著区别是它们通过各种可视化算法进行渲染和操作的方式。线性单元很容易转换为线性图形基元，然后由图形库处理。另一方面，非线性单元通常在图形库中没有直接支持。因此，可视化系统必须对非线性单元进行特殊处理，一些可能的处理方式包括：

（1）将非线性单元格细分为线性单元格，然后对线性单元格进行操作。

（2）开发自定义渲染和可视化算法以直接在非线性单元上进行操作。

（3）在图形库中编写自定义渲染操作。

这些是可视化研究中的热点问题。在 VTK 中，目前采用曲面细分方法，因为一旦曲面细分，单元格就可以通过现有的线性算法进行处理。上述（2）、（3）解决方案困难在于，创建新的渲染和可视化算法的工作量很大，可能需要为每种类型的非线性单元提供不同的解决方案。此外，专用渲染硬件的性能很可能远远超过任何用于更高阶单元的软件渲染解决方案。而（1）的困难在于必须仔细执行曲面细分，否则可能会在可视化中引入不可接受的错误，或者，单元可能被过度细分，导致过多的线性图元。

VTK 使用固定的细分非线性二次单元，如图 5.5 所示。由于插值的阶数较低，且定义单元的点数很少，所以该方法通常适用于二次单元。

5.5 属性数据

属性数据是与数据集结构相关的信息，此结构包括数据集几何和拓扑。大多数情况下，属性数据与数据集点或单元格相关联，但有时属性数据可能会分配给单元格组件，例如边或面，还可以跨整个数据集或跨一组单元格或点分配属性数据。属性数据表述数据集结构的属性，典型示例包括某一点的温度或速度、细胞的质量或进出细胞面的热通量。

属性数据通常分为一些特定类型的数据，这些类别是根据常见的数据形式创建的，可视化算法也根据它们操作的数据类型进行分类。

单值函数，例如温度或压力，是标量数据的示例，它是一种属性类型。更一般地，属性数据可以被视为 n 维数据数组。例如，单值函数温度可以被视为 1×1 数组，而速度可以被视为 x，y，z 方向的 3×1 分量数组。这种数据属性的抽象模型可以扩展到整个可视化系统。一些系统扩展了这个模型以包含数据的结构。例如，3D 图像数据集（即，体积）可以表示为 $1 \times m \times n$ 数据值的 3D 数组。非结构化数据可以表示为位置的 3D 向量以及连接数组。将这种通用方法称为可视化数据的超数据模型。

在以下部分中，将使用简单的特定类型的模型来描述数据属性（见图 5.6），并限制其在三维结构，因为假设数据集结构和图形是三维的。

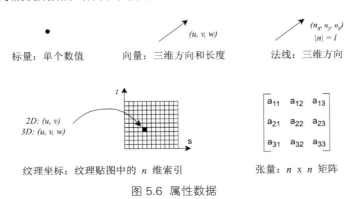

标量：单个数值　　向量：三维方向和长度　　法线：三维方向

2D: (u, v)　　纹理坐标：纹理贴图中的 n 维索引

3D: (u, v, w)

张量：$n \times n$ 矩阵

图 5.6 属性数据

5.5.1 标量

标量数据是数据集中每个位置的单值数据。标量数据的示例是温度、压力、密度、海拔和股票价格。标量数据是最简单、最常见的可视化数据形式。

5.5.2 矢量图

矢量数据是具有大小和方向的数据。在三个维度中，它表示为值的三元组 (u, v, w)。矢量数据的示例包括流速、粒子轨迹、风运动和梯度函数。

5.5.3 法线

法线是方向向量，也就是说，它们是幅度 $|n|=1$ 的向量。图形系统经常使用法线来控制对象的着色。一些算法也可以使用法线来控制单元基元的方向或生成，例如从定向线创建色带。

5.5.4 纹理坐标

纹理坐标用于将笛卡尔空间中的点映射到 1 维、2 维或 3 维纹理空间。纹理空间通常称为纹理贴图。纹理贴图是颜色、强度和 / 或透明度值的常规数组，可为渲染对象提供额外的细节。

二维纹理的一种应用是将照片"粘贴"到一个或多个多边形上，从而产生没有大量图形基元的详细图像。

5.5.5 张量

张量是向量和矩阵的复杂数学概括。秩为 k 的张量可以被认为是一个 k 维表。秩为 0 的是标量，秩为 1 是向量，秩为 2 是矩阵，秩为 3 的张量是三维矩形数组。更高等级的张量是 k 维矩形阵列。

一般张量可视化是当前研究的一个较新的领域。迄今为止的努力一直集中在二维、2 阶张量上，它们是 3×3 矩阵。这种张量最常见的形式是应力和应变张量，它们表示负载下物体中某一点的应力和应变。VTK 仅处理实值对称 3×3 张量。

5.6 数据集的类型

数据集由组织结构和与之相关属性数据组成。该结构具有拓扑和几何特性，由一个或多个点和单元组成。数据集的类型源自组织结构，并指定单元和点之间的关系。常见的数据集类型如图 5.7 所示。

数据集的特征在于其结构是规则的还是不规则的。如果组成点和单元中存在单一的数学关系，则数据集是规则的。如果点是规则的，则数据集的几何形状是规则的。如果单元的拓扑关系是规则的，那么数据集的拓扑是规则的。可以隐式表示规则（或结构化）数据，从而大大节省内存和计算量。

必须明确表示不规则（或非结构化）数据，因为没有可以紧凑描述的固有模式。非结构化数据往往更通用，但需要更大的内存和计算资源。非结构化网格可以由所有单元格类型组成。

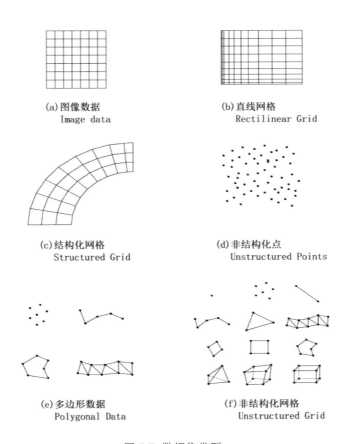

(a) 图像数据
Image data

(b) 直线网格
Rectilinear Grid

(c) 结构化网格
Structured Grid

(d) 非结构化点
Unstructured Points

(e) 多边形数据
Polygonal Data

(f) 非结构化网格
Unstructured Grid

图 5.7 数据集类型

5.6.1 多边形数据

前文中已经介绍了如何设计图形库来渲染诸如线条和多边形之类的几何图元。这些图元也经常由计算几何和可视化算法生成或使用。在可视化工具包中，将此图形基元集合称为多边形数据。多边形数据集由顶点、多边形、线、折线、多边形和三角形带组成。多边形数据的拓扑和几何形状是非结构化的，构成该数据集的单元格的拓扑维度各不相同。多边形数据集在数据、算法和高速计算机图形之间架起了一座桥梁。

顶点、线和多边形形成一组最小的图元来表示 0 维、1 维和 2 维几何。为了方便、紧凑和性能，其中包含了多顶点、折线和三角形带单元，尤其三角形带是高性能的基元，用三角形带表示 n 个三角形只需要 $n+2$ 个点，而传统表示需要 $3n$ 个点。此外，许多图形库可以以比三角形多边形更高的速度渲染三角形条带。

在应用中，最小的单元选择基于常见的应用程序和性能，代表某些图形库中可用的单元子集。其他类型包括四边形网格、贝塞尔曲线和曲面，以及其他样条类型，例如 NURBS（非均匀有理 B 样条）。样条曲面通常用于精确建模和可视化几何。很少有可视化算法（几何可视化除外）需要样条曲面。

5.6.2 图像数据

图像数据集是排列在规则矩形格上的点和单元的集合。栅格的行、列和平面平行于全局 xyz 坐标系。如果点和单元格排列在平面上（即二维），则数据集称为像素图、位图或图像。如果点和单元被排列为堆叠平面（即三维），则数据集被称为体积。请记住，术语图像数据是指图像、体积或一维点数组的总称。请注意，一些作者将图像数据称为统一网格和结构化点（结构化点是早期版本的 VTK 中使用的术语）。

图像数据由线元素 (1D)、像素 (2D) 或体素 (3D) 组成。图像数据在几何和拓扑中都是规则的，并且可以隐式表示。表示方案仅需要数据维度、原点和数据间距。数据的维度是一个三维向量 (n_x, n_y, n_z)，指定 x、y 和 z 方向上的点数。原点是最小 xyz 点在三维空间中的位置。图像数据集中的每个像素 (2D) 或体素 (3D) 形状相同，间距指定 x，y，z 方向的长度。

图像数据集的拓扑结构和几何形状的规律性表明了一个自然的 i-j-k 坐标系。数据集中的点数为 $n_x \times n_y \times n_z$，而单元格数为 $(n_x - 1) \times (n_y - 1) \times (n_z - 1)$。可以通过指定三个索引 i-j-k 来选择特定的点或单元。类似地，通过指定三个索引中的两个来定义线，通过指定单个索引来定义平面。

表示的简单性和紧凑性是图像数据的理想特征，它是一种有效的遍历和计算结构。因此，作为最常见的可视化数据集形式，图像数据只能与多边形数据相媲美。图像数据的主要缺点是所谓的"维度灾难"。为了获得更高的数据分辨率，必须增加数据集的维度。增加图像的尺寸导致的内存需求增长的复杂度为 $O(n^2)$，而增加体积时增长的复杂度为 $O(n^3)$。因此，使用图像数据解析小特征可能需要比可用空间更多的磁盘空间或计算机内存。

图像数据集通常用于成像和计算机图形学。体积通常由医学成像技术生成，例如计算机断层扫描 (CT) 和磁共振成像 (MRI)。有时，体积用于对数学函数或数值解进行采样。

5.6.3 线性网格

线性网格数据集是排列在规则格上的点和单元的集合。栅格的行、列和平面平行于全局 x，y，z 坐标系。虽然数据集的拓扑是规则的，但几何只是部分规则。也就是说，这些点沿坐标轴对齐，但点之间的间距可能会有所不同。

与图像数据集一样，直线网格由像素 (2D) 或体素 (3D) 组成。拓扑通过指定网格尺寸隐式表示。几何图形通过维护一个单独的 x，y 和 z 坐标列表来表示。要获得特定点的坐标，必须适当组合三个列表中的每一个的值。

5.6.4 结构化网格

结构化网格是具有规则拓扑和不规则几何形状的数据集。网格可以变形为任何单元格不重叠或自相交的配置。

结构化网格的拓扑通过指定维度 (n_x, n_y, n_z) 的 3 向量隐式表示。几何图形通过维护一个点坐标数组来明确表示。结构化网格的组成单元是四边形 (2D) 或六面体 (3D)。与图像数据一样，结构化网格具有自然坐标系，允许我们使用拓扑 i-j-k 坐标来引用特定点或单元格。

结构化网格在有限差分分析中很常见。有限差分是一种数值分析技术，用于逼近偏微分方程的解。典型应用包括流体流动、传热和燃烧。

5.6.5 非结构化点

非结构化点是指空间中不规则分布的点。非结构化点数据集中没有拓扑，几何构成完全是非结构化的。顶点和多顶点单元用于表示非结构化点。

非结构化点是一种简单但重要的数据集类型。通常数据没有内在结构，可视化任务的一部分是发现或创建它。例如，考虑装有温度计的汽车中的活塞。在一组有限的点上选择仪表的数量及其位置，从而在活塞表面上的"不相关"（至少在可视化拓扑方面）位置处产生温度值。为了可视化表面温度，必须创建一个插值表面和方案来填充中间值。

非结构化点用于表示此类非结构化数据。通常，出于可视化目的，此数据形式会转换为另一种更结构化的形式。

5.6.6 非结构化网格

最通用的数据集形式是非结构化网格。拓扑和几何都是完全非结构化的。任何单元类型都可以在非结构化网格中以任意组合进行组合，因此，单元的拓扑范围从 0D（顶点、多顶点）到 3D（四面体、六面体、体素）。在可视化工具包中，任何数据集类型都可以表示为非结构化网格。通常仅在绝对必要时才使用非结构化网格来表示数据，因为这种数据集类型需要最多的内存和计算资源来表示和操作。

5.7 综合应用

在本节中，将描述前面介绍的数据集类型的实现细节。还将通过示例展示如何创建这些数据集。

5.7.1 内存分配和数据数组

由于工作中涉及的数据量较大，所以必须仔细管理内存以创建高效的可视化系统。在 VTK 中，使用连续数据数组作为大多数数据结构的基础，与其他数据结构（例如链表或结构指针数组）相比，连续数据数组可以更快地创建、删除和遍历。在 VTK 中用类 vtkDataArray 表示数据数组。

连续数组也可以很容易地通过网络传输，特别是在数组中的信息与计算机内存地址无关时。内存独立性避免了将信息从一个内存位置映射到另一个内存位置时的内存开销。因此，在 VTK 中，基于"id"访问信息，它是类数组对象的整数索引，当给定 n 个数据值，使用 ids $(0, 1, 2, …, n-1)$ 依次访问这些值。

一个重要的设计策略是：不使用对象数组来表示数据（例如，用于单元格和 / 或点的单独类）。经验表明，由于构建和删除的成本，此类设计会严重影响性能。相反，应专注于设计更高抽象级别的类。从性能的角度来看，面向对象的方法在应用程序级别上服务最好，而不是在实现级别上。

vtkFloatArray 类是连续数组的一个示例。下面使用这个类来描述如何在 VTK 中实现连续数组。如图 5.8 所示，实例变量 Array 是一个指向 float 类型内存的指针。数组的分配长度由 Size 给出。该数组是动态的，因此尝试插入超出分配大小的数据会自动生成 Resize()

操作。调整大小后，数组的大小每次大约翻倍。MaxId 字段是定义插入数据结尾的整数偏移量。如果没有插入数据，则 MaxId 等于 -1。否则，MaxId 是一个整数值，其中 $0 \leq$ MaxId $<$ Size。

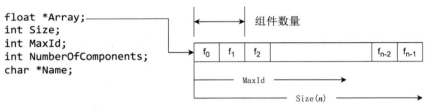

图 5.8 连续数组的实现

5.7.2 元组抽象

许多可视化数据由多个组件值定义。xyz 坐标三元组或 RGBA 颜色像素值就是两个这样的示例。为了在一个连续的数据数组中表示这些数据，引入了元组数据抽象。如图 5.8 所示，连续数组被分组为具有 NumberOfComponents 分量的较小子数组。这些子数组称为元组，对于给定的数组，元组大小（即 NumberOfComponents）是恒定的。如图 5.9 所示例，每个元组有 3 个组件。

5.7.3 用数据数组表示数据

属性数据和点，以及其他几个数据对象，在 VTK 中用数据数组表示。某些属性数据，例如点、向量、法线和张量需要具有与其定义一致的元组大小，点、向量和法线需要的元组大小为 3，张量需要的元组大小为 9（即 3×3 矩阵）。标量对元组大小没有任何要求，处理标量数据的算法通常在每个元组的第一个组件上运行。（VTK 中存在滤波器，用于将多分量数据数组拆分为单独的数组，并将单独的数据数组合并为一个数组。）

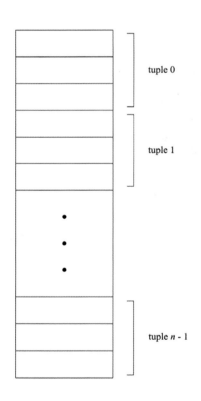

图 5.9 数据数组结构

5.7.4 抽象 / 具体数据数组对象

可视化数据有多种类型：浮点、整数、字节和双精度（这里仅举几个简单的类型，还有更复杂的类型，如字符串或多维标识符等）。鉴于类型的多样性，如何使用数据数组来表示和操作这些数据？答案是通过抽象数据对象提供运行时的解决方案，并使用模板化 C++ 代码提供编译时的解决方案。

抽象数据对象可以让统一的方法经动态绑定用于创建、操作和删除数据。在 C++ 中，使用 virtual 关键字将方法声明为动态绑定。动态绑定允许通过操作对象的抽象超类来执行属于具体对象的方法（参见图 5.10）。

注意：如果对于这部分的内容有疑问，请参考相关材料。

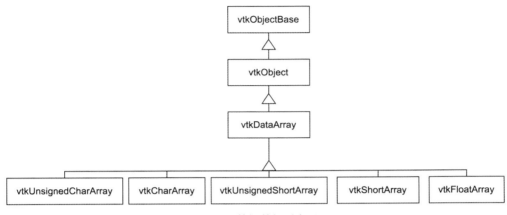

图 5.10 数据数组对象图

对于抽象类 vtkDataArray，可以通过执行方法 double s = GetTuple1(129) 访问关联点 id 为 129 处的数据值。由于虚拟方法 GetTuple1() 返回一个浮点数据值，因此 vtkDataArray 的每个子类也必须返回一个浮点值。尽管子类可以自由地以任何可能的形式表示数据，但它必须将其数据表示转换为浮点值。这个过程可能就像从内置类型到浮点值的强制转换一样简单，也可能是数据的复杂映射。例如，如果数据由字符串组成，可以想象创建一个按字母顺序排列的列表并将字符串映射到列表中的某个位置，然后将该位置转换为双精度值。图 5.10 数据数组对象图中，vtkDataArray 是一个抽象基类，vtkDataArray 的子类实现类型特定的表示和操作。注意：此图中并未显示所有具体的数据数组子类。

虽然这种面向运行时的接口便于编写，不依赖于特定数据类型的通用算法，但将表示转换为双精度类型时是有问题的：首先，转换操作会对性能产生不利影响，因为数据访问方法被频繁调用，虚函数的调用比内联或非虚调用慢，并且在许多情况下强制转换操作符的运行很慢；其次，像 double 这样的复杂类型在转换为 double 时会丢失精度。为了解决这些问题，可以访问原始形式的数据并进行相应的处理。

图 5.11 所示，一个字段可以表示为一个数组，其中又由多个数组组成，每个数组都有一个指定的类型、长度、元组大小和名称。数据数组与点或单元格的关联，以及作为特定属性类型的标记，形成点和单元格属性数据。

使用面向编译时的方法（例如模板）避免了将每个数据访问转换为特定类型（例如双精度类型）的需要。虽然它确实使代码有些复杂并导致更大的目标代码，但它通常比运行时虚拟方法更快。随着类型数量的增加，这种方法变得有问题。例如，一些滤波器如 vtkImageShiftScale 使用双重嵌套模板来解决输入和输出类型的潜在差异，该代码比通用的运行时方法更复杂、更大。

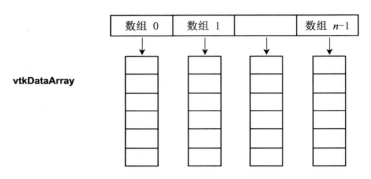

字段数据：由多个数组组成的一个数组，
其中每个数组可以是不同的数据类型。

图 5.11 数据对象表示为字段数据

5.7.5 数据对象表示

数据对象在 VTK 中实现为 vtkDataArrays 数组，如图 5.11 所示。vtkDataObject 是可视化数据的一般表示，它用于封装用于可视化网络执行的实例变量和方法，以及表示数据。在内部，数据由 vtkFieldData 类的实例表示。很少有算法直接对数据对象进行操作；相反，大多数算法都需要指定组织结构才能处理数据。数据集指定了下一节中描述的组织结构。

5.7.6 数据集表示

VTK 中 实 现 了 五 个 数 据 集：vtkPolyData、vtkImageData、vtkStructuredGrid、vtkRectilinearGrid 和 vtkUnstructuredGrid。未实现非结构化点数据集，但可以使用vtkPolyData 或 vtkUnstructuredGrid 表示。每种数据集类型使用不同的内部数据表示。通过使用不同的表示，最小化了数据结构的内存需求并实现了高效的访问方法。本来可以使用vtkUnstructuredGrid 来表示所有数据集类型，但是对于大数据来说内存和计算开销是不可接受的。下面介绍如何表示数据集。

1. vtkImageData

最简单和最紧凑的数据集表示是 vtkImageData。通过指定维度、数据间距和原点来隐式表示数据集点和单元格。尺寸定义了数据集的拓扑，而原点和间距指定了几何形状。vtkImageData 数据集类型可以表示 1 维线样本、2 维图像和 3 维体积。（注意：在 VTK 的早期版本中，vtkImageData 被称为 vtkStructuredPoints。在代码中仍然有这个旧术语的残余。）

组成 vtkImageData 的点和单元都有隐式排序。单元格和点都按 x, y, z 递增的方向编号。点的总数是 $n_x \times n_y \times n_z$，单元总数为 $(n_x-1) \times (n_y-1) \times (n_z-1)$。

2. vtkRectilinearGrid

虽然 vtkRectilinearGrid 的拓扑是规则的，但几何形式可以描述为"半规则"。拓扑通过指定沿 x, y 和 z 坐标轴的数据维度来隐式表示。几何是使用沿这些轴的三个坐标值数组定义的。这三个坐标数组可以组合起来确定数据集中任意点的坐标。在 VTK 中，使用

vtkDataArray 的三个实例来表示数组。点和单元的编号方式与 vtkImageData 中描述的方式完全相同。

3. vtkStructuredGrid

与 vtkImageData 一样，vtkStructuredGrid 的拓扑是规则的，并且通过在拓扑 ijk 坐标系中指定维度来定义。但是 vtkStructuredGrid 的几何是通过在全局 xyz 坐标系中指定点坐标来实现的。

抽象数据类 vtkPoints 用于表示点坐标。vtkPoints 指的是 vtkDataArray 的底层实例，它实际上将点的表示保存为三分量元组的连续数组。通过指定特定的点 id，可以检索或插入特定的点坐标。点和单元的编号方式与 vtkImageData 相同。必须注意确保数据数组中的点数与网格尺寸所暗示的点数相同。

4. vtkPolyData

与 vtkImageData 和 vtkStructuredGrid 不同，vtkPolyData 的拓扑不是规则的，因此数据集的拓扑和几何都必须明确表示。vtkPolyData 中的点数据使用类似于 vtkStructuredGrid 的 vtkPoints 类的表示。

VTK 使用类 vtkCellArray 来显式表示单元拓扑。此类是每个单元的连接列表。列表的结构是一个整数序列（图 5.12）。列表中的第一个数字是计数（单元连通性中的点数），接下来的一系列数字是单元连通性。（连接列表中的每个数字都是点坐标列表实例的索引。）连接列表后面的计数序列会重复，直到枚举每个单元格。附加信息，例如列表中的单元格数量和列表中的当前位置（用于遍历目的）也由 vtkCellArray 维护。

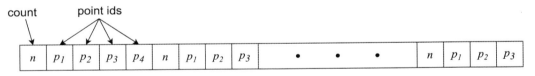

图 5.12 用 vtkCellArray 结构来表示单元拓扑

请注意，此结构中不直接表示类型信息。相反，vtkPolyData 为顶点、线、多边形和三角形带维护四个单独的列表。顶点列表表示 vtkVertex 和 vtkPolyVertex 类型的单元格。行列表表示类型为 vtkLine 和 vtkPolyLine 的单元格。多边形列表表示类型为 vtkTriangle、vtkQuad 和 vtkPolygon 单元格。三角带列表表示单一类型的单元格 Strip。所以，从定义单元的特定列表中可以知道单元类型。

对 vtkPolyData 类的设计基于两个要点：首先，需要一个高效的外部图形库接口；其次，根据拓扑聚合单元。上述四个单独的列表提供了高效的界面,因为图形库具有单独的顶点、线、多边形和三角形条带图元。因此，在 VTK 中，不需要通过运行时检查来将不同的单元类型与适当的"加载原语"功能相匹配，因为类型是从原语所在的列表中知道的。这四个列表还将单元格分为 0 维、1 维和 2 维类型。这很有用，因为可视化算法经常以不同的方式处理不同拓扑顺序的数据。

5. vtkUnstructuredGrid

就表示拓扑和几何结构的能力而言，数据集类型 vtkUnstructuredGrid 是最通用的。

点和单元都使用 vtkPoints 和 vtkCellArray 的派生类显式表示。vtkUnstructuredGrid 类与 vtkPolyData 类似，但 vtkUnstructuredGrid 必须能够表示所有单元类型，而不仅仅是 vtkPolyData 的有限图形类型（即顶点、线、多边形和三角形条带）。

vtkUnstructuredGrid 的另一个显著特征是以不同方式表示类型信息。在 vtkPolyData 中，将单元格分类为四个单独的列表，从而间接表示单元格类型；在 vtkUnstructuredGrid 中，添加了附加类 vtkCellTypes 来明确表示单元类型。

vtkCellTypes 是一个补充信息数组。对于每个单元格，一个整数标志定义单元格类型，另一个变量用于记录单元格定义在对应的 vtkCellArray 中的位置（见图 5.13）。

除了表示单元类型之外，这种设计还可以实现对单元的随机访问。由于单元连接列表的长度不同，vtkCellArray 类无法定位特定单元，除非从原点遍历其数据结构。但是，通过添加的类 vtkCellTypes，可以使用单个取消引用（即使用偏移值）直接访问单元格。

vtkCellTypes 也可以添加到 vtkPolyData 数据表示中。然而，添加这个的原因不是为了显式地表示类型，而是为了提供对单元的随机访问并启用许多拓扑操作。

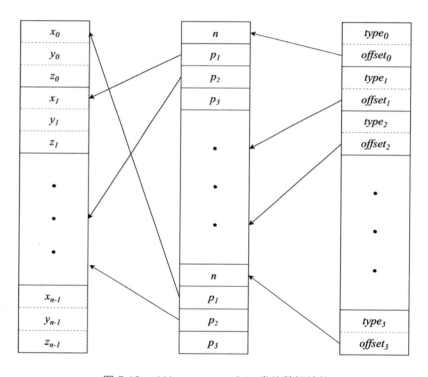

图 5.13 vtkUnstructuredGrid 类的数据结构

6. 对象模型

前面介绍的 5 个数据集的实现如图 5.14 所示，可以看到，这些具体数据集是抽象类 vtkDataSet 的子类。还引入了两个额外的类：vtkStructuredData 类为结构化数据提供实例变量和方法，它与数据集没有继承关系，使用时是把显式的结构化数据集委托给它，以实现这些数据集的一些方法（这样做是为了避免多重继承）；vtkPointSet 类的子类使用显式的方式，即通过 vtkPoints 或其子类的实例表示它们的点，vtkPointSet 提供了方法和实例变量来操作点数据，以及提供查找点和单元格的通用搜索功能。

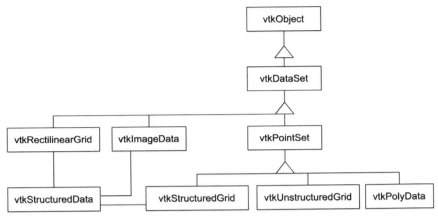

图 5.14 数据集对象图

5.7.7 单元表示

在 VTK 中，每种单元格类型都是通过创建特定的类来实现的。每个单元格都是抽象类型 vtkCell 的子类。单元拓扑由有序点 id 列表表示，单元几何由点坐标列表表示。vtkCell 及其子类的对象图显示在图 5.15.

图 5.15 中，vtkEmptyCell 表示 NULL 单元格。vtkGenericCell 可以表示任何类型的单元格。三维单元是 vtkCell3D 的子类。高阶单元是 vtkNonLinearCell 的子类。

抽象类 vtkCell 指定每个单元必须实现的方法，这些方法为单元的几何和拓扑提供了定义的接口。其他方法在单元上执行计算。

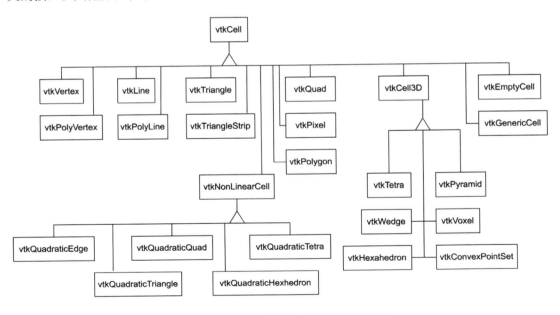

图 5.15 VTK 中二十种具体单元类型的对象图

5.7.8 数据属性

数据属性与数据集的结构相关联。数据集模型是建立在点和单元上的，因此将数据属性也与点和单元相关联是很自然的。中间结构特征，例如单元格边缘或面没有明确的表示，因此无法轻松地将数据属性与它们相关联。

在 VTK 中，数据属性与数据集的点和单元相关联，数据属性与三角形边或六面体面等中间拓扑特征没有关联。（这里将与点关联的数据属性称为点属性，将与单元关联的数据属性称为单元属性。）设计时基于以下原则：

（1）数据采集和数值模拟系统通常在点位置或单元中心测量和 / 或计算结果。

（2）边界（例如面或边）属性信息可以作为根据单元拓扑排序的单元数据来维护。

（3）出于紧凑性和效率的原因，VTK 数据模型是基于点和单元构建的。表示单元边界上的属性数据将需要扩展此表示以支持少数需要直接支持单元边界上的属性数据的情况。如果将来需要更复杂的数据结构来表示边界属性数据，最好将其封装到单个类中，而不是在整个系统中强制抽象。

维护单元数据和点数据表示的一个难点是数据中可能出现不一致。例如，如果一个单元格的标量值为 0.5，而其点的标量值不是 0.5，那么哪个值是正确的？尽管用户必须认识到可能存在这种不一致，但可以设计优先方案来解决这种情况。

图 5.16 表示数据集属性的继承层次结构。为了表示数据集属性，使用组织类 vtkPointData 和 vtkCellData，它们都是类 vtkFieldData 的子类。vtkDataSetAttributes 类用于协调数据从一个进程对象到下一个进程对象的移动，它提供了在输入和输出之间复制、插值和移动数据的方法。

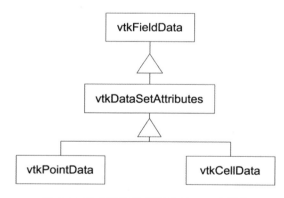

图 5.16 表示数据集属性的继承层次结构

vtkDataSetAttributes 的另一个重要特性是它提供了分配数据数组来表示特定数据属性的能力，例如，方法 SetScalars() 用于指定将哪个数据数组视为字段中的标量。

每个数据集点与其属性数据之间存在一一对应关系。点属性通过点 id 访问。例如，想要访问数据集实例 aDataSet 中 id 为 129 的点的标量值，在假定已为此数据集定义了标量数据并且为非空的情况下，可以使用以下代码：

aDataSet.GetPointData().GetScalars().GetTuple(129)

5.7.9 示例

下面的一些示例展示了数据集的手动创建和操作。通常，这些操作不是由 VTK 的用户直接执行的；实际中，使用源对象读取数据文件或生成数据比此处显示的手动技术更方便，应尽可能使用。

数据集的创建过程可以分为两步：首先，必须定义数据集的几何和拓扑关系，根据数据集的类型，几何和拓扑定义以不同的方式进行；其次，创建点和单元属性数据并将其与数据集关联（请记住，属性数据与数据集中的点和单元之间存在一对一的关系）。

示例 1 创建一个多边形数据集

本例创建了一个立方体的多边形表示，立方体如图 5.17 所示，完整代码见本书附代码 5.7.9_cube.py。

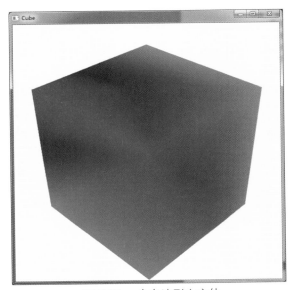

图 5.17 一个多边形立方体

以下是关键的部分代码。

```
x = [(0.0, 0.0, 0.0), (1.0, 0.0, 0.0), (1.0, 1.0, 0.0), (0.0, 1.0, 0.0),
    (0.0, 0.0, 1.0), (1.0, 0.0, 1.0), (1.0, 1.0, 1.0), (0.0, 1.0, 1.0)]

pts = [(0, 3, 2, 1), (4, 5, 6, 7), (0, 1, 5, 4),
        (1, 2, 6, 5), (2, 3, 7, 6), (3, 0, 4, 7)]

cube = vtkPolyData()
points = vtkPoints()
polys = vtkCellArray()
scalars = vtkFloatArray()

for i, xi in enumerate(x):
    points.InsertPoint(i, xi)
for pt in pts:
    polys.InsertNextCell(mkVtkIdList(pt))
for i, _ in enumerate(x):
    scalars.InsertTuple1(i, i)

cube.SetPoints(points)
cube.SetPolys(polys)
```

cube.GetPointData().SetScalars(scalars)

在示例中，用八个点和六个四边形面定义立方体，还创建了八个标量值与立方体的八个顶点相关联。

立方体的几何形状是使用 vtkPoints 类的实例定义的。默认情况下，vtkPoints 的底层类型是 vtkFloatArray，立方体的拓扑（即多边形）是用 vtkCellArray 类的实例定义的，它们分别定义了立方体的点和多边形。标量数据由 vtkIntArray 类的实例表示。

如本例所示，多边形数据是通过构建片段（例如点、单元格和点属性数据）创建的，然后将这些片段组合起来形成完整的数据集。如果 vtkPolyData 的实例名称是 cube，我们可以将这三个步骤总结如下：

（1）创建 vtkPoints 子类的实例以定义几何（即点坐标）。对 cube 使用函数 SetPoints() 将点与数据集相关联。

（2）创建 vtkCellArray 实例以定义顶点、线、多边形和三角形带的拓扑。使用函数 SetVerts()、SetLines()、SetPolys() 和 SetStrips() 将单元格与数据集相关联。

（3）创建点和属性数据。每个数据集都有两个字段代表 vtkPointData 和 vtkCellData。对 vtkPolyData 的实例使用 GetPointData() 函数可以检索指向点属性数据的指针。使用函数 GetCellData() 可以检索指向单元属性数据的指针。使用函数 SetScalars()、SetVectors()、SetNormals()、SetTensors() 和 SetTCoords() 可以将属性数据与数据集相关联（对于 cell 数据）。

多边形数据支持以下单元类型：顶点、多边形、直线、折线、三角形、四边形、多边形和三角形条带。点和单元属性数据不需要定义，可以任意组合创建一个、部分或全部点和单元的属性。

示例 2 创建一个图像数据数据集

在这个例子中，创建了一个图像数据集（即 vtkImageData 的一个实例），结果见图 5.18。完整示例代码见见本书附代码 5.7.9_Vol.py。

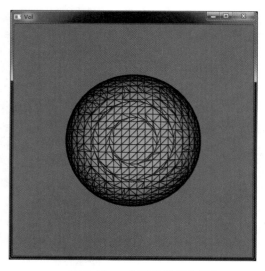

图 5.18 一个图像数据集图示

示例通过指定数据维度来定义数据集的拓扑。几何由数据间距和原点定义。间距指定每个体素的长度、宽度和高度。原点指定数据"左下"角在三维空间中的位置。在示例中，设置数据集的原点和间距，使其中心位于原点，数据集的边界为 (−0.5, 0.5, −0.5, 0.5, −0.5, 0.5)。

标量数据是从球体的方程生成的，体积尺寸为 26^3。

以下展示关键代码。

```
vol = vtkStructuredPoints()
vol.SetDimensions(26, 26, 26)
vol.SetOrigin(-0.5, -0.5, -0.5)
sp = 1.0 / 25.0
vol.SetSpacing(sp, sp, sp)

scalars = vtkDoubleArray()
scalars.SetNumberOfComponents(1)
scalars.SetNumberOfTuples(26 * 26 * 26)
for k in range(0, 26):
  z = -0.5 + k * sp
  kOffset = k * 26 * 26
  for j in range(0, 26):
    y = -0.5 + j * sp
    jOffset = j * 26
    for i in range(0, 26):
      x = -0.5 + i * sp
      s = x * x + y * y + z * z - (0.4 * 0.4)
      offset = i + jOffset + kOffset
      scalars.InsertTuple1(offset, s)
vol.GetPointData().SetScalars(scalars)

contour = vtkContourFilter()
contour.SetInputData(vol)
contour.SetValue(0, 0.0)
```

在此示例中，创建了标量数据以及图像数据集。标量值是根据下面的球体隐式函数计算得出的：

$$F(x, y, z) = (x^2 + y^2 + z^2) - R^2$$

其中半径 $R = 0.4$。标量数据存储在 vtkFloatArray 的实例中，并分配给数据集的点属性数据。

为了完成此示例，使用轮廓滤波器生成标量值 $F(x, y, z) = 0$ 的表面。请注意，此功能（以更通用的形式）可从源对象 vtkSampleFunction 与 vtkSphere 结合使用。

图像数据数据集易于构建，因为几何和拓扑都是隐式定义的。如果 vtkImageData 的实例名称是 vol，可以总结创建数据集的步骤如下：

（1）使用函数 SetDimensions() 定义数据集的拓扑。

（2）使用函数 SetOrigin() 和 SetSpacing() 定义数据集的几何形状。

（3）创建点和属性数据并将其与数据集关联。

不需要指定原点和数据间距。默认情况下，xyz 方向的数据间距为 $(1,1,1)$，原点为 $(0,0,0)$。因此，如果数据集的维度为 $(n_x \times n_y \times n_z)$，则数据集的默认长度、宽度和高度将为 (n_x-1, n_y-1, n_z-1)。

数据集的拓扑维度从其实例变量中隐含地知道。例如，如果任何维度 (n_x, n_y, n_z) 等于 1（并且其他两个大于 1），则数据集的拓扑维度为 2。

示例 3 创建结构化网格数据集

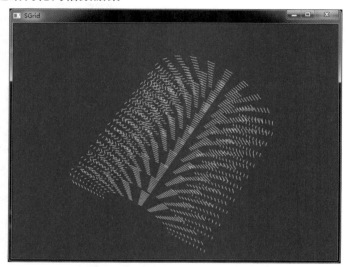

图 5.19 一个半圆柱的结构化网格数据集图示

在这个示例中创建一个 vtkStructuredGrid 数据集，结果见图 5.19，完整代码见本书附代码 5.7.9_SGrid.py。拓扑是从数据集的维度隐式定义的。几何是通过提供对象表示点坐标来明确定义的。在这个例子中，使用 vtkPoints 的一个实例，并假设结构化网格根据圆柱体的方程进行扭曲。

创建的矢量的大小与半径成正比，并以切线方向定向。

主要代码如下。

```
rMin = 0.5
rMax = 1.0
dims = [13, 11, 11]

sgrid = vtkStructuredGrid()
sgrid.SetDimensions(dims)

vectors = vtkDoubleArray()
vectors.SetNumberOfComponents(3)
vectors.SetNumberOfTuples(dims[0] * dims[1] * dims[2])
points = vtkPoints()
points.Allocate(dims[0] * dims[1] * dims[2])

deltaZ = 2.0 / (dims[2] - 1)
deltaRad = (rMax - rMin) / (dims[1] - 1)
x = [0.0] * 3
```

```
v = [0.0] * 3
for k in range(0, dims[2]):
    x[2] = -1.0 + k * deltaZ
    kOffset = k * dims[0] * dims[1]
    for j in range(0, dims[1]):
        radius = rMin + j * deltaRad
        jOffset = j * dims[0]
        for i in range(0, dims[0]):
            theta = i * vtkMath.RadiansFromDegrees(15.0)
            x[0] = radius * math.cos(theta)
            x[1] = radius * math.sin(theta)
            v[0] = -x[1]
            v[1] = x[0]
            offset = i + jOffset + kOffset
            points.InsertPoint(offset, x)
            vectors.InsertTuple(offset, v)
sgrid.SetPoints(points)
sgrid.GetPointData().SetVectors(vectors)

hedgehog = vtkHedgeHog()
hedgehog.SetInputData(sgrid)
hedgehog.SetScaleFactor(0.1)
```

任意选择切线方向的点数为 13，径向的点数为 11，轴向的点数为 11（即维度为 13×11×11）。矢量生成与圆柱相切，其大小与半径成正比。为了显示数据，在每个点绘制小的定向线，这种技术称为刺猬。

结构化网格数据集的创建是部分显式和部分隐式的。通过创建 vtkPoints 实例显式创建几何，而通过指定数据集维度隐式创建拓扑。如果 vtkStructuredGrid 的实例名称为 sgrid，则使用以下三个步骤来创建它。

（1）通过创建 vtkPoints 的实例来指定数据集的几何形状。使用函数 SetPoints() 将点与数据集相关联。

（2）数据集拓扑使用函数 SetDimensions() 指定。

（3）创建点和 / 或单元属性数据并将其与数据集关联。数据集的拓扑维度由指定维度隐含，例如，如果任何维度（n_x, n_y, n_z）等于 1，则数据集的拓扑维度为 2。如果三个维度（n_x, n_y, n_z）中有两个等于一，则数据集的拓扑维度为一。

示例 4 创建一个直线网格数据集

本例演示如何创建直线网格数据集，完整代码见本书附代码 5.7.9_RGrid.py，运行结果如图 5.20 所示。

直线网格在拓扑上是正则的，在几何上是半正则的。与结构化网格或图像数据的数据集类似，拓扑通过指定网格维度隐式表示。虽然网格是与坐标轴对齐的，但是沿每个轴的点坐标可能会有所不同，所以我们需要三个数据数组来表示数据集的几何形状，即 x，y，z 三个轴各需要一个数组。请注意，直线数据集的单元类型是像素和体素。

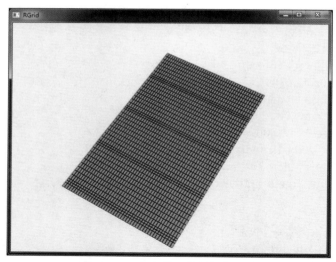

图 5.20 一个直线网格数据集图示

主要代码如下。

```
1   xCoords = vtkDoubleArray()
2   for i in range(0, len(x)):
3       xCoords.InsertNextValue(x[i])
4   yCoords = vtkDoubleArray()
5   for i in range(0, len(y)):
6       yCoords.InsertNextValue(y[i])
7   zCoords = vtkDoubleArray()
8   for i in range(0, len(z)):
9       zCoords.InsertNextValue(z[i])
10
11  rgrid = vtkRectilinearGrid()
12  rgrid.SetDimensions(len(x), len(y), len(z))
13  rgrid.SetXCoordinates(xCoords)
14  rgrid.SetYCoordinates(yCoords)
15  rgrid.SetZCoordinates(zCoords)
16
17  plane = vtkRectilinearGridGeometryFilter()
18  plane.SetInputData(rgrid)
19  plane.SetExtent(0, len(x) - 1, 16, 16, 0, len(z) - 1)
```

此处，我们首先在代码中创建了 x，y，z 三个数组，分别存储了 x，y，z 三个轴对应的点坐标。相应的数据过多，故不在书中列出，请在完整实例代码中查看。

在点坐标的数组创建完成后，在 1—9 行中，分别创建 x，y，z 三个轴的 vtkDoubleArray 实例 xCoords、yCoords 和 zCoords，用来存储三个轴的坐标数据。可以遍历数组，并使用 InsertNextValue 方法将数组中的每个值插入到对应的 vtkDoubleArray 实例中。此处也可以根据需要使用 vtkIntArray、vtkFloatArray、vtkUnsignedCharArray 等其他 vtkDataArray 数据类型来存储坐标数据。

11—15 行创建了 vtkRectilinearGrid 实例 rgrid，并且使用 SetDimensions 方法设置 x，y，

z 三个轴的数据维度。接着使用 SetXCoordinates、SetYCoordinates 和 SetZCoordinates 方法分别将坐标数据 xCoords、yCoords 和 zCoords 分配给 x 轴、y 轴和 z 轴。

17—19 行创建 vtkRectilinearGridGeometryFilter 实例并将 rgrid 数据设为滤波器的输入。vtkRectilinearGridGeometryFilter 是一个从直线网格中提取几何图形的滤波器，通过指定适当的 i，j，k 索引，可以提取点、曲线、曲面或者"体积"。这里所谓的体积实际上是一个分布点的区域。使用该滤波器需要指定范围，需要使用 SetExtent 方法设定 0 偏移量，参数分别为 imin、imax、jmin、jmax、kmin、kmax，分别对应 x，y，z 轴上提取区域的范围。例如，想要在一个 $50 \times 50 \times 50$ 的直线网格数据中提取第一个 z 面，则需要指定范围为 (0，49，0，49，0，0)。本例中，我们希望提取第 17 个 y 面，则使用 SetExtent(0, len(x) − 1, 16, 16, 0, len(z) − 1)。

接下来将该滤波器的输出显示出来，即可得到结果。

示例 5　创建一个非结构化网格数据集。

非结构化网格数据集是拓扑和几何中最通用的数据集类型。本例完整代码见本书附代码 5.7.9_UGrid.py，运行结果如图 5.21 所示。

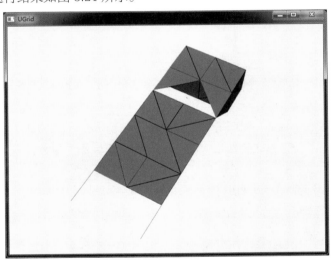

图 5.21　一个非结构化网格数据集图示

网格包含除像素和体素之外的每种细胞类型的示例。像素和体素通常在内部用于处理图像数据集。只要观察到所需的点几何关系，就可以显式创建和操作它们。创建数据集结构需要创建点来定义几何体，创建各种单元格来定义拓扑（请注意，在有限元世界中，将这些称为节点和元素。）

主要代码如下。

```
points = vtkPoints()
for i in range(0, len(x)):
    points.InsertPoint(i, x[i])

ugrid = vtkUnstructuredGrid()
ugrid.Allocate(100)
ugrid.InsertNextCell(VTK_HEXAHEDRON, 8, pts[0])
```

```
ugrid.InsertNextCell(VTK_HEXAHEDRON, 8, pts[1])
ugrid.InsertNextCell(VTK_TETRA, 4, pts[2][:4])
ugrid.InsertNextCell(VTK_TETRA, 4, pts[3][:4])
ugrid.InsertNextCell(VTK_POLYGON, 6, pts[4][:6])
ugrid.InsertNextCell(VTK_TRIANGLE_STRIP, 6, pts[5][:6])
ugrid.InsertNextCell(VTK_QUAD, 4, pts[6][:4])
ugrid.InsertNextCell(VTK_TRIANGLE, 3, pts[7][:3])
ugrid.InsertNextCell(VTK_TRIANGLE, 3, pts[8][:3])
ugrid.InsertNextCell(VTK_LINE, 2, pts[9][:2])
ugrid.InsertNextCell(VTK_LINE, 2, pts[10][:2])
ugrid.InsertNextCell(VTK_VERTEX, 1, pts[11][:1])
ugrid.SetPoints(points)
```

这个例子使用类 vtkUnstructuredGrid。下面总结一下创建 vtkUnstructuredGrid 实例的过程，总共需要五个步骤。

（1）创建 vtkUnstructuredGrid 实例，名称是 ugrid。

（2）为数据集分配内存。对 ugrid 使用函数 Allocate()。该函数采用两个与数据大小相关的可选参数，第一个用于连接列表的大小，第二个用于扩展存储量（如果需要则添加）。根据经验，这两个参数的值是使用单元数乘以定义每个单元的点的数量的平均值。这些参数的确切值并不重要，尽管选择可能会影响性能。如果在插入数据之前未能执行此操作，软件将中断。

（3）创建 vtkPoints 子类的实例以定义数据集几何。使用函数 SetPoints() 将点与数据集相关联。

（4）使用函数 InsertNextCell() 将单元插入 vtkPoints 实例中，逐个单元创建数据集拓扑。该函数可以以长度为 3 的数组来保存 x, y, z 坐标作为参数，也可以将 x, y, z 坐标分别作为参数。

（5）创建点和 / 或单元属性数据并将其与数据集关联。

非结构化网格数据集的创建与其他数据集类型的创建有些不同，这是因为数据的非结构化性质以及内部数据结构的复杂性质。

5.8 本章小结

- VTK 的数据包括可视化数据、数据对象、数据集、单元类型和属性数据。
- 可视化数据具有离散性，具有规则的或不规则的结构，以及具有拓扑维度的特征。
- VTK 中的数据对象包括 vtkPoints、vtkCellArray、vtkPointData 和 vtkCellData 等类型，这些类型的数据对象是 VTK 中用于描述数据的基本单位。
- VTK 数据集是一组相关的数据对象的集合，可以用于描述各种不同类型的几何形状和数据。
- VTK 数据单元包括点、线、三角形和四面体等。
- VTK 中的属性数据是指与数据集的每个单元相关联的数据。属性数据可以是标量数据、向量数据或张量数据等。

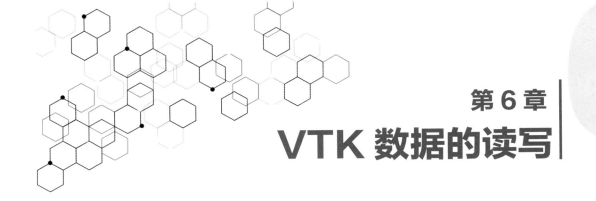

第 6 章
VTK 数据的读写

对于任何程序，数据的读写都是最基本的操作，VTK 作为一个可视化的函数库，其应用程序也是这样。对于读取数据，前面章节已经介绍了 VTK 应用程序主要有两种方式：第一种是从现有文件读取，例如使用 vtkBMPReader、vtkImageViewer 这些类去读取本地文件；第二种是通过相关算法和数学表达式生成模型，例如前面用 vtkVConeSource 生成一个数据模型，供程序读取。对于写数据，VTK 可以将程序中处理完成的数据写入单个文件中，也可以将所渲染的场景进行导出，供后续操作。可视化管线一般就是从数据的读取出发，最后以数据的写操作结尾。本章节将重点介绍数据的读、写以及场景的导入、导出。

6.1 用于读取与写入的类

第 2 章的第一个程序示例给出了简单的 VTK 管线，用来读取数据（或由模型创建数据），然后渲染显示。读取数据的主要步骤如下：

（1）实例化 Reader 对象。

（2）读取指定的文件名。

（3）调用 Update() 方法使管线执行。当后续的 Filter 有 Update() 请求时，通过调用 Render() 方法管线就会读取相应的图像文件。如果对这里还有疑惑，可以再仔细阅读第 4 章第 4 节的内容。

同样地，使用 Writer 类的主要步骤如下：

（1）实例化 Writer 对象。

（2）输入要写数据以及指定待写的文件名。

（3）调用 Writer() 方法使 Writer 类开始写操作。

VTK 针对不同的文件类型提供了不同的 Reader/Writer 类，注意读写操作必须选择合适的 Reader/Writer 类进行，否则程序会报错。上一章已经了解主要的数据集，包括 vtkImageData、vtkPolyData、vtkRectilinearGrid 等，本章的示例主要是利用不同的类来读取常见的数据集。

6.1.1 vtkImageData 类型数据的读取

图像数据在 VTK 中用 vtkImageData 类表示，VTK 中对于不同的图像格式有不同的读写类供使用，详见表 6.1。

表 6.1 vtkImageData 数据类型的读写类

Reader/Writer 类	图像格式
vtkBMPReader vtkBMPWriter	BMP 图像 (*.bmp)
vtkJPEGReader vtkJPEGWriter	JPEG 图像 (*.jpg)
vtkPNGReader vtkPNGWriter	PNG 图像 (*.png)
vtkPNMReader vtkPNMWriter	PNM 图像 (*.pnm)
vtkTIFFReader vtkTIFFWriter	TIFF 图像 (*.tif)
vtkMetaImageReader vtkMetaImageWriter	MHA|MHD 图像 (*.mha|*.mhd)
vtkDicomImageReader	DICOM 图像 (*.dcm)
vtkXMLImageReader vtkXMLImagerWriter	基于 XML 的文件格式 (*.vti)
vtkImageReader vtkImageWriter	RAW 格式 (*.raw)

注意：

（1）类 vtkImageReader/vtkImageWriter 用于读写 RAW 格式图像数据（即俗称的"裸数据"），这种格式数据没有文件信息，因此在读取时，需要指定图像各个维度的大小、字节顺序（从大到小或从小到大）、存储像素值的类型等，只有指定这些信息，类 vtkImageReader 才能正确读取图像。

（2）类 vtkMetaImageReader 可读取的文件格式为 mha 和 mhd，这两类文件格式在平时少见，但在医学图像中会用到，感兴趣的读者可查看资料了解其结构特点。

（3）类 vtkDicomImageReader 可用于读取 DICOM 图像，但该类的功能还有待改进，因此读取 DICOM 图像数据还是建议使用 PyDicom 库来读取和操作（有点好笑的是 VTK 最初是因医学图像可视化而诞生，但 VTK 对 DICOM 图像的读写操作却不是特别友好）。值得一提的是该类不支持多帧 DICOM 图像的读取，而且 VTK 也没有实现对 DICOM 图像的写操作，即没有提供类 vtkDICOMImageWriter。

对 DICOM 图像支持较好的函数库主要有 GDCM 和 DCMTK。著名的医学图像分割与配准工具包 ITK 就封装了 GDCM 函数库进行 DICOM 图像的读写。所以使用 VTK 进行医学影像可视化且需要读写 DICOM 图像时，可以考虑用 GDCM、DCMTK 等函数库，或者直接使用 ITK 进行 DICOM 图像的读写。

接下来，通过几个案例展示 VTK 对于单个文件和多个文件如何进行读写操作。

示例 1 读取单个图像文件

本书附代码 6.1.1_ReadSingleImage.py 演示如何读取单幅图像，程序运行结果如图 6.1。主要代码如下：

```
1    reader = vtk.vtkBMPReader()
2    reader.SetFileName('../data/vtk.bmp')
3
4    imageviewer = vtk.vtkImageViewer2()
5    imageviewer.SetInputConnection(reader.GetOutputPort())
6    iren = vtk.vtkRenderWindowInteractor()
```

```
7    imageviewer.SetupInteractor(iren)
8    imageviewer.SetSize(500,500)
9    imageviewer.GetRenderer().ResetCamera()
10   imageviewer.GetRenderWindow().SetWindowName("Read Single Image")
11   imageviewer.Render()
12   iren.Start()
```

第 1，2 行：首先实例化 vtkBMPReader 类，然后使用 vtkBMPReader 的 SetFileName 方法根据设置的图像文件名来读入 BMP 图像。

第 4—12 行：首先实例化 vtkImageViewer2 类，用来显示二维图像（这个类的详细介绍可以参考第 7 章第 2 节的内容）；然后使用 SetInputConnection 方法来连接读入的 BMP 图像；第 6 行实例化交互器；然后使用 vtkImageViewer2 的方法 SetupInteractor 来连接交互器；然后使用 SetSize 方法来设置显示窗口的大小；再设置相机；然后设置显示的窗口名；最后渲染并启动程序。关于 vtkImageViewer2 类的详细解释说明可以参考第 7 章第 2 节的相关内容。

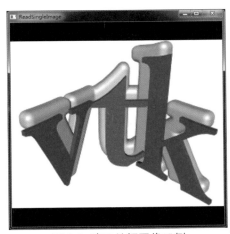

图 6.1　读取单幅图像示例

示例 2　读取序列图像文件 1

在第 1 章中，我们已经介绍了医学图像的一个特点是常以序列的形式展示，因此经常需要一次读入整个序列的图像以进行重建或者对比。但是 VTK 并没有提供类来读取序列图像文件，但可以使用 VTK 读取图像的类 Reader 提供的方法 SetFileNames() 来设置多个图像文件名，进而实现序列图像的读取。

本书附代码 6.1.2_ReadCTSeries.py 演示了如何读取 DICOM 序列图像，程序运行结果如图 6.2。

主要代码如下：

```
1    reader = vtk.vtkDICOMImageReader()
2    reader.SetDirectoryName("../data/CT/")
3    reader.SetDataExtent(0,511,0,511,0,116)
4    reader.Update()
5
6    imageViewer = vtk.vtkImageViewer2()
```

```
7     imageViewer.SetInputConnection(reader.GetOutputPort())
8     renderWindowInteractor =vtk.vtkRenderWindowInteractor()
9     style = vtk.vtkInteractorStyleImage()
10    renderWindowInteractor.SetInteractorStyle(style)
11
12    imageViewer.SetSlice(30)
13    imageViewer.SetSliceOrientationToXY()
14    #imageViewer.SetSliceOrientationToYZ()
15    #imageViewer.SetSliceOrientationToXZ()
16
17    imageViewer.SetupInteractor(renderWindowInteractor)
18    imageViewer.Render()
19    imageViewer.GetRenderer().SetBackground(0.0, 0.0, 0.0)
20    imageViewer.SetSize(600, 600)
21    imageViewer.GetRenderWindow().SetWindowName("ReadSeriesCT")
22    renderWindowInteractor.Start()
```

第 1—4 行是读取 DICOM 序列图像。先通过 vtkDICOMImageReader 类中的方法 SetDirectoryName() 读取存储 DICOM 格式文件的相对路径。然后使用方法 SetDataExtent() 设置序列图像的维度,这里的每张 DICOM 图像像素维度为(512,512),所以设置为(0,511,0, 511),而一共有 DICOM 图像 117 张,所以设置为 (0,116)。然后使用 Update() 方法来执行。

第 6 —10 行,首先实例化 vtkImageViewer2 类,用来显示二维图像,然后使用 vtkRenderWindowInteractor 类来实例化交互器,再使用 vtkInteractorStyleImage 类来实例化交互样式,并把这一样式设置到交互器中。

第 12—15 行设置三维显示的切片,这里有横断面、矢状面、冠状面 (第 7 章第 2 节中有详尽的解释说明)。

第 17—22 行进行显示,与前面的示例相似,这里不再详细介绍。

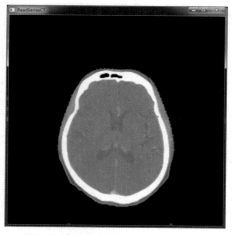

图 6.2 读取序列 DICOM 图像示例

示例 3 读取序列图像文件 2

还可以使用 Reader 类里的 SetFilePrefix、SetFilePattern 等方法来读取序列图像,本书附代码 6.1.2_ReadSeriesPNG.py 使用了这两种方法读取序列 PGN 图像,完整程序运行结果如图 6.3。

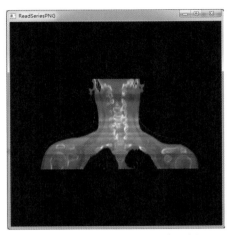

图 6.3 读取序列 PNG 图像示例

主要代码如下：

```
1    PNGfiles = os.listdir("../data/RCT/")
2    print(PNGfiles)
3
4    reader = vtk.vtkPNGReader()
5    reader.SetFilePrefix("../data/RCT/T1_")
6    reader.SetFilePattern("%s%02d.png")
7    reader.SetDataExtent(0,255,0,255,0,75)
8    reader.SetDataSpacing(1,1,3)
9    print(reader)
10   reader.Update()
```

第 1，2 行输出文件下的图像列表，如下：

```
['head', 'T1_00.png', 'T1_01.png', 'T1_02.png', 'T1_
'T1_09.png', 'T1_10.png', 'T1_11.png', 'T1_12.png',
'T1_18.png', 'T1_19.png', 'T1_20.png', 'T1_21.png',
'T1_27.png', 'T1_28.png', 'T1_29.png', 'T1_30.png',
'T1_36.png', 'T1_37.png', 'T1_38.png', 'T1_39.png',
'T1_45.png', 'T1_46.png', 'T1_47.png', 'T1_48.png',
'T1_54.png', 'T1_55.png', 'T1_56.png', 'T1_57.png',
'T1_63.png', 'T1_64.png', 'T1_65.png', 'T1_66.png',
'T1_72.png', 'T1_73.png', 'T1_74.png', 'T1_75.png']
```

第 4—10 行：首先实例化 vtkPNGReader 类来读取 PNG 图像序列，然后使用 SetFilePrefix() 方法来读取序列 PNG 文件名的路径加前缀，再通过 SetFilePattern() 设置图像文件名中的序号变化的部分，通过 SetDataExtent() 方法设置图像的维度，通过 SetDataSpacing(1,1,3) 方法设置像素间距和层间距（特别需要注意：如果层间距设置不正确，那么图像将发生某一维度的压缩或拉伸）。

程序其他部分与上一例的代码基本相同，这里不再解释，唯一不同的是使用了 SetSliceOrientationToXZ() 方法来显示冠状面。

6.1.2 vtkPolyData 类型数据的读取

vtkPolyData 是图像处理中使用非常广泛的一种数据集类型，VTK 对于 vtkPolyData

类型的不同文件格式也提供了不同的读写类，详见表 6.2。

表 6.2 vtkPolyData 数据类型的读写类

Reader/Writer 类	文件格式
vtkPolyDataReader vtkPolyDataWriter	VTK 文件 (*.vtk)
vtkXMLPolyDataReader vtkXMLPolyDataWriter	OBJ 文件 (*.obj)
vtkXMLPPolyDataReader vtkXMLPPolyDataWriter	基于 XMl 的 VTK 文件（*.vtp）
vtkOBJReader vtkOBJWriter	基于 XML 的并行分段的 VTR 文件（*.pvtp）
vtkPLYReader vtkPLYWriter	PLY 文件，斯坦福大学开发的一种文件类型 (*.ply)
vtkSTLReader vtkSTLWriter	STL 文件，即立体光刻文件

本书附代码 6.1.7_VTPReader.py 演示了如何读取 vtp 类型的文件。其他类型文件的读取方式与此大同小异，不再赘述。完整程序运行结果见图 6.4。

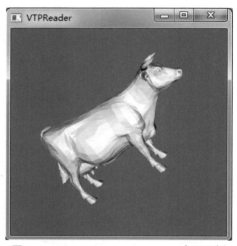

图 6.4 vtkXMLPolyDataReader 读取示例

主要代码如下：

```
1    filename = "../data/cow.vtp"
2    reader = vtk.vtkXMLPolyDataReader()
3    reader.SetFileName(filename)
4    reader.Update()
5
6    mapper = vtk.vtkPolyDataMapper()
7    mapper.SetInputConnection(reader.GetOutputPort())
8
9    actor = vtk.vtkActor()
10   actor.SetMapper(mapper)
```

6.1.3 vtkRectilinearGrid 类型数据的读写

用于 vtkRectilinearGrid 类型数据的不同文件格式的读写类见表 6.3。

表 6.3 vtkRectilinearGrid 数据类型的读写类

Reader/Writer 类	文件格式
vtkRectilinearGridReader vtkRectilinearGridWriter	VTK 文件（*.vtk）
vtkXMLRectilinearGridReader vtkXMLRectilinearGridWriter	基于 XMl 的 VTR 文件（*.vtr）
vtkPRectilinearGridReader vtkPRectilinearGridWriter	基于 XML 的并行分段的 VTR 文件（*.pvtr）

6.1.4 vtkStructuredGrid 类型数据读写

用于 vtkStructuredGrid 类型数据的不同文件格式的读写类见表 6.4。

表 6.4 vtkStructuredGrid 数据类型的读写类

Reader/Writer 类	文件格式
vtkRectilinearGridReader vtkRectilinearGridWriter	VTK 文件（*.vtk）
vtkXMLRectilinearGridReader vtkXMLRectilinearGridWriter	基于 XMl 的 VTS 文件（*.vts）
vtkPRectilinearGridReader vtkPRectilinearGridWriter	基于 XML 的并行分段的 VTS 文件（*.pvts）
vtkPLOT3DReader	PLOT3D 文件(*.xyz)

6.1.5 vtkUnStructuredGrid 类型

vtkUnstructuredGrid 类继承自 vtkUnstructuredGridBase 类，vtkUnstructuredGrid 实例由几何点 + 拓扑结构组成。用于该类型数据的不同文件格式的读写类见表 6.5。

表 6.5 vtkUnStructuredGrid 数据类型的读写类

Reader/Writer 类	文件格式
vtkUnStructuredGridReade rvtkUnStructuredGridWriter	VTK 文件（*.vtk）
vtkXMLUnStructuredGridReader vtkXMLUnStructuredGridWriter	基于 XMl 的 VTU 文件（*.vtu）
vtkXMLPUnStructuredGridReader vtkXMLPUnStructuredGridWriter	基于 XML 的并行分段的 VTU 文件（*.pvtu）

6.2 3D 数据的导入与导出实例

场景的导入（Import）和导出（Export）是指将渲染场景中的对象，包括光照、相机、Actor、属性、变换矩阵等信息写入文件中，或者从外部文件中将这些对象导入渲染场景中，一般所导入的文件含有多个数据集。

VTK 中有一系列类用来完成模型的导入和导出。Importer 类可导入通用 3D 建模软件(如 3DS MAX) 所生成的模型文件文件；Exporter 类则可以将 VTK 里中生成的模型导出，这些导出的模型可被其他 3D 模型软件所处理。

VTK 支持的导入类包括 vtk3DSImporter 和 vtkVRMLImporter；支持的导出类主要有 vtkRIBExporter、vtkGL2PSExporter、vtkIVExporter、vtkOBJExporer、vtkOOGL-Exporter、vtkVRMLExporter、vtkPOVExporter、vtkX3DExporter 等。

6.2.1 3D 模型的导入

本书附代码 6.2.1_3DSImporter.py 演示了类 vtk3DSImporter 的用法，其他导入类的使用与此类似。完整程序运行结果如图 6.5。

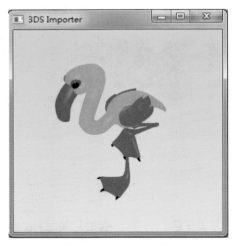

图 6.5 3DS 导入示例

主要代码如下：

```
1    fileName = "../data/iflamigm.3ds"
2    importer = vtk.vtk3DSImporter()
3    importer.SetFileName(fileName)
4    importer.ComputeNormalsOn()
5
6    colors = vtk.vtkNamedColors()
7
8    renderer = vtk.vtkRenderer()
9    renWin = vtk.vtkRenderWindow()
10   iren = vtk.vtkRenderWindowInteractor()
11   renWin.AddRenderer(renderer)
12
13   renderer.SetBackground2(colors.GetColor3d("Gold"))
14   renderer.SetBackground(colors.GetColor3d("Wheat"))
15   renderer.GradientBackgroundOn()
16
17   iren.SetRenderWindow(renWin)
18   importer.SetRenderWindow(renWin)
```

第 1—4 行实例化 vtk3DSImporter 类来导入 3DS 模型。注意：第 4 行使用了 ComputeNormalsOn() 方法来计算法向量，这样可以使所显示的模型更加光滑（在第 8 章第 2 节中对计算法向量有详细的解释）。

第 6 行使用 vtkNamedColors 类来获取 VTK 定义的颜色。

第 8—11 行实例化渲染器、渲染窗口、窗口交互器。

第 13—15 行设置背景颜色。SetBackground2() 方法设置显示窗口顶部颜色值，SetBackground() 设置显示窗口底部颜色值，GradientBackgroundOn() 方法开启渐变色背景设置。

第 17—18 行设置交互器。

对于场景的设置操作，读者可以用完整代码进行一些修改，然后看显示效果。

6.2.2 STL 文件的读写

STL 格式是一种 3D 模型文件格式，它采用三角形离散地近似表示三维模型，目前已被工业界认为是快速成形领域的标准描述文件格式。这种文件不包括模型的材质等信息。本书附代码 6.2.2_STLReader.py 演示了导入 STL 模型的流程，它读入一个 STL 文件将其显示在窗口中，并提供用鼠标和键盘进行的简单交互，完整程序运行结果如图 6.6。

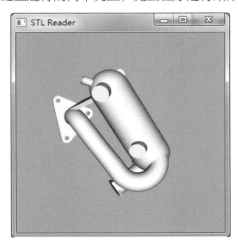

图 6.6 STL 模型读入示例

主要代码如下：

```
1    filename = "../data/42400-IDGH.stl"
2    reader = vtk.vtkSTLReader()
3    reader.SetFileName(filename)
4    mapper = vtk.vtkPolyDataMapper()
5    mapper.SetInputConnection(reader.GetOutputPort())
6    actor = vtk.vtkActor()
7    actor.SetMapper(mapper)
8    ren = vtk.vtkRenderer()
9    ren.SetBackground(0.6,0.6,0.8)
10   ren.AddActor(actor)
11   renWin = vtk.vtkRenderWindow()
12   renWin.AddRenderer(ren)
13   renWin.Render()
14   renWin.SetWindowName("STL Reader")
15   iren = vtk.vtkRenderWindowInteractor()
16   iren.SetRenderWindow(renWin)
17   iren.Initialize()
18   iren.Start()
```

本示例代码比较简单，主要是用了 vtkSTLReader 类来读取 STL 模型，这里不逐行解释。

STL 文件的写操作也相对比较简单，本书附代码 6.2.3_STLWriter.py 进行了演示，完整程序运行结果如图 6.7。

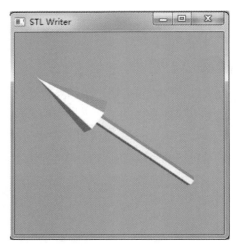

图 6.7 STL 写示例

主要代码如下：

```
1    filename = "Arrow.stl"
2    arrowSource = vtk.vtkArrowSource()
3    arrowSource.Update()
4
5    stlWriter = vtk.vtkSTLWriter()
6    stlWriter.SetFileName(filename)
7    stlWriter.SetInputConnection(arrowSource.GetOutputPort())
8    stlWriter.Write()
```

其中主要是程序的第 5—8 行：首先实例化 vtkSTLWriter 类，然后设置需要写的文件名，再后连接模型，最后使用 Write() 方法完成写操作。代码运行完会在当前目录下生成 Arrow.stl 文件。

6.3 本章小结

• VTK 提供了用于读取和写入图像或 VTK 数据的 Reader 和 Writer 类，包括 vtkXMLReader、vtkXMLWriter、vtkBMPReader、vtkBMPWriter 等。这些类可以处理 VTK 的各种数据类型，如多边形数据集、结构化网格数据集和非结构化网格数据集等。

• VTK 可以利用 Reader 和 Writer 类导入和导出 3D 数据，如 STL、3DS 等。

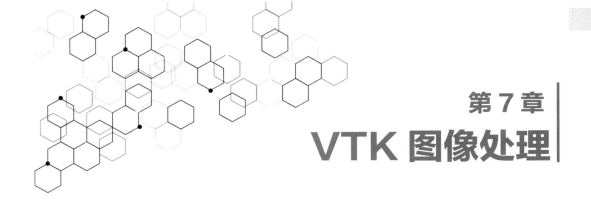

第 7 章
VTK 图像处理

数字图像是由模拟图像离散化后得到，本书第 1 章简单介绍了数字图像在医学中的应用。本章将介绍数字图像在 VTK 中的数据结构和处理方法。

7.1 VTK 图像重建

7.1.1 VTK 图像数据结构

一般的数字图像文件内容主要由两个部分组成：图像头信息和数据。比如医学影像中的 DICOM 格式图像（在第 1 章已经详细介绍）。图像头信息定义了图像的基本信息，主要包括三个基本的参数：原点位置、像素间隔和维数。但是 DICOM 图像中还包括更多的内容，如患者的住院号、患者的姓名、设备厂家、设备型号、图像生成日期等。一般的图像通过三个基本的参数即可以确定图像空间位置和大小。图像可以看作空间中的一个规则的网格，网格中的每个最小单元称为像素（二维）或体素（三维），网格在每个方向上的像素或体素个数即为图像在该方向的维数。像素索引表示每个像素在图像网格中的位置，是图像内部的网格坐标 (x, y, z)。对于一张普通的图像而言，z 方向维数为 1。

图像数据即为图像像素的像素值，一般采用二维数组来表示和存储。在 VTK 中图像数据由类 vtkImageData 来表示，这种数据类型是结构化的，这意味着只要用很少的参数（原点位置、像素间隔和维数）就能准确定义每个数据点的位置。图像的像素值可以是标量，如灰度图；也可以是矢量，如梯度图像；也可以是张量，如弥散张量图像。需要注意的像素值的大小范围。一般的图像的像素值的大小范围为 0—255，比如一般的灰度图像就是如此。而对于彩色的图像一般是三通道的 0—255 的图像（如第 4 章所介绍的图像）。但是在医学上只显示这样的灰度级还远远不够，就如最普通的 CT 图像，其灰度级为 0—65536。灰度级的不同关系到数值类型的选择，数值类型主要有 int、float、double、unsigned short 等。

7.1.2 图像源

VTK 内置了很多创建图像的源。下面演示如何使用 vtkImageCanvasSource2D 创建一个图像，完整代码见本书附代码 7.1.2_ImageCanvasSource2D，具体动作是创建一个空白画布，然后绘制一个正方形来填充，如图 7.1 所示。

主要代码如下：

```
1    canvas = vtk.vtkImageCanvasSource2D()
2    canvas.SetScalarTypeToUnsignedChar()
3    canvas.SetExtent(0,100,0,100,0,0)
```

```
4      canvas.SetDrawColor(0,0,0,0)
5      canvas.FillBox(0,100,0,100)
6
7      canvas.SetDrawColor(255,0,0,0)
8      canvas.FillBox(10,150,10,150)
9      canvas.Update()
10
11     image_data = canvas.GetOutput()
12     actor = vtk.vtkImageActor()
13     actor.SetInputData(image_data)
```

第 1—5 行生成画布类的实例，然后填充黑色。vtkImageCanvasSource2D() 用来实例化画布类。然后使用 SetScalarTypeToUnsignedChar() 方法把比例类型设定为 UnsignedChar 类型。SetExtent(0,100,0,100,0,0) 设置画布的大小，这里使用三个点设置填充画布的大小，第三个点为 (0,0) 表明为二维。SetDrawColor() 设置填充的颜色。FillBox(0,100,0,100) 用矩形把画布全部填充为黑色。

第 7—9 行是用同样的方法填充一块矩形（这里是正方形）范围的白色到黑色的画布上。

第 11—13 行是获取画布数据，然后生成一个演员，再把画布数据连接到演员。

其余部分和前面介绍的程序基本一致。

当然，除了 vtkImageCanvasSource2D 之外还有其他的图形数据源，如 vtk-ImageEllipsoidSource、vtkImageGaussianSource、vtkImageNoiseSource、vtk-ImageSinusoidSource 等。可以参照本示例代码进行编程。

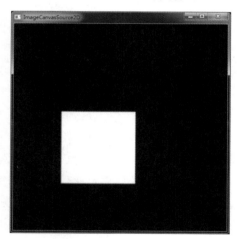

图 7.1　vtkImageCanvasSource2D 绘图

7.1.3　直接创建图像

虽然利用图像源可以方便地创建图像。但是其创建的类型还是有 VTK 本身的限制而缺乏灵活性。当然也可以直接使用 VTK 来手动创建图像，生成后只需要对像素进行赋值。本书附代码 7.1.3_CreateVTKImageData.py 演示了直接创建图像的方法，运行后结果如图 7.2。

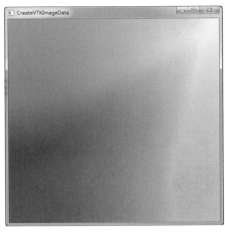

图 7.2 vtkImageData 直接创建图像

主要代码如下：

```
1   img_size = 500
2   x_size = img_size
3   y_size = img_size
4   z_size = 1
5
6   img = vtk.vtkImageData()
7   info = img.GetInformation()
8   img.SetDimensions(x_size, y_size, z_size)
9   img.SetNumberOfScalarComponents(1, info)
10  img.AllocateScalars(vtk.VTK_UNSIGNED_CHAR, 3)
11
12  for x in range(x_size):
13    for y in range(y_size):
14      img.SetScalarComponentFromFloat(x, y, 0, 0, (x/x_size)*255)  # red
15      img.SetScalarComponentFromFloat(x, y, 0, 1, (y/y_size)*255)  # green
16      img.SetScalarComponentFromFloat(x, y, 0, 2, 125)  # blue
17  img.Modified()
18
19  img_mapper = vtk.vtkImageMapper()
20  img_mapper.SetInputData(img)
21  img_mapper.SetColorWindow(256)
22  img_mapper.SetColorLevel(125)
```

第 1—4 行定义了一些参数，用来在后续的代码中设置图像的大小和维度。

第 6—10 行创建图像并进行基本数据设置。使用 vtkImageData 实例化一个图像变量。然后使用图像的 GetInformation() 方法获得图像的信息。使用 SetDimensions() 设置图像的维度，这里实际设置的是 (500, 500, 1)，即图像大小是 500×500。Set-NumberOfScalarComponents 设置每个像素的组分数为 1，每个像素值为 1 个标量。然后使用 AllocateScalars() 来分配内存。

第 12—16 行是设置像素值。如果读者了解 C++ 的 VTK 代码，就会发现这部分代码与 C++ 的 VTK 代码有很大不同（笔者对于此段代码也是进行了多次修改才成功）。这段程序

的本质特点是使用循环方法设置像素的颜色，主要是使用 SetScalarComponentFromFloat()
方法，其设置中有 5 个参数：第 3 项参数为零，与 z 维为 1 相呼应；第 4 项参数标志三个不
同的通道；第 5 项为红、绿、蓝三个通道的数值。最后使用 Modified() 方法更新内存数据。
程序写完后，如果将其运行一次，再注释掉某些通道，再运行程序，会发现图像并没有变化，
这是因为内存没有真正刷新。如果使用 Spyder 编程器中的 restart kernel 功能，那么再次
运行程序就会看到图像发生变化。

第 19—22 行设置图像的显示参数。SetColorLevel()、SetColorWindow() 方法用来设置
窗位、窗宽（具体可以参考第 1 章关于窗宽 / 窗位的内容）。

7.2 VTK 图像显示

7.2.1 vtkImageViewer2 的应用

在最新的 VTK 中 vtkImageViewer2 是一个很好用的图像显示工具。它对于显示医学
的 DICOM 图像和序列图像有很好的封装；包括了渲染引擎的所有功能，包含 vtkActor、
vtkRender、vtkRenderWindow、vtkInteratorStyleImage 等；对于显示中常用的几项功能
如图像缩放、窗宽 / 窗位调整和切片层面的选择等，也都进行了封装。

从一个简单的示例开始进入医学图像处理的学习，见本书附代码 7.2.1_DICOMRead.
py。该代码虽然比较简单，但对医学图像中的许多概念都有体现，因此下面将其完整展示。
本示例的功能是比较简单的：主要是读取一张 CT 图像，然后将其显示。程序运行结果如图 7.3。

```
1    import vtk
2
3    def main():
4      imagefilename = "../data/CT.dcm"
5      dcm_reader  = vtk.vtkDICOMImageReader()
6      dcm_reader.SetFileName(imagefilename)
7
8      imgViewer = vtk.vtkImageViewer2()
9      imgViewer.SetInputConnection(dcm_reader.GetOutputPort())
10     iren = vtk.vtkRenderWindowInteractor()
11     imgViewer.SetupInteractor(iren)
12
13     imgViewer.SetSize(500,500)
14     imgViewer.SetColorLevel(500)
15     imgViewer.SetColorWindow(2000)
16     imgViewer.Render()
17     iren.Start()
18
19   if __name__ == '__main__':
20     main()
```

第 4—6 行是读取一张 CT 图像。首先获取 CT 所在的文件路径和文件名。然后使用
vtkDICOMImageReader 创建一个读取器（第 6 章详细说明了各种类型文件的读取器）。最

后使用 SetFileName 方法读取 CT 图像文件名。

第 8—11 行，首先使用 vtkImageViewer2 实例化一个显示窗口，然后直接连接读取器与图像，再使用 vtkRenderWindowInteractor 类实例化一个交互器，最后使用 vtkImageViewer2 的方法 SetupInteractor 连接交互器。

第 13—17 行主要是显示设置。SetSize() 方法设置显示窗口的大小，SetColorLevel() 方法设置窗位，SetColorWindow() 方法设置窗宽（关于窗宽 / 窗位的详细说明可参考第 1 章的相关内容）。而后是让程序运行。在程序运行时显示的窗口中，按住鼠标左键拖动可以对窗宽 / 窗位进行调节，滚动中健或者按住右键拖动可以调整图像的大小。

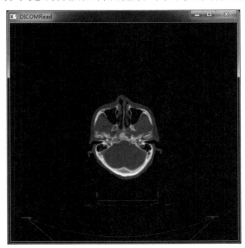

图 7.3 DICOM 图像的读取与显示

更复杂的一个示例见本书附代码 7.2.1_DisplayImageExample.py，其主要部分如下：

```
1   imagefilename = "../data/head.mhd"
2   mhd_reader  = vtk.vtkMetaImageReader()
3   mhd_reader.SetFileName(imagefilename)
4   mhd_reader.Update()
5
6   imageviewer = vtk.vtkImageViewer2()
7   imageviewer.SetInputConnection(mhd_reader.GetOutputPort())
8   iren = vtk.vtkRenderWindowInteractor()
9   imageviewer.SetupInteractor(iren)
10  imageviewer.SetSize(500,500)
11
12  imageviewer.SetColorLevel(500)
13  imageviewer.SetColorWindow(2000)
14  imageviewer.SetSlice(30)
15  #imageviewer.SetSliceOrientationToXY()
16  imageviewer.SetSliceOrientationToYZ()
17  #imageviewer.SetSliceOrientationToXZ()
```

第 1—4 行，与前例相似，主要特点是使用 vtkMetaImageReader 来读取 mhd 文件。

第 6—13 行，与前例（8—15 行）相似。

第 14—17 行设置需要显示的层面。这里运行的是第 16 行的代码，第 15 和 17 行注释掉了。感兴趣的读者可以更换注释行来调试程序。SetSliceOrientationToXY() 显示的是 CT 图像的横断面,SetSliceOrientationToYZ() 显示的是 CT 图像的矢状面。SetSliceOrientationToXZ() 显示的是 CT 图像的冠状面。SetSlice(30) 是显示第几层断面。

完整的程序运行结果如图7.4所示。(这里矢状面的显示方向与常规的显示方向上下相反,还需要进一步的处理,感兴趣的读者可以利用学习到的知识进行修改。)

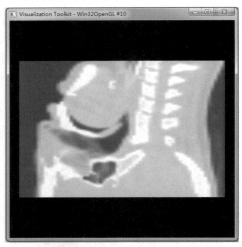

图 7.4 CT 序列的矢状面图

7.2.2 vtkImageActor 的应用

前面介绍的 vtkImageViewer2 只用于显示二维图像,这里介绍的 vtkImageActor 则可以应用在三维"演员"身上,它会把图像映射至一个平面上,可以使用交互器显示成三维模式,也可以显示成二维模式。使用 vtkImageActor 时,需要建立完整的渲染管线,包含 vtkImageActor、vtkRender、vtkRenderWindow、vtkRenderWindowInteractor 等。相关演示见本书附代码 7.2.2_vtkImageActor.py,完整代码如下:

```python
1   imagefilename = "../data/PET.png"
2   png_reader  = vtk.vtkPNGReader()
3   png_reader.SetFileName(imagefilename)
4   png_reader.Update()
5
6   actor = vtk.vtkImageActor()
7   actor.SetInputData(png_reader.GetOutput())
8
9   ren = vtk.vtkRenderer()
10  ren.AddActor(actor)
11
12  renWin = vtk.vtkRenderWindow()
13  renWin.SetSize(500,500)
14  renWin.AddRenderer(ren)
15  renWin.Render()
16  renWin.SetWindowName("vtkImageActor")
17
18  iren = vtk.vtkRenderWindowInteractor()
```

```
19      iren.SetRenderWindow(renWin)
20      style = vtk.vtkInteractorStyleImage()
21      iren.SetInteractorStyle(style)
22      iren.Initialize()
23      iren.Start()
```

第 1—16 行和前面给出的简单程序基本相同。首先是读取一张 PNG 图像，再传入 vtkImageActor 所建立的实例。然后使用 vtkRenderer 对 Actor 预处理，再传入 vtkRenderWindow 的窗口，而后设置一些窗口参数。

第 18—23 行主要是设置交互器。第 18，19 行生成一个交互器并设置交互样式。在此示例中因为只读取了二维图像，所以显示模式使用二维模式，通过第 20 行进行设置，可以更改图像的窗宽 / 窗位以及图像大小；如果要使用原本的三维显示模式，则注释掉第 20—21 行，就将显示三维图像，此时除了可以更改图像的窗宽 / 窗位以及图像大小以外，还可以旋转图像。第 22 行起就是让程序运行，运行结果如图 7.5 所示。

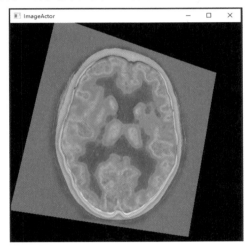

图 7.5 vtkImageActor 演示示例

7.2.3 图像融合

图像的显示通常是在一个窗口中显示一张图像，但有时候需要在一个窗口同时显示两张或更多的图像，比如临床医生为了更好地分辨肿瘤区域，常会同时使用 CT 图像与 MRI 图像进行显示，这就是图像融合。VTK 在对于图像融合使用 vtkImageBlend 类进行处理。图像融合在 VTK 中有两种模式。

（1）标准模式（默认模式），也是 OpenGL 和其他图形包使用的标准融合模式。其输出总是具有与第一个输入相同的组件数量和范围。第一个输入的 alpha 值不用于混合计算，而是直接复制到输出。

（2）混合模式，将图像合成在一起，每个组件按不透明值(alpha/opacity)之和进行缩放。使用 SetCompoundThreshold 方法设置并指定复合模式下的阈值。不透明度 alpha 小于或等于此阈值的像素将被忽略。第一个输入的 alpha 值(如果存在)不会复制到输出的 alpha 值中。输出总是具有与第一个输入相同的组件数量和范围。如果设置了 CompoundAlpha，则还将使用 alpha 加权混合计算来计算输出的 alpha 值。

本书附代码 7.2.3_ImageBlend.py 演示了图像融合，结果如图 7.6，主要代码如下：

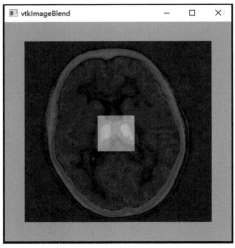

图 7.6 vtkImageBlend 图像融合演示

```
1    img = vtk.vtkPNGReader()
2    img.SetFileName("../data/PET.png")
3
4    canvas = vtk.vtkImageCanvasSource2D()
5    canvas.SetScalarTypeToUnsignedChar()
6    canvas.SetExtent(0,512,0,512,0,0)
7    canvas.SetDrawColor(0.0)
8    canvas.FillBox(0,512,0,512)
9    canvas.SetDrawColor(255.0)
10   canvas.FillBox(200,300,200,300)
11
12   img_blender = vtk.vtkImageBlend()
13   img_blender.AddInputConnection(img.GetOutputPort())
14   img_blender.AddInputConnection(canvas.GetOutputPort())
15   img_blender.SetOpacity(0, 0.5)
16   img_blender.SetOpacity(1, 0.5)
17   img_blender.Update()
18
19   img_actor = vtk.vtkImageActor()
20   img_actor.SetInputData(img_blender.GetOutput())
```

第 1，2 行读取一张 PNG 格式图像。

第 4—10 行，使用 vtkImageCanvasSource2D 类生成一个图像源（此段代码与 7.1.2 图像源中的示例类似），然后进行相应的设置生成一幅图像。

第 12—17 行是图像融合部分。使用 vtkImageBlend 类创建一个图像融合实例，然后使用 AddInputConnection() 和 GetOutputPort() 方法连接两张图像。SetOpacity(0,0.5) 方法设置融合图像的不透明度，其第 1 个参数对应图像的 ID，因为有两张图像，所以第一张图像 ID 是 0，第二张图像 ID 是 1；其第 2 个参数设置不透明度，当此值为 1 时完全不透明，为 0 时完全透明。

第 19，20 行把 vtkImageBlend 类的实例连接至演员。后续代码都是普通的图像显示代码。

7.3 VTK 图像基本操作

图像处理中一些基本的操作至关重要,特别在医学图像处理中,如果对基本操作不够熟练,那么到了项目开发实践中可能会感到某些具体的功能性方法有如一座座山,难以逾越。而如果对于基本操作了然于心,那么面对具体的问题时,就可以用基本的方法抽丝剥茧各个击破。因此对于图像的基本操作要熟知每个细节。这些基本操作有:图像信息读取和修改、图像像素的读取和修改、图像类型转换、区域提取、图像运算、图像二值化等。虽然本节对于许多基本操作进行了讲解,但是读者还需要多加练习和探索,掌握更多的操作,以便在后续的图像处理中运用自如。

7.3.1 图像信息的读取和修改

图像基本信息的读取和修改可以使用 vtkImageData 的 Set 和 Get 加相应信息名的方法进行。本书附代码 7.3.1.1_GetImageInformationExample.py 演示了这种方法,主要代码如下:

```
1    reader =vtk.vtkDICOMImageReader()
2    reader.SetFileName ("../data/CT_head.dcm")
3    reader.Update()
4
5    dims = []
6    dims.append(reader.GetOutput().GetDimensions())
7    print(" 图像维数: "+str(dims))
8
9    origin = []
10   origin.append(reader.GetOutput().GetOrigin())
11   print(" 图像原点: "+str(origin))
12
13   spaceing = []
14   spaceing.append(reader.GetOutput().GetSpacing())
15   print(" 像素间隔: "+str(spaceing))
```

本段代码比较简单。

第 1—3 行是读取一张 DICOM 格式的图像。这里特别需要注意第 3 行必须加入,在未使用渲染器时,要读取图像的一些信息必须使用 Update();在本示例中如果没有使用 Update(),那么在最后要显示图像维数时数据会变为 (0,0,0),发生错误。

第 5—15 行主要是获取图像维数、原点、像素间隔数据。首先是定义一个列表,然后使用 vtkImageData 中的 GetDimensions()、GetOrigin()、GetSpacing() 方法分别获取上述 3 组数据,再打印出来。

代码运行结果如图 7.7 所示。注意,要显示的数据在关闭图像后才能在命令行输出。

既然可以读取图像的信息,那么也能对图像的信息进行修改,可以使用类 vtkChangeImageInformation 来进行。本书附代码 7.3.1_ImageChangeInformation.py 演示了此操作,主要代码如下:

```
1    reader =vtk.vtkDICOMImageReader()
2    reader.SetFileName ("../data/CT_head.dcm")
3    reader.Update()
```

```
4
5    dims = []
6    origin = []
7    spaceing = []
8
9    dims.append(reader.GetOutput().GetDimensions())
10   print(" 图像维数： "+str(dims[0]))
11   origin.append(reader.GetOutput().GetOrigin())
12   print(" 图像原点： "+str(origin[0]))
13   spaceing.append(reader.GetOutput().GetSpacing())
14   print(" 像素间隔： "+str(spaceing[0]))
15   print("\t")
16
17   changer =vtk.vtkImageChangeInformation()
18   changer.SetInputConnection(reader.GetOutputPort())
19   changer.SetOutputOrigin(100, 100, 0)
20   changer.SetOutputSpacing(5,5,1)
21   changer.SetCenterImage(1)
22   changer.Update();
23
24   dims.append(changer.GetOutput().GetDimensions())
25   print(" 图像维数： "+str(dims[1]))
26   origin.append(changer.GetOutput().GetOrigin())
27   print(" 图像原点： "+str(origin[1]))
28   spaceing.append(changer.GetOutput().GetSpacing())
29   print(" 像素间隔： "+str(spaceing[1]))
```

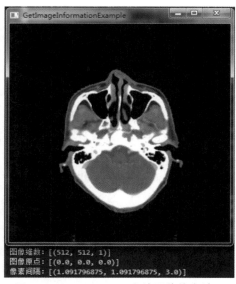

图 7.7 vtkImageData 方法图像信息读取

第 1—15 行与上一个示例几乎相同。

第 17—22 行设置新的图像信息。首先使用 vtkImageChangeInformation 创建一个实例，然后连接读取的图像，再使用 SetOutputOrigin() 方法来设置中心，使用 SetOutputSpacing() 方法设置像素间隔。图像显示的结果如图 7.8，结果中发现图像的中心并未移动到

(100,100,0)。这是因为在设置图像中心信息后又使用了 SetCenterImage() 方法，然后才使用 Update() 方法，这样会把前面 SetOutputOrigin() 方法设置的结果覆盖了。实际的图像原点的计算方法是 x，y 均等于 $-(512-1)*5/2=-1277.5$。

第 24—29 行获取相应的信息并输出。

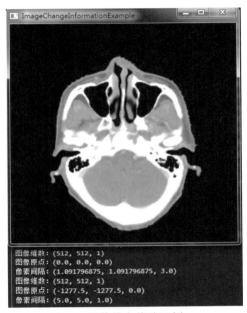

图 7.8　图像信息修改示例

7.3.2　图像像素值的读取与修改

像素的修改主要有两种方式。一种是直接访问 vtkImageData 的数据进行修改，本书附代码 7.3.2.1_VisitImagePixelDirectly.py 进行了演示，主要代码如下：

```
1   reader = vtk.vtkPNGReader()
2   reader.SetFileName("../data/PET.png")
3   reader.Update()
4
5   dims = ()
6   dims = reader.GetOutput().GetDimensions()
7   nbOfComp = []
8   nbOfComp.append(reader.GetOutput().GetNumberOfScalarComponents())
9
10  for k in range(dims[2]):
11    for j in range(dims[1]):
12      for i in range(dims[0]):
13        if(i<100) and (j<100):
14          reader.GetOutput().SetScalarComponentFromFloat(i, j, k, 0, 255)
15          reader.GetOutput().SetScalarComponentFromFloat(i, j, k, 1, 0)
16          reader.GetOutput().SetScalarComponentFromFloat(i, j, k, 2, 0)
```

第 1—3 行是读取一张 PET/CT 的 PNG 格式图像。这里特别注意需要使用 Update() 方法，否则后续获取数据的操作将出现错误。

第 5—8 行，首先通过 GetDimensions() 方法获取图像的维度尺寸，这里获取的结果为 (512,512,1)，即为二维图像。然后使用 GetNumberOfScalarComponents() 方法获取图像的像素信息（后续程序并没有用到）。

第 10—16 行是在图片左下角一个区域内填充红色。使用循环方法，在 j，i 两维进行填充，条件为 j，i 都在 (0，99) 之内，而后使用 SetScalarComponentFromFloat(i,j,k,0,255) 设置填充的颜色为红色。

此后的代码主要是进行二维图像新的显示。程序运行结果如图 7.9。

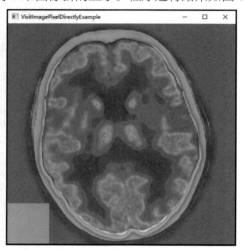

图 7.9 像素直接修改示例

第二种方法是用 vtkImageIterator 类实现对图像像素的修改，请读者自行参考相关资料。

7.3.3 图像类型的转换

图像类型转换和像素值范围映射在医学图像处理中经常用到，医学图像因为精度高，常使用的数据类型是 float 或者 double，但在程序输出显示时常用的又是 unsigned char 类型数据。VTK 中有两个重要的类可用于相关变化：vtkImageCast 类处理图像数据类型的转化，vtkImageShiftScale 处理像素值的映射。

7.3.3.1 用于转化数据类型的类 vtkImageCast

本书附代码 7.3.3.1_ImageCast.py 进行了相关演示，主要代码如下：

```
1    imageCast = vtk.vtkImageCast()
2    imageCast.SetInputConnection(reader.GetOutputPort())
3    imageCast.SetOutputScalarTypeToFloat()
4    imageCast.ClampOverflowOn()
5    imageCast.Update()
```

第 1 行实例化一个 vtkImageCast。

第 2 行连接读入的图像（这里和 C++ 程序的格式有些许的不同）。

第 3 行把图像转化为 float 格式。全部的格式转化方法如下：

SetOutputScalarTypeToChar
SetOutputScalarTypeToDouble
SetOutputScalarTypeToFloat

SetOutputScalarTypeToInt
SetOutputScalarTypeToLong
SetOutputScalarTypeToShort
SetOutputScalarTypeToUnsignedChar
SetOutputScalarTypeToUnsignedInt
SetOutputScalarTypeToUnsignedLong
SetOutputScalarTypeToUnsignedShort

第 4 行设置是否截断数据。这里设置的是 ClampOverflowOn()，所以需要进行数据截断：如果输出的像素值超过该类型的最大值，自动截断至最大值。相对的不进行数据截断的方法为 ClampOverflowOff()。

第 5 行建议增加，因为数据类型转化完后，有可能接着直接输出数据，而不是进行显示，本代码的后续是要显示图像。

7.3.3.2 用于像素值映射的类 vtkImageShiftScale

本书附代码 7.3.3.2_ImageShiftScale.py 进行了相关演示，主要代码如下：

```
1  shiftScaleFilter = vtk.vtkImageShiftScale()
2  shiftScaleFilter.SetInputConnection(reader.GetOutputPort())
3  shiftScaleFilter.SetOutputScalarTypeToUnsignedChar()
4  shiftScaleFilter.SetShift(1)
5  shiftScaleFilter.SetScale(255)
6  shiftScaleFilter.Update()
```

第 1，2 行是实例化 vtkImageShiftScale 类，然后连接读取的 double 图像。

第 3 行是把图像数据转化为 unsigned char 类型。此后需要进行数据的映射操作。

第 4，5 行是进行数据的映射。映射的计算公式为：（源像素值 + 偏移值）× 比例值。其中偏移值即 SetShift() 设置的值，比例值即 SetScale() 设置的值。

vtkImageShiftScale 中也有 ClampOverflowOn() 和 ClampOverflowOff() 方法，其用法和 vtkImageCast 中的相同。

第 6 行也建议增加。

完整的代码的运行结果如图 7.11，其中 3 张图的 SetShift() 与 SetScale() 设置不同，分别见每张图下。

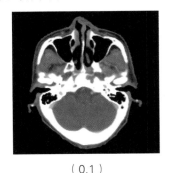 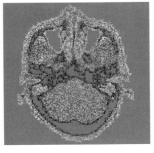 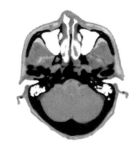

（0,1）　　　　　　（1,127.5）　　　　　　（1,255）

图 7.10 vtkImageShiftScale 不同设置的显示

7.3.4 图像颜色映射

在图像颜色的处理方面，VTK 有一些功能是很有用的，比如彩色图像变换为灰度图像、图像颜色组分的提取、图像颜色映射等。下面一一举例说明。

7.3.4.1 图像灰度映射

对于彩色图像到灰度图像的映射，VTK 使用类 vtkImageLuminance 进行。彩色图像到灰度图像的映射公式为：

灰度值 $=0.3 \times R($ 红色组分 $)+0.59 \times G($ 绿色组分 $)+0.11 \times B($ 蓝色组分 $)$

本书附代码 7.3.4.1_ImageLuminance.py 进行了相关演示，关键部分如下：

```
Filter = vtk.vtkImageLuminance()
Filter.SetInputConnection(reader.GetOutputPort())
Filter.Update()
```

这段代码很简单，首先生成类的一个实例，然后连接读取的彩色图像，最后输出处理结果至显示窗口。完整代码运行结果如图 7.11。

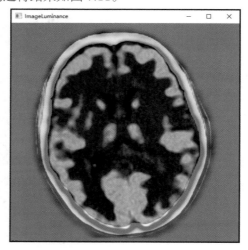

图 7.11 彩色至灰度图像映射

7.3.4.2 提取颜色组分

VTK 中提取三色组分的代码也是比较简单的，主要是利用 vtkImageExtract-Components 类进行。

本书附代码 7.3.4.2_ImageExtractComponents.py 进行了相关演示，该完整代码比较大，这里对其进行概述：完整的代码中，首先是读取一副彩色图像，然后使用颜色组分提取类来处理（如下详细叙述），再之后就是生成 4 个 Actor 分别连接原始图像及各个组分图像，之后进行 4 个视口的设置。完整代码的其余部分和前面介绍的代码相同，即进行图像的正常显示。

代码 7.3.4.2_ImageExtractComponents.py 中对颜色组分进行处理的部分如下：

```
1   extractRed =vtk.vtkImageExtractComponents()
2   extractRed.SetInputConnection(reader.GetOutputPort())
3   extractRed.SetComponents(0)
4   extractRed.Update()
5
```

```
6    extractGreen = vtk.vtkImageExtractComponents()
7    extractGreen.SetInputConnection(reader.GetOutputPort())
8    extractGreen.SetComponents(1)
9    extractGreen.Update()
10
11   extractBlue = vtk.vtkImageExtractComponents()
12   extractBlue.SetInputConnection(reader.GetOutputPort())
13   extractBlue.SetComponents(2)
14   extractBlue.Update()
```

这段代码分为红、绿、蓝三部分，但处理方式相同。这里只详细说明第一部分，即第 1—4 行。这里首先实例化一个 vtkImageExtractComponents 类，然后连接读取到的彩色图像，最后使用 SetComponents(0) 来获取红色的组分（三部分的代码不同点是设置值的不同，0 表示红色组分，1 表示绿色组分，2 表示蓝色组分）。最后使用 Update() 来取得各个组分。

完整代码的运行结果见图 7.12。

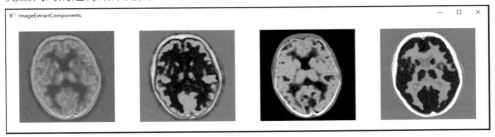

图 7.12 颜色组分的提取示例

7.3.4.3 图像彩色映射

图像的彩色映射比较复杂一点，其原理是：首先生成一个颜色查找表，然后根据图像像素的一个标量值在颜色查找表中查找对应的颜色，并用新颜色值代替原来的像素值。这里主要用到两个类：一个是 vtkLookupTable，生成颜色查找表；另一个是 vtkImageMapToColors，完成图像的彩色映射。

本书附代码 7.3.4.3_Gray2ColorImage.py 进行了相关演示。完整的代码也比较长，这里同样加以概述：首先是读取一张灰度图像，然后生成颜色查找表，再完成颜色映射，之后是生成 Actor 以及设置视口，最终把相应的图像在视口中显示出来。

其中关键核心的代码如下：

```
1    colorTable =vtk.vtkLookupTable()
2    colorTable.SetRange( 0.0, 255.0 )
3    colorTable.SetHueRange( 0.1, 0.5 )
4    colorTable.SetValueRange( 0.6, 1.0 )
5    colorTable.Build()
6
7    colorMap = vtk.vtkImageMapToColors()
8    colorMap.SetInputConnection( reader.GetOutputPort() )
9    colorMap.SetLookupTable( colorTable )
10   colorMap.Update()
```

第 1—5 行是设置查找表。构造查找表的方法有两种：一种是直接添加颜色，第二种是设置 HSV 颜色的空间范围，然后自动生成颜色表。本示例采用的是第二种方法。第 2 行使用 SetRange(0.0, 255.0) 设置将要映射的标量数据的范围（灰度图像像素的取值范围是 0—255，所以这里是进行全灰度范围的映射）。SetHueRange(0.1, 0.5) 设置 HSV 颜色空间的 Hue 值范围，最大的范围是 [0,1]。SetValueRange(0.6, 1.0) 是设置 HSV 颜色空间的 Value 值范围，最大的范围是 [0,1]。Build() 用来生成查找表。

第 7—10 行完成颜色映射。首先实例化 vtkImageMapToColors，然后连接读入的灰度图像，而后使用 SetLookupTable() 方法通过前面生成查找表完成映射，最后执行 Update()。

完整代码运行的结果见图 7.13。

图 7.13 图像彩色映射示例

7.3.4.4 颜色合成

既然前面的程序代码演示了如何提取各个颜色的组分，那么 VTK 也支持将多个组分的灰度图像合成为一个彩色图像。vtkImageAppendComponents 类就是用来完成这一功能。

本书附代码 7.3.4.4_ImageAppendComponents.py 进行了演示。该代码也比较长，这里简要概括一下：首先是生成 3 个灰度的图像，然后进行图像的合成（如下详细说明），然后生成 4 个 Actor，并连接相应的图像，而后设置 4 个视口，最后进行相应的显示设置，显示图像。

进行图像的生成和合成的部分代码如下：

```
1    red = vtk.vtkImageCanvasSource2D()
2    red.SetScalarTypeToUnsignedChar()
3    red.SetNumberOfScalarComponents(1)
4    red.SetExtent(0, 100, 0, 100, 0, 0)
5    red.SetDrawColor(0, 0, 0, 0)
6    red.FillBox(0,100,0,100)
7    red.SetDrawColor(255, 0, 0, 0)
8    red.FillBox(20,40,20,40)
9    red.Update()
10
11   green = vtk.vtkImageCanvasSource2D()
12   green.SetScalarTypeToUnsignedChar()
13   green.SetNumberOfScalarComponents(1)
14   green.SetExtent(0, 100, 0, 100, 0, 0)
```

```
15      green.SetDrawColor(0, 0, 0, 0)
16      green.FillBox(0,100,0,100)
17      green.SetDrawColor(255, 0, 0, 0)
18      green.FillBox(30,50,30,50)
19      green.Update()
20
21      blue = vtk.vtkImageCanvasSource2D()
22      blue.SetScalarTypeToUnsignedChar()
23      blue.SetNumberOfScalarComponents(1)
24      blue.SetExtent(0, 100, 0, 100, 0, 0)
25      blue.SetDrawColor(0, 0, 0, 0)
26      blue.FillBox(0,100,0,100)
27      blue.SetDrawColor(255, 0, 0, 0)
28      blue.FillBox(40,60,40,60)
29      blue.Update()
30
31      appendFilter = vtk.vtkImageAppendComponents()
32      appendFilter.SetInputConnection(0, red.GetOutputPort())
33      appendFilter.AddInputConnection(0, green.GetOutputPort())
34      appendFilter.AddInputConnection(0, blue.GetOutputPort())
35      appendFilter.Update()
```

第 1—29 行是 3 段类似的代码，生成了 3 个二值图像，每个图像为一个白色方形，并且这 3 个方形有部分的重叠（生成图像方法的介绍见本章前面部分 7.1.2 图像源）。

第 31—35 行进行不同颜色图像的合成。首先实例化 vtkImageAppendComponents 类，然后连接三个方形，通过对 0 通道的设置进行颜色合成。如一个像素在 3 个图像中的值分别为 255、0 和 0，那么最终合成的图像像素值就是 (255,0,0)，即显示为红色。感兴趣的读者可以对程序进行不同值的设置，查看最终合成结果。

完整代码的运行结果如图 7.14。

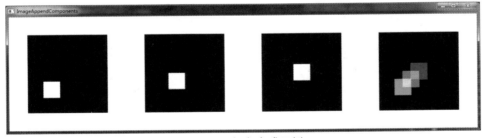

图 7.14 颜色合成示例

7.3.5 区域提取

7.3.5.1 提取感兴趣区域

感兴趣区域（Volume of Interest, VOI）是图像的一块子区域，图像处理中经常会用到图像的 VOI。在 VTK 中使用 vtkExtractVOI 来获取子图像。因为子图像仅仅是原始图像的部分，因此使用 vtkExtractVOI 处理的前后，图像格式都是 vtkImageData，所以处理结果可以直接作为图像保存。

本书附代码 7.3.5.1_ExtractVOI.py 进行了相关演示（提取图像部分区域，再进行显示），主要代码如下：

```
1    reader =vtk.vtkDICOMImageReader()
2    reader.SetFileName ("../data/CT_head.dcm")
3    reader.Update()
4
5    dims = []
6    dims = reader.GetOutput().GetDimensions()
7    print(dims[0]/4)
8
9    extractVOI = vtk.vtkExtractVOI()
10   extractVOI.SetInputConnection(reader.GetOutputPort())
11   extractVOI.SetVOI(int(dims[0]/4),int(3*dims[0]/4),int(dims[1]/4),int(3*dims[1]/4), 0, 0)
12   extractVOI.Update()
```

第 1—3 行读取一张 DICOM 格式图像。

第 5—7 行获取图像的尺寸。首先设置一个空的列表，然后使用 GetOutput(). GetDimensions() 得到图像的尺寸数据，再输出尺寸第一维的 1/4 值。

第 9—12 行提取感兴趣区域。首先实例化 vtkExtractVOI 类，然后连接读取的图像，再使用 SetVOI 方法设置提取的区域。区域的参数有两种给出的方式：一种就如本例所示，直接给出 6 个参数，分别依次给出 x，y，z 方向上的最大和最小值；另一种是直接给出一个 6 维向量，然后使用 Update() 执行获取的结果。

后续的代码与本章之前的程序类似，就是生成 Actor，设置视口以及显示。

完整代码的运行结果如图 7.15。

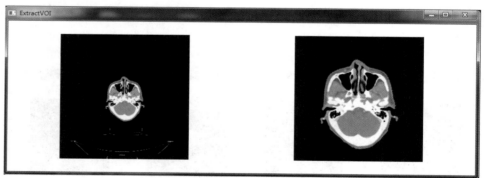

图 7.15 区域提取示例

7.3.5.2 三维图像切面提取

在医学图像的应用中需要从各个方向去查看层面图，比如前面所获取横断面、矢状面和冠状面，有时还需要从任意的方向上查看切面图像，以满足医疗诊断和手术等需求。可以流畅地显示不同断面就是医学影像显示的最重要功能之一。VTK 作为医学图像处理的高级工具库，对这一功能有很好的封装，用到的类主要是 vtkImageReslice，本书附代码 7.3.5.2_ ImageReslice 对这一类的使用进行了很好的演示，下面选择了其中两段主要代码进行讲解。

第一段：

```
1    reader = vtk.vtkMetaImageReader()
```

```
2    reader.SetFileName("../data/brain.mhd")
3    reader.Update()
4
5    extent = (0,0,0,0,0,0)
6    spacing =(0,0,0)
7    origin = (0,0,0)
8
9    extent =reader.GetOutput().GetExtent()
10   spacing = reader.GetOutput().GetSpacing()
11   origin = reader.GetOutput().GetOrigin()
12   print(extent,spacing,origin)
13
14   center = [0,0,0]
15   center[0] = origin[0] + spacing[0] * 0.5 * (extent[0] + extent[1]);
16   center[1] = origin[1] + spacing[1] * 0.5 * (extent[2] + extent[3]);
17   center[2] = origin[2] + spacing[2] * 0.5 * (extent[4] + extent[5]);
```

第 1—3 行读取了一个医学三维图像，其格式为 mhd，用 Update() 开始执行。

第 5—7 行定义三个数组 extent、spacing 和 origin，初始化设置均为 0。

第 9—12 获取图像范围(用 GetExtent 方法)、像素间隔(用 GetSpacing 方法)和原点(用 GetOrigin 方法)。

第 14—17 行定义一个中心点数组，然后计算出中心点的坐标。

第二段：

```
1    axialElements = (1, 0, 0, 0,
2    0, 1, 0, 0,
3    0, 0, 1, 0,
4    0, 0, 0, 1)
5
6    resliceAxes = vtk.vtkMatrix4x4()
7    resliceAxes.DeepCopy(axialElements);
8    resliceAxes.SetElement(0, 3, center[0])
9    resliceAxes.SetElement(1, 3, center[1])
10   resliceAxes.SetElement(2, 3, center[2])
11
12   reslice = vtk.vtkImageReslice()
13   reslice.SetInputConnection(reader.GetOutputPort())
14   reslice.SetOutputDimensionality(2)
15   reslice.SetResliceAxes(resliceAxes)
16   reslice.SetInterpolationModeToLinear()
17
18   colorTable = vtk.vtkLookupTable()
19   colorTable.SetRange(0, 1000)
20   colorTable.SetValueRange(0.0, 1.0)
21   colorTable.SetSaturationRange(0.0, 0.0)
22   colorTable.SetRampToLinear()
23   colorTable.Build()
24
25   colorMap =vtk.vtkImageMapToColors()
```

26   colorMap.SetLookupTable(colorTable)
27   colorMap.SetInputConnection(reslice.GetOutputPort())
28   colorMap.Update()

第 1—4 行设定切面的变换矩阵。这里设定的变换矩阵提取的是 xy 平面的图像，矩阵的前三列分别是 x，y 和 z 方向的矢量，第四列为切面坐标系的原点。提取 xz 平面和 yz 平面的变换矩阵分别为

(1, 0, 0, 0,
 0, 0, 1, 0,
 0, -1, 0, 0,
 0, 0, 0, 1)

和

(0, 0, -1, 0,
 1, 0, 0, 0,
 0, -1, 0, 0,
 0, 0, 0, 1)

可以修改变换矩阵来提取任意切面的图像。

第 6—10 行设置切面矩阵。首先实例化 vtkMatrix4x4，再使用 DeepCopy() 方法深度拷贝前面定义的矩阵数据，然后使用 SetElement() 方法设置中心。

第 12—16 行进行裁切。先实例化 vtkImageReslice 类，而后连接三维图像。再使用 SetOutputDimensionality() 方法指定输出的图像为一个二维图像。SetResliceAxes() 方法应用变换矩阵。SetInterpolationModeToLinear() 方法选择进行插值的方式为线性插值〔还有其他的插值方式如最邻近插值（NearestNeighbour）和三维线性插值（Cubic）〕。

第 18—28 行生成查找表，然后完成图像颜色映射。这部分与前面的程序代码比较相近，读者可参考前面进行设置。

之后的代码主要是进行显示，这里不详述。

示例代码的运行结果如图 7.16。感兴趣的读者可以更改变换矩阵来查看不同截面的显示效果。如前所述，医学图像的交互显示是医学中的最广泛的应用，在后面的章节也会进行更详细的示例说明。

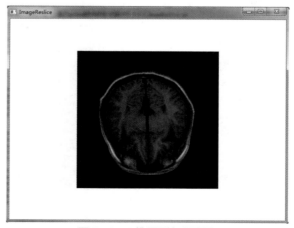

图 7.16 三维图形切面提取

7.3.6 直方图统计

对于图像的内部数据的直方图统计是图像处理中一个非常重要的操作，在很多医学观察判断和智能图像处理中都使用了直方图统计。

这里对于常用的两种图像——灰度图像和彩色图像进行直方图统计的示例说明。代码主要是使用 vtkImageAccumulate 类进行图形的处理，其原理是：其将每个组分的数值范围划分为离散的间隔，然后统计每个灰度间隔上的像素数目。vtkImageAccumul 类的输入和输出数据都是 vtkImageData 类型，直方图本质也是一幅图像。对于输入图像的像素数据类型可以是任意的，但是最大支持 3 个组分的像素类型，而输出图像的像素数据类型为整数型。一张灰度图像的统计直方图为一组一维图像。

7.3.6.1 灰度图像的直方图

本书附代码 7.3.6.1_ImageAccumulate.py 演示了灰度图像的直方图统计，代码比较长，这里需要概括说明一下整体流程：先读取一张彩色图像，再把彩色图像变换为灰度图像，然后把数据类型转化为 float 类型，而后设置直方图的一些参数，再后设置显示时的柱状图特征，最后输出显示。主要的代码段如下。

```
1    reader = vtk.vtkBMPReader()
2    reader.SetFileName ("../data/lena.bmp")
3    reader.Update()
4
5    imgl = vtk.vtkImageLuminance()
6    imgl.SetInputConnection(reader.GetOutputPort())
7    imgl.Update()
8    imgc =vtk.vtkImageCast()
9    imgc.SetOutputScalarTypeToFloat()
10   imgc.SetInputConnection(imgl.GetOutputPort())
11   imgc.Update()
12
13   bins   = 16
14   comps  = 1
15   histogram = vtk.vtkImageAccumulate()
16   histogram.SetInputData(imgc.GetOutput())
17   histogram.SetComponentExtent(0, bins-1, 0, 0, 0, 0)
18   histogram.SetComponentOrigin(0, 0, 0)
19   histogram.SetComponentSpacing(256.0/bins, 0, 0)
20   histogram.Update()
21   output =histogram.GetOutput().GetScalarPointer()
22   frequencies = vtk.vtkIntArray()
23   frequencies.SetNumberOfComponents(1)
24
25   for i in range(bins):
26     for j in range(comps):
27       output1 =histogram.GetOutput().GetScalarComponentAsDouble(i, j, 0, 0)
28       frequencies.InsertNextTuple1(output1)
29
30   dataObject = vtk.vtkDataObject()
```

```
31    dataObject.GetFieldData().AddArray( frequencies )
32
33    barChart = vtk.vtkBarChartActor()
34    barChart.SetInput(dataObject)
35    barChart.SetTitle("Histogram")
36    barChart.GetPositionCoordinate().SetValue(0.1,0.1,0.0)
37    barChart.GetPosition2Coordinate().SetValue(0.90,0.90,0.0)
38    barChart.GetProperty().SetColor(0,0,0)
39    barChart.GetTitleTextProperty().SetColor(0,0,0)
40    barChart.GetLabelTextProperty().SetColor(0,0,0)
41    barChart.GetLegendActor().SetNumberOfEntries(dataObject.GetFieldData().GetArray(0)
42    .GetNumberOfTuples())
43    barChart.LegendVisibilityOff()
44    barChart.LabelVisibilityOff()
```

第 1—3 行读取 bmp 格式图像。

第 5—11 行进行灰度图像转化和数据类型转换，主要是使用 vtkImageLuminance 和 vtkImageCast 类（这在前面的示例代码中已有详细演示和说明，这里略去说明）。

第 13—23 行进行直方图的设置和频率统计设置。定义参数 bins=16 和 comps=1。bins 是表示图形灰度直方图的间隔数目，这里是 16 个，也可以理解为直方图显示的横轴坐标的计数总数。然后实例化 vtkImageAccumulate 类，连接转化后的图像数据。之后的三个方法是其最主要的方法，下面一一说明。

（1）SetComponentExtent(0,bins-1,0,0,0,0) 设定需要计算的每个组分的直方图的最小值和最大值。这里可以同时支持三个组分（色彩）。因为这里是灰度图像，所以只有一个组分，第二、三个组分均设置为 0。第一组分的直方图维数为 16，那么灰度范围是 $[0,bins-1]$。

（2）SetComponentOrigin(0,0,0) 设置统计时每个组分的起始灰度值。这里全是 0；如设置为 100，那么就会只统计 100 以上的像素值。

（3）SetComponentSpacing(256.0/bins,0,0) 设置每个间隔代表的灰度范围。比如第一间隔是读取的 0—16 的灰度范围。

最后使用 Update() 方法开始执行。

虽然 vtkImageAccumulate 的输出类型为 vtkImageData，但是并不能直接按照显示图像的方式进行显示。VTK 中定义了 vtkBarChartActor 用来显示条形图，因此可以利用其来显示直方图。但是该类接收的数据类型为 vtkDataObject，因此需要先将直方图数据进行转换：首先将直方图数组储存到 vtkIntArray 数组 frequencies 中，通过函数 GetFieldData()->AddArray(frequencies) 将其添加到 vtkDataObject 对象中，而后 vtkBarChartActor 对象接收 vtkDataObject 对象作为输入。

另外还需要设置图表的名字、颜色、位置等。需要注意两个函数：

barChart->GetPositionCoordinate()->SetValue(0.05,0.05,0.0);

barChart->GetPosition2Coordinate()->SetValue(0.95,0.95,0.0);

它们设置的是图表所在矩形在窗口中的左下角点和右上角点坐标，VTK 的坐标系原点位于左下角点，设置时需要格外注意。

而后的代码是进行普通的显示。完整代码的显示结果如图 7.17。

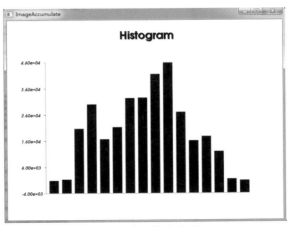

图 7.17 灰度图像直方图

7.3.6.2 彩色图像直方图

彩色图像与灰度图像的不同主要在于通道，处理的方法几乎完全相同。彩色图像有 RGB 三个通道。下面给出示例代码（7.3.6.2_ImageAccumulate2.py）的主要部分：

```
1    reader = vtk.vtkJPEGReader()
2    reader.SetFileName ("../data/lena.jpg")
3    reader.Update()
4
5    numComponents = reader.GetOutput().GetNumberOfScalarComponents()
6    print(numComponents)
7    plot =vtk.vtkXYPlotActor()
8    plot.ExchangeAxesOff()
9    plot.SetLabelFormat( "%g" )
10   plot.SetXTitle( "Intensity" )
11   plot.SetYTitle( "Frequency" )
12   plot.SetXValuesToValue()
13   plot.GetProperty().SetColor(0.0, 0.0, 0.0)
14   plot.GetAxisLabelTextProperty().SetColor(0.0, 0.0, 0.0)
15   plot.GetAxisTitleTextProperty().SetColor(0.0, 0.0, 0.0)
16
17   colors = [[ 1, 0, 0 ],[ 0, 1, 0 ],[ 0, 0, 1 ]]
18   labels = ["Red", "Green", "Blue"]
19   xmax = 0
20   ymax = 0
21
22   for i in range(numComponents):
23     extract = vtk.vtkImageExtractComponents()
24     extract.SetInputConnection( reader.GetOutputPort() )
25     extract.SetComponents( i )
26     extract.Update()
27
28     Myrange =extract.GetOutput().GetScalarRange()
29
```

```
30        extent = int(Myrange[1])-int(Myrange[0])-1
31
32        histogram =vtk.vtkImageAccumulate()
33        histogram.SetInputConnection( extract.GetOutputPort() )
34        histogram.SetComponentExtent( 0,extent, 0,0, 0,0)
35        histogram.SetComponentOrigin( Myrange[0],0,0 )
36        histogram.SetComponentSpacing( 1,0,0 )
37        histogram.SetIgnoreZero( 1 )
38        histogram.Update()
39
40        if(Myrange[1] > xmax ):
41            xmax = Myrange[1]
42
43        if( histogram.GetOutput().GetScalarRange()[1] > ymax ):
44            ymax = histogram.GetOutput().GetScalarRange()[1]
45
46        plot.AddDataSetInput(histogram.GetOutput())
47        plot.SetPlotColor(i,colors[i])
48        plot.SetPlotLabel(i,labels[i])
49        plot.LegendOn()
50
51    plot.SetXRange( 0, xmax)
52    plot.SetYRange( 0, ymax)
```

由于代码比较长，下面不逐行解释，只作整体说明。

计算直方图的主要代码段是 for 循环的行。由于彩色图像不能直接计算直方图，因此需要先通过 vtkImageExtractComponents 来提取每个通道图像，然后再利用 vtkImageAccumulate 统计直方图。在本例中计算直方图的间隔取 (1,0,0)，即每个灰度计算统计一个频率，而且灰度起点为图像的最小灰度值，这样间隔的个数即为：最大灰度值减去最小灰度值，再减 1，如第 37 行代码。同时，设置了 SetIgnoreZero() 为 1，即在统计直方图时，像素值为 0 的像素不进行统计。

在前面灰度图像直方图实例中，我们使用的是 vtkBarChartActor 柱状图来显示直方图，在本例中则使用 vtkXYPlotActor 曲线来表示直方图，这里做一简单介绍。vtkXYPlotActor 类可以用来显示二维曲线，它可以接收多个输入数据，如本例中我们输入了三条曲线，分别是图像红色分量直方图区域，绿色分量直方图曲线和蓝色分量直方图曲线。SetXRange() 和 SetYRange() 用来设置 X 轴和 Y 轴的数据范围，另外还可以设置 X 轴和 Y 轴名字、曲线标题等属性，详细可以查阅 vtkXYPlotActor 类的说明文档。vtkXYPlotActor 类是一个 vtkActor2D 的子类，因此定义相应的 vtkRenderer、vtkRenderWindow 和 vtkRenderWindowInteractor 对象建立可视化管道来显示图像直方图曲线。本例的显示效果如图 7.18，其中，红色曲线代表红色分量的直方图，绿色代表绿色分量的直方图曲线，蓝色代码蓝色分量的直方图曲线。

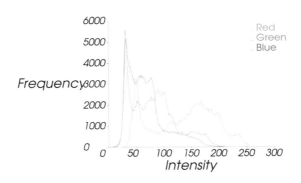

图 7.18 彩色图像直方图

7.3.7 图像重采样

图像重采样是一种常用的图像数据处理方法，是即图像数据重新组织过程中对灰度的处理方法。图像采样是按一定间隔采集影像灰度数值的，当阈值不位于采样点上的原始函数的数值时，就需要利用已采样点进行内插，称为重采样。比如栅格／影像数据进行配准或纠正、投影等几何变换后，像元中心位置通常会发生变化，其在输入栅格中的位置不一定是整数的行列号，因此需要根据输出栅格上每个像元在输入栅格中的位置，对输入栅格按一定规则进行重采样，进行栅格值的重新计算，建立新的栅格矩阵。在不同分辨率的栅格／影像数据之间进行运算时，需要将栅格大小统一到一个指定的分辨率上，此时也需要对栅格进行重采样。常用的三种重采样的方法是：最邻近法 (Nearest Neighbor)、双线性插值法 (Bilinear Interpolation)、三次卷积法（Cubic Convolution）。

图像重采样后会使图像的维数发生变化，当重采样图像维数小于原图像时称为降采样，当采样图像维数大于原图像时称为升采样。VTK 中进行图像降采样的类为 vtkImageShrink3D，进行图像升采样的类为 vtkImageMagnify。本书附代码 7.3.7_ImageShrink3D.py 做了演示，是对图像进行降采样，关键代码如下：

```
1    reader =vtk.vtkDICOMImageReader()
2    reader.SetFileName ("../data/CT_head.dcm")
3    reader.Update()
4
5    shrinkFilter =vtk.vtkImageShrink3D()
6    shrinkFilter.SetInputConnection(reader.GetOutputPort())
7    shrinkFilter.SetShrinkFactors(20,20,1)
8    shrinkFilter.Update()
9
10   originalDims = []
11   originalDims.append(reader.GetOutput().GetDimensions())
12   originalSpace = []
13   originalSpace.append(reader.GetOutput().GetSpacing())
14   shrinkDims = [];
15   shrinkDims.append(shrinkFilter.GetOutput().GetDimensions())
16   shrinkSpace = []
```

```
17      shrinkSpace.append(shrinkFilter.GetOutput().GetSpacing())
18      print(originalDims)
19      print(originalSpace)
20      print(shrinkDims)
21      print(shrinkSpace)
```

第 1—3 行读取 DICOM 的灰度图像。

第 5—8 行是进行图像的降采样。首先实例化类 vtkImageShrink3D，然后连接读取的图像，然后使用 SetShrinkFactors(20, 20, 1) 方法来设置采样的数值，然后使用 Update() 执行降采样。

第 10—21 行读取原始图像以及降采样的图像的维数和像素间距，把这两组值进行输出比较，结果如下：

[(512, 512, 1)]
[(1.0, 1.0, 1.0)]
[(25, 25, 1)]
[(20.0, 20.0, 1.0)]

后续代码与之前的程序一样，是进行图像的显示。代码运行的结果如图 7.19。

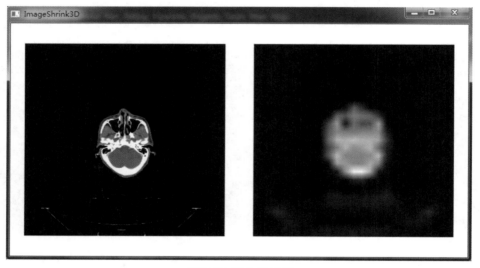

图 7.19 图像重采样

7.3.8 图像运算

图像运算指以图像为单位进行的操作（该操作对图像中的所有像素同样执行），运算的结果是一幅其灰度分布与原来参与运算图像灰度分布不同的新图像。具体的运算主要包括算术和逻辑运算，它们通过改变像素的值来得到图像增强的效果。算术和逻辑运算中每次只涉及一个空间像素的位置，所以可以"原地"完成，即在 (x, y) 位置做一个算术运算或逻辑运算，其运算结果可以存在其中一个图像的相应位置，因为那个位置在其后的运算中不会再使用。换句话说，设对两幅图像 $f(x, y)$ 和 $h(x, y)$ 的算术或逻辑运算的结果是 $g(x, y)$，则可直接将 $g(x, y)$ 覆盖 $f(x, y)$ 或 $h(x, y)$，即从原存放输入图像的空间直接得到输出图像。

7.3.8.1 算术运算

VTK 使用 vtkImageMathematics 类来进行图像的算术运算。示例见本书附代码 7.3.8.1_
ImageMathematics.py，其主要代码如下：

```
1   imageSource=vtk.vtkImageCanvasSource2D()
2   imageSource.SetNumberOfScalarComponents(3)
3   imageSource.SetExtent(0,4,0,4,0,0)
4   imageSource.SetDrawColor(50.0,0,0)
5   imageSource.FillBox(0, 4, 0, 4)
6   imageSource.Update()
7
8   imageMath =vtk.vtkImageMathematics()
9   imageMath.SetOperationToMultiplyByK()
10  imageMath.SetConstantK(4)
11  imageMath.SetInputConnection(imageSource.GetOutputPort())
12  imageMath.Update()
```

第 1—5 行生成一个红色像素值为 50.0 的图像（方法在前面章节中已介绍）。

第 8—12 行进行图像的算术运算。这里首先实例化类 vtkImageMathematics。然后设置
一元操作的方式 SetOperationToMultiplyByK，即设置为乘的方式。再使用 SetConstantK()
方法设置操作的因子 K 值为 4，也就是对于图像的每个像素值进行乘 4 操作，然后把最终值
输出。之后是连接图像并用 Update() 执行操作。

后续代码的是进行显示，这里略去。代码运行结果如图 7.20。

图 7.20 图像的数学运算

图像的算术运算有一元和二元操作。以上示例只是显示了一元操作。一元操作仅需要一
个图像即可，而二元操作需要两幅图来进行。

vtkImageMathematics 支持的一元操作如下：
SetOperationToATAN（像素值反正切运算），
SetOperationToATAN2（像素值二元反正切运算），
SetOperationToAbsoluteValue，
SetOperationToAddConstant（像素值增加一个常数 K，需要 SetConstantK 来设置），
SetOperationToSin，
SetOperationToCos，
SetOperationToExp，

SetOperationToSquare，

SetOperationToSquareRoot，

SetOperationToInvert（像素值取倒数运算），

SetOperationToLog，

SetOperationToMultiplyByK（像素值乘一个常数 K，需要 SetConstantK 来设置），

SetOperationToReplaceCByK（将图像中像素为 C 的像素值替换为 K）。

vtkImageMathematics 支持的二元操作如下：

SetOperationToAdd，

SetOperationToSubtract，

SetOperationToMultiply，

SetOperationToDivide，

SetOperationToConjugate(将两个标量图像对应像素组合为共轭复数)，

SetOperationToComplexMultiply（两个图像对应像素复数乘法运算），

SetOperationToMin（取两个图像中对应像素中较小值），

SetOperationToMax（取两个图像中对应像素中较大值）。

上述方法大多通过名称就可以看懂其功能。

7.3.8.2 逻辑运算

VTK 使用 vtkImageLogic 类来进行图像的逻辑运算。图像的逻辑运算包含：与（AND）、或（OR）、异或（XOR）、与非（NAND）、或非（NOR）以及非（NOT）。逻辑运算也可以像算数运算那样接受一个或两个图像，一元操作符仅只对第一个图像有效，而使用二元操作符可以对两个图像有效（两个输入图像的类型必须一致）。

本书附代码 7.3.8.2_ImageLogic.py 做了演示，使用的是二元操作符。其主要代码如下：

```
1    imageSource1 =vtk.vtkImageCanvasSource2D()
2    imageSource1 .SetScalarTypeToUnsignedChar()
3    imageSource1 .SetNumberOfScalarComponents(1)
4    imageSource1 .SetExtent(0, 100, 0, 100, 0, 0)
5    imageSource1 .SetDrawColor(0.0)
6    imageSource1 .FillBox(0,100,0,100)
7    imageSource1 .SetDrawColor(255.0)
8    imageSource1 .FillBox(20,60,20,60)
9    imageSource1 .Update()
10
11   imageSource2=vtk.vtkImageCanvasSource2D()
12   imageSource2 .SetScalarTypeToUnsignedChar()
13   imageSource2 .SetNumberOfScalarComponents(1)
14   imageSource2 .SetExtent(0, 100, 0, 100, 0, 0)
15   imageSource2 .SetDrawColor(0.0)
16   imageSource2 .FillBox(0,100,0,100)
17   imageSource2 .SetDrawColor(255.0)
18   imageSource2 .FillBox(40,80,40,80)
19   imageSource2 .Update()
20
21   imageLogic=vtk.vtkImageLogic()
22   imageLogic.SetInput1Data(imageSource1.GetOutput())
23   imageLogic.SetInput2Data(imageSource2.GetOutput())
```

```
24    imageLogic.SetOperationToXor()
25    imageLogic.SetOutputTrueValue(128)
26    imageLogic.Update()
```

第 1—19 行主要是生成两张规则的图像。特别注意第 8 行和 18 行的填充的位置 (20,60,20,60) 和 (40,80,40,80) 有部分的重叠。

第 21—26 行是进行二元操作。首先实例化类 vtkImageLogic，然后连接两组数据源，使用 SetOperationToXor 方法进行异或运算，再使用 SetOutputTrueValue 方法设置当两个图像对应像素值异或结果为真时的输出像素值。

完整代码的运行结果如图 7.21。其他更多的 vtkImageLogic 逻辑操作方法不难查询到，这里就不详述。

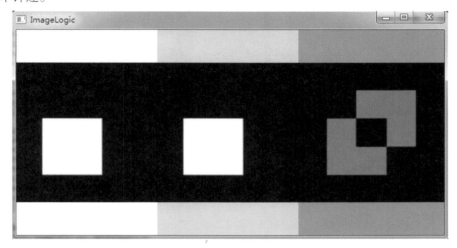

图 7.21　图像的逻辑运算

7.3.9　图像二值化

图像二值化就是将图像上的像素点的灰度值设置为 0 或 255，也就是将整个图像呈现出明显的黑白效果的过程，其实质就是把变换为只有前景和背景两种像素值的过程。在数字图像处理中，二值图像占有非常重要的地位，图像的二值化使图像中数据量大为减少，从而能凸显出目标的轮廓。

VTK 中进行图像二值化的类是 vtkImageThreshold，本书附代码 7.3.9_ImageBinary. py 给出了一个简单的例子来说明图像二值化。

```
1     reader =vtk.vtkDICOMImageReader()
2     reader.SetFileName ("../data/CT_head.dcm")
3     reader.Update()
4
5     thresholdFilter = vtk.vtkImageThreshold()
6     thresholdFilter.SetInputConnection(reader.GetOutputPort())
7     thresholdFilter.ThresholdByUpper(100)
8     thresholdFilter.SetInValue(255)
9     thresholdFilter.SetOutValue(0)
10    thresholdFilter.Update()
```

第 1—3 行读取一副 DICOM 图像（即灰度图像）。

第 5—10 行对图像进行二值化处理。首先示实例化 vtkImageThreshold 类，然后连接图像。使用 ThresholdByUpper 来设置二值化的分界，然后利用 SetInValue 和 SetOutValue 方法来设置在界线内和外的像素值，即大于 100 的像素值为 255，小于 100 的像素值为 0。最后使用 Update() 执行操作。完整代码的显示效果如图 7.22。

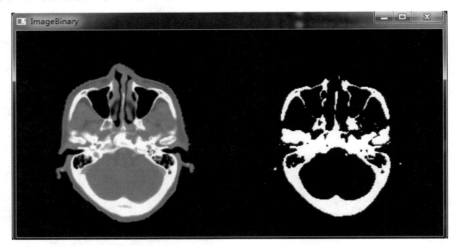

图 7.22 图像二值化

对 vtkImageThreshold 类需要更进一步说明：其实这个类不只是生成二值图像，它可以定义两个阈值 UpperThreshold 和 LowerThreshold，可以设置的范围有三段（1）大于 UpperThreshold，（2）UpperThreshold 和 LowerThreshold 之间，（3）小于 LowerThreshold。本示例的 ThresholdByUpper 只取了大于 UpperThreshold 的灰度值为有效范围。另外的两种阈值处理方式是：ThresholdByLower() 取小于 LowerThreshold 的范围为有效范围；ThresholdBetween() 取 UpperThreshold 和 LowerThreshold 之间的值为有效范围。如果没有对 SetInValue 和 SetOutValue 方法进行设置，那么就会输出原始图像。

7.4 边缘检测

边缘检测是图像处理和计算机视觉中的基本问题，边缘检测的目的是标识数字图像中亮度变化明显的点，这些变化包括（1）深度上的不连续；（2）表面方向不连续；（3）物质属性变化；（4）场景照明变化。通常这些点的集合代表的是轮廓，如果可以获得轮廓，就可以获得物体的面积，形状等特征。边缘提取的本质是一个滤波过程，使用图像的一阶导数和二阶导数来实现。通过不同的算子可以提取不同的特征，各个算子都有其特点，传统的常用算子有：Sobel 算子、Laplacian 算子、Canny 算子。VTK 对它们都有很好的封装，应用也比较简单。

7.4.1 梯度算子

梯度算子是利用图像的一阶导数来判断图像边缘，而此一阶导数是通过差分运算来近似的。图像梯度是一个矢量，即具有方向和大小。在 VTK 中使用 vtkImageGradient 来计算图像梯度场。

本书附代码 7.4.1.1_ImageGradient.py 使用梯度算子进行边缘检测的基本方法的演示，其主要代码如下。完整代码是先读取一副图像，而后进行图像转换输出（用 7.3.6 直方图统计中的相同方法），然后衔接本段示例代码，再之后是结果的显示。

```
1   magnitudeFilter = vtk.vtkImageMagnitude()
2   magnitudeFilter.SetInputConnection(gradientFilter.GetOutputPort())
3   magnitudeFilter.Update()
4
5   myrange= magnitudeFilter.GetOutput().GetScalarRange()
6   print(myrange)
7
8   ShiftScale = vtk.vtkImageShiftScale()
9   ShiftScale.SetOutputScalarTypeToUnsignedChar()
10  ShiftScale.SetScale(255 / myrange[1])
11  ShiftScale.SetInputConnection(magnitudeFilter.GetOutputPort())
12  ShiftScale.Update()
```

第 1—3 行是实例化类 vtkImageMagnitude，然后连接前面转化后的图像数据。最后用 Update() 来执行。

第 5—6 行是输出梯度处理后的数值范围。

第 8—12 行是使用 vtkImageShiftScale 类来对数据进行处理。因为 vtkImage-Magnitude 类处理后输出的是梯度矢量的 2- 范数，即矢量的模，所以必须将图像的范围调整为 [0，255] 才能显示。SetOutputScalarTypeToUnsignedChar() 方法是把数据类型转换为 UnsignedChar，SetScale() 设置调整比例值，然后连接前面处理的数据，最后用 Update() 来执行。

完整代码运行结果如图 7.23。

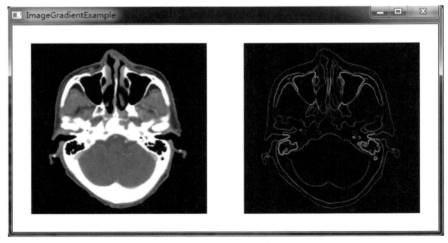

图 7.23 图像梯度计算结果

Sobel 算子是梯度算子的一种，采用 3×3 的模板（如图 7.24）来在图像上移动，并在每个位置上计算中心像素的梯度值。对此 VTK 使用 vtkSobel2D 来实现。本书附代码 7.4.1.2_Sobel.py 演示了使用该算子获取边缘的方法，完整代码运行结果如图 7.25。

−1	0	1
−2	0	2
−1	0	1

1	2	1
0	0	0
−1	−2	−1

图 7.24 Sobel 算子

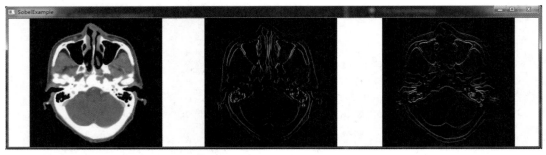

图 7.25 Sobel 算子示例

下面给出示例 7.4.1.2_Sobel.py 中的关键代码：

```
1   reader = vtk.vtkPNGReader()
2   reader.SetFileName("../data/CT_head.png")
3   reader.Update()
4
5   sobelFilter = vtk.vtkImageSobel2D()
6   sobelFilter.SetInputConnection(reader.GetOutputPort())
7
8   extractXFilter = vtk.vtkImageExtractComponents()
9   extractXFilter.SetComponents(0)
10  extractXFilter.SetInputConnection(sobelFilter.GetOutputPort())
11  extractXFilter.Update()
12
13  xRange = extractXFilter.GetOutput().GetScalarRange()
14
15  xImageAbs = vtk.vtkImageMathematics()
16  xImageAbs.SetOperationToAbsoluteValue()
17  xImageAbs.SetInputConnection(extractXFilter.GetOutputPort())
18  xImageAbs.Update()
19
20  xShiftScale = vtk.vtkImageShiftScale()
21  xShiftScale.SetOutputScalarTypeToUnsignedChar()
22  xShiftScale.SetScale( 255 / xRange[1] )
23  xShiftScale.SetInputConnection(xImageAbs.GetOutputPort())
24  xShiftScale.Update()
```

第 1—3 行读取图像，与前面程序代码类似。

第 5—6 行实例化 vtkImageSobel2D 类，连接图像。

第 8—11 行实例化 vtkImageExtractComponents 类来提取 X 方向上的梯度分量——

Y 方向分量的提取与此相同，唯一不同是 SetComponents() 的参数需要设置为 1。而后连接 Sobel 算子处理后的数据，最后使用 Update() 来执行。

第 13 行获取数据的范围。

第 15—18 行使用 vtkImageMathematics 类来计算数据的绝对值，采用的是 SetOperationToAbsoluteValue() 方法，之后连接数据，用 Update() 执行。

第 20—24 行使用 vtkImageShiftScale 类的方法来处理数据，以便可以显示，方法与前面的梯度算子的示例相同，这里就不再赘述。

7.4.2 Canny 算子

Canny 算子的处理步骤如下：

（1）降噪。任何边缘检测算法都不可能在未经处理的原始数据上很好地处理，所以第一步是对原始数据与高斯平滑模板作卷积，得到的图像与原始图像相比有些轻微的模糊。这样，单独的一个像素噪声在经过高斯平滑的图像上变得几乎没有影响。

（2）寻找梯度。图像中的边缘可能会指向不同的方向，所以 Canny 算法使用 4 个 mask 检测水平、垂直以及对角线方向的边缘。原始图像与每个 mask 所作的卷积都存储起来。对于每个点都标识在这个点上的最大值以及生成的边缘的方向。这样就从原始图像生成了图像中每个点亮度梯度图以及亮度梯度的方向。

（3）跟踪边缘。较高的亮度梯度比较有可能是边缘，但是没有一个确切的值来限定多大的亮度梯度是边缘，多小又不是，所以 Canny 使用了滞后阈值。滞后阈值需要两个阈值——高阈值与低阈值。假设图像中的重要边缘都是连续的曲线，这样就可以跟踪给定曲线中的部分，并且避免将没有组成曲线的噪声像素当成边缘。这样，从一个较大的阈值开始，将标识出比较确信的真实边缘，并跟踪此边缘；在跟踪时使用一个较小的阈值，这样就可以不跟丢，直到跟踪完整个曲线，回到起点。

一旦上述过程完成，就得到了一个二值图像，每个点表示一个边缘点。

本书附代码演示了 Canny 算子的使用，这个示例比较复杂，其主要代码如下：

```
1   reader = vtk.vtkPNGReader()
2   reader.SetFileName("../data/CT_head.png")
3   reader.Update()
4
5   il = vtk.vtkImageLuminance()
6   il.SetInputConnection(reader.GetOutputPort())
7   il.Update()
8
9   ic = vtk.vtkImageCast()
10  ic.SetOutputScalarTypeToFloat()
11  ic.SetInputConnection(il.GetOutputPort())
12  ic.Update()
13
14  gs = vtk.vtkImageGaussianSmooth()
15  gs.SetInputConnection(ic.GetOutputPort())
16  gs.SetDimensionality(2)
17  gs.SetRadiusFactors(1, 1, 0)
```

```
18    gs.Update()
19
20    imgGradient = vtk.vtkImageGradient()
21    imgGradient.SetInputConnection(gs.GetOutputPort())
22    imgGradient.SetDimensionality(2)
23    imgGradient.Update()
24
25    imgMagnitude = vtk.vtkImageMagnitude()
26    imgMagnitude.SetInputConnection(imgGradient.GetOutputPort())
27    imgMagnitude.Update()
28
29    nonMax = vtk.vtkImageNonMaximumSuppression()
30    nonMax.SetMagnitudeInputData(imgMagnitude.GetOutput())
31    nonMax.SetVectorInputData(imgGradient.GetOutput())
32    nonMax.SetDimensionality(2)
33    nonMax.Update()
34
35    pad = vtk.vtkImageConstantPad()
36    pad.SetInputConnection(imgGradient.GetOutputPort())
37    pad.SetOutputNumberOfScalarComponents(3)
38    pad.SetConstant(0)
39    pad.Update()
40
41    i2sp1 = vtk.vtkImageToStructuredPoints()
42    i2sp1.SetInputConnection(nonMax.GetOutputPort())
43    i2sp1.SetVectorInputData(pad.GetOutput())
44    i2sp1.Update()
45
46    imgLink = vtk.vtkLinkEdgels()
47    imgLink.SetInputData(i2sp1.GetOutput())
48    imgLink.SetGradientThreshold(2)
49
50    thresholdEdgels = vtk.vtkThreshold()
51    thresholdEdgels.SetInputConnection(imgLink.GetOutputPort())
52    thresholdEdgels.ThresholdByUpper(10)
53    thresholdEdgels.AllScalarsOff()
54
55    gf = vtk.vtkGeometryFilter()
56    gf.SetInputConnection(thresholdEdgels.GetOutputPort())
57    gf.Update()
58
59    i2sp = vtk.vtkImageToStructuredPoints()
60    i2sp.SetInputConnection(imgMagnitude.GetOutputPort())
61    i2sp.SetVectorInputData(pad.GetOutput())
62    i2sp.Update()
63
64    spe = vtk.vtkSubPixelPositionEdgels()
65    spe.SetInputConnection(gf.GetOutputPort())
66    spe.SetGradMapsData(i2sp.GetStructuredPointsOutput())
```

```
67
68      strip = vtk.vtkStripper()
69      strip.SetInputConnection(spe.GetOutputPort())
```

该程序在处理边缘时将其作为几何数据来进行处理，因此涉及了部分几何数据操作的Filter。程序首先读入图像，计算图像的梯度和模值，接下来按照 Canny 算子的步骤进行处理。下面对用到的类和详细过程进行介绍：

（1）vtkImageNonMaximumSuppression 将图像中的非局部峰值设置为 0，其输入和输出类型都是 vtkImageData。其中输入有两个——模值图像（magnitude）和向量图像，一个典型的方法是输入梯度模值图像和梯度向量图像，对梯度做非极大值抑制。

（2）vtkImageConstantPad 增加图像的大小，其输入和输出也都为 vtkImageData。其中函数 SetOutputNumberOfScalarComponents() 用于设置输出图像的像素数据组分个数，函数 SetConstant() 用于设置输出图像中扩大的区域像素值。而 SetOutputWholeExtent()则用于设置输出图像的范围，这里的作用是将梯度图像像素的组分修改为 3，方便下面vtkImageToStructuredPoints 使用。

（3）ImageToStructuredPoints 将 vtkImageData 格式转换为规则点集。该类的输入类型是 vtkImageData，另外还有一个可选的 RGB 三组分向量图像输入；输出类型是vtkStructuredPoints，当输入向量图像时，向量图像像素数据会转为输出图像的对应点的属性。

（4）vtkLinkEdgels 类根据点的相邻关系连接成连续的折线 Polyline。其内部阈值变量GradientThreshold 可以用来排除输入点中梯度值小于该阈值的点。当使用 vtkLinkEdgels进行 Canny 算子的双阈值边缘检测时，GradientThreshold 可以用作较小的阈值。设置该阈值的函数是 SetGradientThreshold(2)。

（5）vtkThreshold 用于获取输入任意类型数据的满足阈值条件的单元数据。该类的输入为 VTK 的任意数据类型，输出数据类型是不规则网格。阈值设置有：大于阈值，小于阈值，介于两个阈值之间。阈值比较时有两种属性模式可选——点属性、多元属性，默认是点属性。而当属性为多元数据时，还需要设置阈值比较时使用哪个组分的数据，其中提供了三种模式选择——所有组分都满足阈值条件，任意一个满足阈值条件，用户指定的组分满足阈值条件。当使用点属性数据时，如果设置了 AllScalars，那么单元满足阈值条件的前提会是其所有点的属性都满足阈值条件。这里将阈值设置为 10，即 Canny 中双阈值的较大阈值。

（6）vtkGeometryFilter 将数据转换为几何数据，输出类型为 vtkPolyData。该类从vtk-Threshold 的输出中提取图像边缘的几何数据。

（7）vtkSubPixelPositionEdgels 接收一系列连续曲线及其对应的梯度信息作为输入，利用梯度信息来调整曲线位置。这里对前面提取的图像边缘再根据其梯度进行调整。

（8）vtkStripper 用来将输入的多边形、三角形或者线段生成三角形带或者折线段。输入的多边形数据必须是三角形，否则不会进行带化处理。因此处理多边形数据时，可以先用vtkTriangleFilter 进行三角化后再使用本类。如果输入中存在孤立点的话，也不会进行任何处理。默认情况下，该 filter 处理后会丢弃掉属性数据。

完整代码运行的结果如图 7.26。

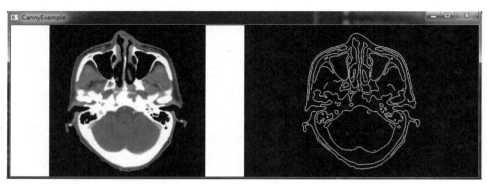

图 7.26　Canny 算子边缘检测结果

7.4.3 拉普拉斯算子

拉普拉斯 (Laplacian) 算子是一个二阶边缘检测算子，即检测梯度的散度。其计算也使用模板，模板定义如图 7.27。

0	−1	0
−1	4	−1
0	−1	0

−1	−1	−1
−1	8	−1
−1	−1	−1

图 7.27　拉普拉斯算子模板

在 VTK 中使用 vtkImageLaplacian 类来实现拉普拉斯算子边缘检测。其计算的结果为标量，表示边缘的宽度。由于它计算的是图像的二阶导数，所以对噪声比较敏感。

本书附代码 7.4.3_Laplacian.py 进行了演示，比较简单，关键代码如下：

```
1   reader = vtk.vtkPNGReader()
2   reader.SetFileName ("../data/PET.png")
3   reader.Update()
4
5   lapFilter = vtk.vtkImageLaplacian()
6   lapFilter.SetInputConnection(reader.GetOutputPort())
7   lapFilter.SetDimensionality(2)
8   lapFilter.Update()
9
10  myRange = lapFilter.GetOutput().GetScalarRange()
11  print(myRange)
12
13  ShiftScale = vtk.vtkImageShiftScale()
14  ShiftScale.SetOutputScalarTypeToUnsignedChar()
15  ShiftScale.SetScale( 255 / (myRange[1]-myRange[0]) )
16  ShiftScale.SetShift(245)
17  ShiftScale.SetInputConnection(lapFilter.GetOutputPort())
18  ShiftScale.Update()
```

最核心的部分在代码的第 5—7 行。vtkImageLaplacian 类输入和输出的类型都是 vtk-ImageData，其输出的像素为标量。方法 SetDimensionality(2) 用来设置输入的图像的维数，默认是 2 维。使用 Update() 执行后，结果传输至 vtkImageShiftScale 类处理，处理方法与前面相同。

完整代码运行的结果如图 7.28。

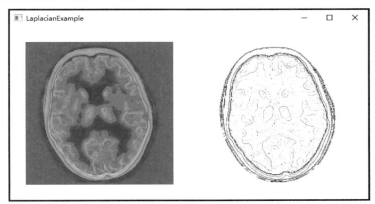

图 7.28 拉普拉斯算子运行示例

7.5 图像平滑

图像平滑是图像处理和计算机视觉中一个很基本的操作，主要动作是去除图像中的噪声。因为处理过程往往会使图像变的模糊，所以又叫模糊处理。

图像平滑的基本原理是将噪声所在像素点的像素值处理为其周围临近像素点的值的近似值。一般是通过使用模板卷积运算实现。模板就是一个 $n \times n$ 的小图像，常用的有 $3 \times 3,5 \times 5$ 等。利用模板中对应的系数与图像中对应系数相乘来算得一个加权平均值，赋予中心对应的像素。图像平滑处理的方法有很多，比如均值滤波、方框滤波、高斯滤波、中值滤波、双边滤波等。

7.5.1 均值滤波

均值滤波其对应的模板各像素值相同且和为 1。VTK 中并未有直接用于均值滤波的类，但是可以使用 vtkImageConvolve 类来实现，运用好这一个类的卷积模板，可以实现多种空域图像的滤波。本书附代码 7.5.1_MeanFilter.py 进行了演示，关键代码如下：

```
1   reader = vtk.vtkPNGReader()
2   reader.SetFileName("../data/CT_head.png")
3   reader.Update()
4
5   originalCastFilter=vtk.vtkImageCast()
6   originalCastFilter.SetInputConnection(reader.GetOutputPort())
7   originalCastFilter.SetOutputScalarTypeToFloat()
8   originalCastFilter.Update()
9
10  convolveFilter=vtk.vtkImageConvolve()
11  convolveFilter.SetInputConnection(originalCastFilter.GetOutputPort())
12  kernel = [0.04,0.04,0.04,0.04,0.04,
13       0.04,0.04,0.04,0.04,0.04,
14       0.04,0.04,0.04,0.04,0.04,
```

```
15              0.04,0.04,0.04,0.04,0.04,
16              0.04,0.04,0.04,0.04,0.04 ]
17    convolveFilter.SetKernel5x5(kernel)
18    convolveFilter.Update()
19
20    convCastFilter=vtk.vtkImageCast()
21    convCastFilter.SetInputData(convolveFilter.GetOutput())
22    convCastFilter.SetOutputScalarTypeToUnsignedChar()
23    convCastFilter.Update()
```

第 1—3 行读取 PNG 格式图像（与前面的示例代码相似）。

第 5—8 行进行图像数据类型的转换。这里是把 unsigned char 转换成 float 数据类型。因为主要考虑运算式的数据范围的变化和精度变化。

第 10—18 行进行卷积运算。首先是实例化 vtkImageConvolve 类，然后连接图像数据，这里需要设定一个卷积核，即一个方形数组，再然后使用 SetKernel5x5() 做卷积。这里的卷积核所有的数值相加为 1。也可以设置其和不是 1，最后会造成平滑的图像变暗（小于 1 时）或者变亮（大于 1 时）。最后执行 Update()。有兴趣的读者可以修改卷积核的参数来查看变换的结果。

第 20—23 行再次进行图像数据类型的转换。这里是把 float 类型转换为 unsigned char 类型，用于图像的显示。

后续的代码主要是进行显示。完整代码运行的结果如图 7.29。

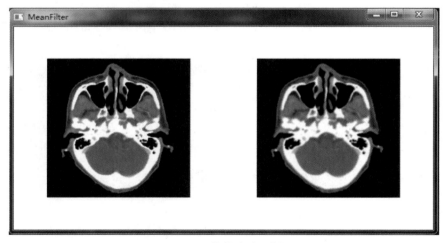

图 7.29 均值滤波示例

7.5.2 高斯平滑

高斯平滑与均值滤波的原理基本相同，只是高斯平滑的权重计算方法是利用高斯分布，即离中心越远，权重越小。VTK 中使用类 vtkImageGaussianSmooth 来进行高斯平滑。本书附代码 7.5.2_GaussianFilter.py 进行了演示，其关键代码如下：

```
1    reader=vtk.vtkPNGReader()
2    reader.SetFileName("../data/PET.png")
3    reader.Update()
```

```
4
5    gaussianSmoothFilter =vtk.vtkImageGaussianSmooth()
6    gaussianSmoothFilter.SetInputConnection(reader.GetOutputPort())
7    gaussianSmoothFilter.SetDimensionality(2)
8    gaussianSmoothFilter.SetRadiusFactor(5)
9    gaussianSmoothFilter.SetStandardDeviation(3)
10   gaussianSmoothFilter.Update()
```

第 1—3 行读取 PNG 格式图像（与前面示例代码相似）。

第 5—10 行是高斯平滑的关键部分。首先实例化类 vtkImageGaussianSmooth，然后连接图像。使用方法 SetDimensionality() 设置相应的维数。使用 SetRadiusFactor() 方法设置高斯模板的大小，当超过范围，系数取 0。SetStandardDeviation() 方法用于设置高斯分布函数的标准差。最后使用 Update() 执行。

后续的代码主要是进行显示。完整代码运行结果如图 7.30。

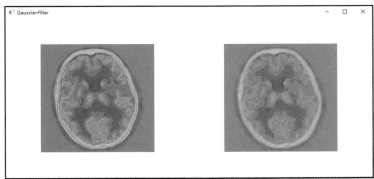

图 7.30 高斯平滑示例

7.5.3 中值滤波

中值滤波就是将当前像素点及其邻域内的像素点排序后取中间值来作为当前值的像素点。VTK 中使用类 vtkImageHybridMedian2D 来实现中值滤波，实际上是使用 5×5 的卷积核来进行。本书附代码 7.5.3_MedianFilter.py 进行了演示，关键部分如下：

```
hybridMedian=vtk.vtkImageHybridMedian2D()
hybridMedian.SetInputData(reader.GetOutput())
hybridMedian.Update()
```

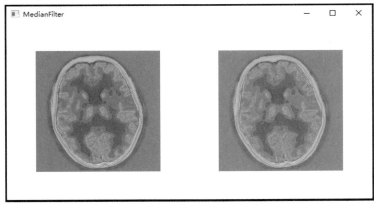

图 7.31 中值滤波示例

这段代码很简单，只是连接相应的图像然后执行。该方法能够有效保持图像边缘，并对于噪声有较好的抑制作用。需要三维像的滤波时可以用 vtkImageHybridMedian3D 类。

完整代码运行结果如图 7.31。

7.5.4 各向异性滤波

各向异性滤波是将图像看成物理学的力场或者热流场，图像像素总是向跟它的值相异不是很大的地方流动或者运动，这样那些差异大的地方（边缘）就得以保留，所以本质上各向异性滤波是图像边缘保留滤波器。VTK 中使用 vtkImageAnistropicDiffusion2D 和 vtkImageAnistropicDiffusion3D 来实现对于二维和三维图像的各向异性滤波。本书附代码 7.5.4_AnistropicFilter.py 进行了示例，关键代码如下：

```
diffusion=vtk.vtkImageAnisotropicDiffusion2D()
diffusion.SetInputConnection(reader.GetOutputPort())
diffusion.SetNumberOfIterations(10)
diffusion.SetDiffusionThreshold(20)
diffusion.Update()
```

这段代码也相对简单。主要是两个方法：SetNumberOfIterations(10) 用于设置迭代次数；SetDiffusionThreshold(20) 定义了一个阈值，只有像素梯度小于该阈值时才会扩散。具体的原理可以参考相关文献。

完整代码运行结果如图 7.32。

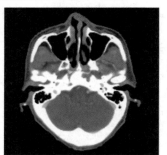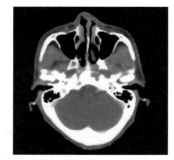

图 7.32 各向异性滤波

7.6 频域处理

频域处理是指根据一定的图像模型，对图像频谱进行不同程度修改的技术，通常作如下假设：（1）引起图像质量下降的噪声占频谱的高频段；（2）图像边缘占高频段；（3）图像主体或灰度缓变区域占低频段。基于这些假设，可以在频谱的各个频段进行有选择性的修改。

图像的频域处理是把图像变换到频域空间，经过在频域空间的处理，再转换至图像空间。最常用的频域处理有快速傅里叶变换和其逆变换，低通滤波和高通滤波等。下面对这几个代表性方法进行介绍。

7.6.1 快速傅里叶变换

用快速傅立叶变换（Fast Fourier Transform，FFT）能将时域的数字信号转换为频域信号。转换为频域信号之后可以很方便地分析出信号的频率成分，在频域上进行处理，最终还可以将处理完毕的频域信号通过其逆变换转换为时域信号（即常规的图像空间），实现许多在时域无法完成的信号处理算法。VTK 中完成快速傅里叶变换和逆变换的类分别为 vtkImageFFT 和 vtkImageRFFT。FFT 的输入为实数或者复数数据，输出为复数数据，这样需要用到 vtkImageExtractComponents 类提取某一组分进行图像显示。本书附代码 7.6.1_FFT_RFFT.py 进行示例，关键部分如下：

```
1    reader=vtk.vtkPNGReader()
2    reader.SetFileName("../data/PET.png")
3    reader.Update()
4
5    fftFilter=vtk.vtkImageFFT()
6    fftFilter.SetInputConnection(reader.GetOutputPort())
7    fftFilter.SetDimensionality(2)
8    fftFilter.Update()
9
10   fftExtractReal=vtk.vtkImageExtractComponents()
11   fftExtractReal.SetInputConnection(fftFilter.GetOutputPort())
12   fftExtractReal.SetComponents(0)
13   fftExtractReal.Update()
14
15   rfftFilter=vtk.vtkImageRFFT()
16   rfftFilter.SetInputConnection(fftFilter.GetOutputPort())
17   rfftFilter.SetDimensionality(2)
18   rfftFilter.Update()
19
20   ifftExtractReal=vtk.vtkImageExtractComponents()
21   ifftExtractReal.SetInputConnection(rfftFilter.GetOutputPort())
22   ifftExtractReal.SetComponents(0)
23   ifftExtractReal.Update()
```

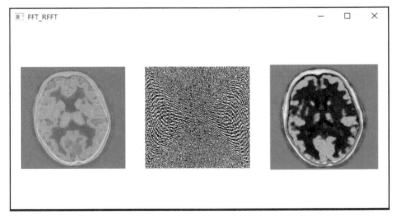

图 7.33　快速傅里叶变换示例

第 1—3 行读取图像。

第 5—8 行进行快速傅里叶变化。实例化 vtkImageFFT 类，连接读取的图像，然后使用 SetDimensionality() 来设置图像的维度，然后执行 Update() 方法。

第 10—13 行是为了显示某一个组分。主要是设置 SetComponents() 参数，这里设置的是 0，而后就可以输出显示快速傅里叶变换的结果了。

第 15—23 行是进行快速傅里叶变换的逆变换，并提取相应的组分。与 FFT 的处理过程类似，这里就不再赘述。

代码运行的结果如图 7.33。

7.6.2 低通滤波

理想的低通滤波是允许信号中低于指定截止频率的所有分量通过，而其他的信号分量则不能通过。图像的噪声是高频部分，所以低通滤波可以达到平滑噪声的目的，在 VTK 中使用类 vtkImageIdealLowPass 来实现。本书附代码 7.6.2_IdealLowpass.py 进行了演示，关键部分如下：

```
1    reader=vtk.vtkPNGReader()
2    reader.SetFileName("../data/PET.png")
3    reader.Update()
4
5    fftFilter=vtk.vtkImageFFT()
6    fftFilter.SetInputConnection(reader.GetOutputPort())
7    fftFilter.Update()
8
9    lowPassFilter=vtk.vtkImageIdealLowPass()
10   lowPassFilter.SetInputConnection(fftFilter.GetOutputPort())
11   lowPassFilter.SetXCutOff(0.05)
12   lowPassFilter.SetYCutOff(0.05)
13   lowPassFilter.Update()
```

这段代码有用到快速傅里叶变换，因此主要部分比较简单。

第 1—3 行是读取图像。

第 5—7 行是对图形进行快速傅里叶变换。

第 9—13 行是进行理想低通滤波。方法 SetXCutOff() 和 SetYCutOff() 用来设置每个方向上的截断频率。最后使用 Update() 来执行。

完整代码的其他部分与快速傅里叶变化基本相同。代码运行的结果如图 7.34。

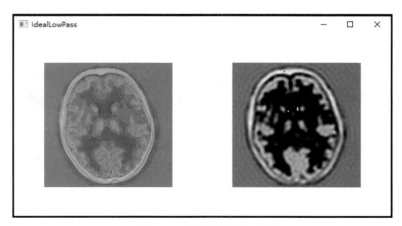

图 7.34 理想低通滤波示例

7.6.3 高通滤波

高通滤波与低通滤波相反，它允许信号中高于指定频率的所有分量通过，即抑制信号的低频部分。高通滤波使用类 vtkImageIdealHighPass 实现。本书附代码 7.6.3_IdealHighPass.py 进行了演示，关键部分如下：

```
highPassFilter=vtk.vtkImageIdealHighPass()
highPassFilter.SetInputConnection(fftFilter.GetOutputPort())
highPassFilter.SetXCutOff(0.3)
highPassFilter.SetYCutOff(0.3)
highPassFilter.Update()
```

这段程序和低通滤波的相似，不多解释。运行结果如图 7.35。

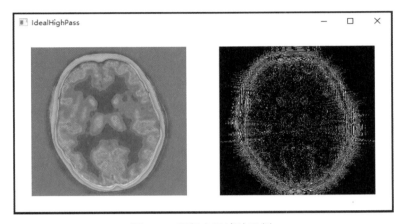

图 7.35 理想高通滤波示例

7.7 本章小结

• 用 VTK 重建图像可以通过生成画布并在其中绘制图像的方式，也可以通过直接创建图像并写入像素值的方式。

• VTK 图像显示技术包括 vtkImageViewer2、vtkImageActor 和图像融合等技术，这些技术可以在不同的应用场景下实现图像的显示。

• VTK 图像基本操作包括图像信息以及像素值的读取与修改、图像类型的转换、图像颜色映射、区域提取、直方图统计、图像重采样、图像运算、图像二值化等。

• VTK 中的边缘检测技术包括梯度算子、Canny 算子和 Laplacian 算子等，使用这些技术可以识别图像中的边缘和轮廓。

• VTK 中的图像平滑技术包括均值滤波、高斯平滑、中值滤波和各向异性滤波等，使用这些技术可以去除图像中的噪声和伪影，并提高图像的质量。

• VTK 中的频域处理技术包括快速傅里叶变换、低通滤波和高通滤波等，使用这些技术可以更好地了解图像的频率特征，并实现频率域滤波或增强。

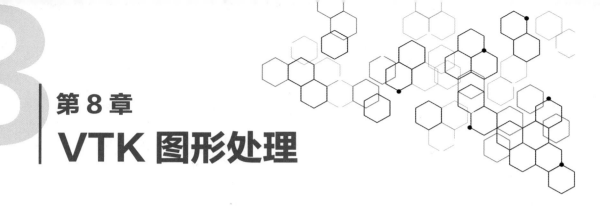

第 8 章

VTK 图形处理

在各种学科的实际应用中，三维图形数据的处理尤为重要。点、线、面共同构成了三维空间中的图形。在第 7 章，我们学习了如何使用 VTK 处理图像，本章将会讲解 VTK 中图形的处理。

8.1 vtkPolyData 数据生成和显示

在第 5 章里介绍了 vtkPolyData 类，这个类是 vtkDataSet 类的具体实现，表示了由顶点（Vertices）、线（Lines）、多边形（Polygons）和三角形带（Triangle strips）组成的几何结构，也包含点和单元的属性值（例如标量、向量等）。

下面通过一个简单的例子来了解一下 vtkPolyData 是如何使用的，示例见本书附代码 8.1.1_PolyDataSource.py，其关键部分如下：

```
1    cone = vtk.vtkConeSource()
2    cone.Update()
3
4    npoints = cone.GetOutput().GetNumberOfPoints()
5    ncells = cone.GetOutput().GetNumberOfCells()
6
7    print("Points number:", str(npoints))
8    print("Cells  number:", str(ncells))
9
10   mapper = vtk.vtkPolyDataMapper()
11   mapper.SetInputConnection(cone.GetOutputPort())
12
13   actor = vtk.vtkActor()
14   actor.SetMapper(mapper)
```

第 1—2 行使用 vtkConeSource 类定义了一个锥体的图形数据 cone，并更新数据。

第 4—5 行使用 cone.GetOutput() 获取到这个锥体的 vtkPolyData 数据，并使用 GetNumberOfPoints() 和 GetNumberOfCells() 读取这个 vtkPolyData 中点（Point）的数量和单元（Cell）的数量。

第 7—8 行打印出内容，我们可以知道，默认的 vtkConeSource 中包含 7 个点和 7 个单元。

第 10—11 行，此时需要定义图形数据的渲染管线，而构建 vtkPolyData 类型的渲染管线需要使用 vtkPolyDataMapper 类，于是生成此类的实例 mapper，再对其使用函数 SetInputConnection，参数为 cone.GetOutputPort()，以获取刚刚定义的锥体算法的输出。

完整程序运行结果如图 8.1。

图 8.1 vtkConeSource 图形

8.1.1 数据源

在刚刚的例子中，使用了 vtkConeSource，这是 VTK 内部提供的数据源类。VTK 内部提供了许多类似的数据源类，可以让开发者很方便地获取几种简单的图形数据，除锥体外，还有箭头、立方体、柱体等。表 8.1 列举了一部分 VTK 内部提供的图形数据。在前一个例子中，使用这些图形数据源类替换 vtkConeSource 即可将这些图形渲染出来。

表 8.1 VTK 常见的 vtkPolyData 数据源类

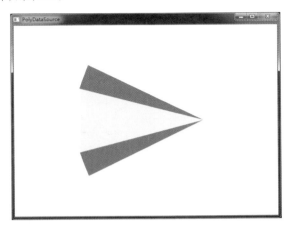

vtkArrowSource

vtkCubeSource

vtkSphereSource

vtkCylinderSource

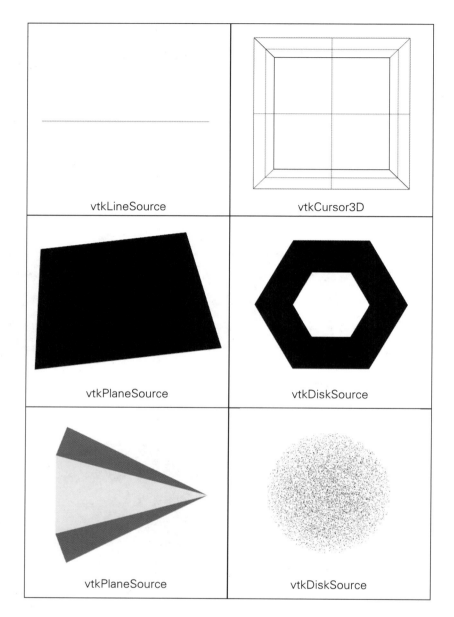

vtkLineSource	vtkCursor3D
vtkPlaneSource	vtkDiskSource
vtkPlaneSource	vtkDiskSource

8.1.2 数据创建

前面介绍过，vtkPolyData 由 0D 点、1D 线、2D 多边形和 2D 三角形带构成，是通过四个单独的 vtkCellArray 实例来实现的，可以指定这些数据插入到 vtkPolyData 中。由于类的设计，如何将混合单元数据插入 vtkPolyData 中，以及它们的处理和渲染顺序有一定的限制。为了保证单元数据正确渲染，必须按照顶点（vtkVertex 和 vtkPolyVertex）、线（vtkLine 和 vtkPolyLine）、多边形（vtkTriangle，vtkQuad 和 vtkPolygon）和三角形带（vtkTriangleStrip）的顺序插入混合单元数据。下面的例子（完整代码见本书附代码 8.1.2_vtkPolyData.py）创建了一个简单的 vtkPolyData 数据：

```
1    points = vtk.vtkPoints()
2    index_0 = points.InsertNextPoint(0.0, 0.0, 0.0)
```

```
3     index_1 = points.InsertNextPoint(1.0, 0.0, 0.0)
4     index_2 = points.InsertNextPoint(1.0, 1.0, 0.0)
5     index_3 = points.InsertNextPoint(0.0, 1.0, 0.0)
6     index_4 = points.InsertNextPoint(2.0, 0.0, 0.0)
7
8     polygon = vtk.vtkPolygon()
9     polygon.GetPointIds().SetNumberOfIds(4)
10    polygon.GetPointIds().SetId(0, index_0)
11    polygon.GetPointIds().SetId(1, index_1)
12    polygon.GetPointIds().SetId(2, index_2)
13    polygon.GetPointIds().SetId(3, index_3)
14
15    triangle = vtk.vtkTriangle()
16    triangle.GetPointIds().SetId(0, index_1)
17    triangle.GetPointIds().SetId(1, index_2)
18    triangle.GetPointIds().SetId(2, index_4)
19
20    cells = vtk.vtkCellArray()
21    cells.InsertNextCell(polygon)
22    cells.InsertNextCell(triangle)
23
24    polygonPolyData = vtk.vtkPolyData()
25    polygonPolyData.SetPoints(points)
26    polygonPolyData.SetPolys(cells)
27
28    mapper = vtk.vtkPolyDataMapper()
29    mapper.SetInputData(polygonPolyData)
30
31    actor = vtk.vtkActor()
32    actor.SetMapper(mapper)
```

第 1—6 行定义了一个 vtkPoints 对象来保存点集，使用 InsertNextPoint() 函数来插入点的坐标，并返回该点的索引值，索引从 0 开始。

第 8—13 行定义了一个 vtkPolygon 多边形单元来生成一个四边形。首先第 9 行使用 SerNumberOfIds 来指定组成该单元的点的数量。接下来在 10—13 行中使用 SetId 为指定的点设置索引，SetId 有两个参数，第一个参数是当前添加的点在单元中的索引，第二个参数是当前要添加的点在 vtkPoints 中的索引，第二个参数中要添加的索引值就是 InsertNextPoint 函数的返回值。

第 15—18 行使用 vtkTraingle 定义了一个三角形。不同于 vtkPolygon，三角形的点数固定为 3，不需要手动指定，直接设置三个点的索引即可。

第 20—22 行，定义了一个 vtkCellArray 来存储所有的单元数据，而后使用 InsertNextCell 将前两步定义的 vtkPolygon 单元和 vtkTraingle 单元插入。

第 24—26 行，点数据和单元数据全部生成后，将根据正确的顺序，将 vtkPoints 和 vtkCellArray 全部添加进 vtkPolyData 的实例中，第 24 行定义此实例，第 25 行使用 SetPoints 添加点数据，第 26 行使用 SetPolys 添加单元数据。

示例程序中 vtkCellArray 保存的是多边形数据。如果还定义了顶点、线和三角形带数据，则需要根据不同类型分别保存在 vtkCellArray 中，并且按照顺序调用 SetVerts，SetLines，SetPolys 和 vtkStrips 来将数据添加至 vtkPolyData。

完整代码运行结果如图 8.2。

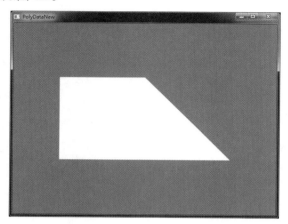

图 8.2　构建 vtkPolyData

8.1.3　属性数据

在上文的例子中，我们指定了一个图形的形状，生成的图形为白色，这是由于没有为其指定任何颜色，所以按默认颜色显示。如果要改变 vtkPolyData 图形的颜色和其他属性，就涉及到 vtkPolyData 属性数据。

vtkPolyData 属性数据包括点属性和单元属性，即我们可以为 vtkPolyData 中的点和单元数据分别指定属性数据。vtkPolyData 的属性数据可以是标量、矢量和张量。颜色就是一个标量数据，可以使用 SetScalars 添加到点和单元数据中，来为点和单元着色。下面的例子在上一例代码的基础上，定义颜色数据并且添加到点和单元数据中。

```
1   polygonPolyData = vtk.vtkPolyData()
2   polygonPolyData.SetPoints(points)
3   polygonPolyData.SetPolys(cells)
4
5   red = [255, 0, 0]
6   green = [0, 255, 0]
7   blue = [0, 0, 255]
8   pointColors = vtk.vtkUnsignedCharArray()
9   pointColors.SetNumberOfComponents(3)
10  pointColors.InsertNextTuple(red)
11  pointColors.InsertNextTuple(green)
12  pointColors.InsertNextTuple(blue)
13  pointColors.InsertNextTuple(green)
14  pointColors.InsertNextTuple(red)
15  polygonPolyData.GetPointData().SetScalars(pointColors)
```

第 1—3 行就是上一个例子中的 24—26 行，本例接着上例进行开发。

第 5—7 行定义三种颜色，每种颜色的 RGB 值存入一个长度为 3 的数组中。

第 8—14 行将颜色数据保存在 vtkUnsignedCharArray 对象中。首先第 8 行创建一个 vtkUnsignedCharArray 实例，由于每种颜色由 RGB 三种分量构成，所以在第 9 行使用 SetNumberOfComponents 函数来指定该数组中每个元组的大小，并在接下来的 10—14 行使用 InsertNextTuple 函数依次为每个点添加颜色数据。

第 15 行对 vtkPolyData 对象使用 GetPointData 函数获得 vtkPolyData 中点数据的指针，并对其使用 SetScalars 以将颜色数据设置为点数据的标量属性。

同样地，我们也可以为单元数据设置颜色，代码如下：

```
1   cellColors = vtk.vtkUnsignedCharArray()
2   cellColors.SetNumberOfComponents(3)
3   cellColors.InsertNextTuple(red)
4   cellColors.InsertNextTuple(green)
5   polygonPolyData.GetCellData().SetScalars(cellColors)
```

在 1-4 行中，创建一个数组并插入颜色数据。通过 InsertNextTuple 为每个单元数据设置颜色，本例中我们有两个单元，所以需要调用此函数两次。通过 GetCellData 可以获得 vtkPolyData 中的 cell 数据的指针，所以在第 5 行中对 vtkPolyData 对象使用 GetCellData 获取单元数据的指针，对其使用 SetScalars 函数将颜色数据设置给单元数据。

为点和单元数据设置颜色的显示效果分别如图 8.3 所示。

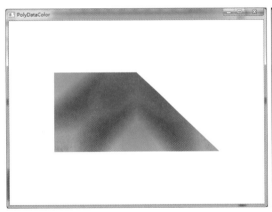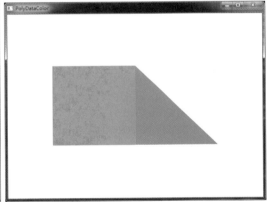

图 8.3 vtkPolyData 设置颜色显示效果

在 vtkPolyDataMapper 中，我们可以设置多种颜色映射方式：

SetScalarModeToDefault() 默认使用点标量来控制颜色，当点标量不存在时，则使用单元标量来控制颜色；

SetScalarModeToUsePointData() 使用点标量数据来控制颜色，并且当点标量数据不存在时，不会使用其他数据来控制颜色；

SetScalarModeToUseCellData() 使用单元标量数据来控制颜色，并且当单元标量数据不存在时，不会使用其他数据来控制颜色；

SetScalarModeToUsePointFieldData() 使用点的场数据数组来控制颜色，并且当点的场数据数组不存在时，不会使用其他数据来控制颜色；

SetScalarModeToUseCellFieldData() 使用单元的场数据数组来控制颜色，并且当单元的场数据数组不存在时，不会使用其他数据来控制颜色。

下面的例子（完整代码见本书附代码 8.1.3_PolyDataAttribute.py）演示了如何使用 vtkLookupTable 建立颜色表并为单元着色。

```
1    aPlane = vtkPlaneSource()
2    aPlane.SetXResolution(3)
3    aPlane.SetYResolution(3)
4    aPlane.Update()
5
6    cellData = vtkFloatArray()
7    for i in range(10):
8        cellData.InsertNextValue(i)
9    aPlane.Update()  # Force an update so we can set cell data.
10   aPlane.GetOutput().GetCellData().SetScalars(cellData)
11
12   # Get the lookup table.
13   m_mask_opacity = 1
14   lut = vtkLookupTable()
15   lut.SetNumberOfTableValues(10)
16   lut.SetTableRange(0, 9)
17   lut.SetTableValue(0, 1, 1, 1, m_mask_opacity)  # White
18   lut.SetTableValue(1, 1, 0, 0, m_mask_opacity)  # RED
19   lut.SetTableValue(2, 0, 1, 0, m_mask_opacity)  # GREEN
20   lut.SetTableValue(3, 1, 1, 0, m_mask_opacity)  # YELLOW
21   lut.SetTableValue(4, 0, 0, 1, m_mask_opacity)  # BLUE
22   lut.SetTableValue(5, 1, 0, 1, m_mask_opacity)  # MAGENTA
23   lut.SetTableValue(6, 0, 1, 1, m_mask_opacity)  # CYAN
24   lut.SetTableValue(7, 1, 0.5, 0.5, m_mask_opacity)  # RED_2
25   lut.SetTableValue(8, 0.5, 1, 0.5, m_mask_opacity)  # GREEN_2
26   lut.SetTableValue(9, 0.5, 0.5, 1, m_mask_opacity)  # BLUE_2
27   lut.Build()
28
29   # Set up the actor and mapper.
30   mapper = vtkPolyDataMapper()
31   mapper.SetLookupTable(lut)
32   mapper.SetInputConnection(aPlane.GetOutputPort())
33   mapper.SetScalarModeToUseCellData()
34   mapper.SetScalarRange(0, 9)
35
36   actor = vtkActor()
37   actor.SetMapper(mapper)
38   actor.GetProperty().EdgeVisibilityOn()
```

运行结果如图 8.4 所示。

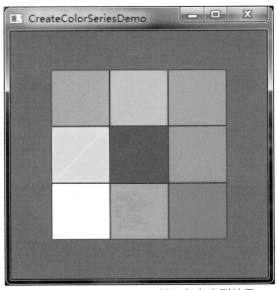

图 8.4 PolyDataAttribute 设置颜色序列结果

8.2 基本图形操作

上一讲中，我们学习了如何在 VTK 中生成图形，以及如何为生成的图形设置属性。如果想要对图形做进一步处理，如法向量计算、曲率计算等，就要学习如何操作图形。VTK 提供了一系列的图形操作方法。在 vtkLine 中，可以使用 DistanceToLine 计算点到线的距离，使用 DistanceBetweenLines 计算两条直线之间的最短距离平方，使用 DistanceBetweenLineSegments 计算线段之间最短距离平方等；在 vtkTriangle 中，可以使用 TriangleCenter 计算三角形的中心，使用 TriangleArea 计算三角形的面积，使用 ProjectTo2D 计算 3D 空间中三角形在 2D 平面的投影三角形等；在 vtkTetra 中，可以使用 TetraCenter 获取四面体的中心，使用 ComputeVolume 计算四面体的体积等。由于这些类继承了 vtkCell 类，许多 vtkCell 类提供的功能也都可以使用。具体的方法和说明可以进一步查看 VTK 官方提供的各个类的文档。

8.2.1 基础几何数据的测量

如果研究对象是三角形网格，想要研究三角形网格的体积、面积和形状参数等，可以使用 vtkMassProperties。这个类可以用来估计三角形网格的体积、表面积和归一化形状指数。此类只能处理封闭的三角形网格数据，如果遇到条带或者多边形等，则可以使用 vtkTriangleFilter 将其转换为三角形。如果定义了多个封闭对象，则需要使用 vtkMultiObjectMassProperties；也可以使用 vtkPolyDataConnectivityFilter 一次提取一个连接区域（即对象），每个对象都可以由该滤波器处理。

接下来用一个简单的例子了解下 vtkMassProperties 的使用（完整代码见本书附代码 8.2.1_vtkTriangleFilter.py）：

```
1    cube = vtk.vtkCubeSource()
```

```
2      cube.Update()
3
4      triFilter = vtk.vtkTriangleFilter()
5      triFilter.SetInputConnection(cube.GetOutputPort())
6      triFilter.Update()
7
8      massProp = vtk.vtkMassProperties()
9      massProp.SetInputConnection(triFilter.GetOutputPort())
10
11     print(cube)
12     print("Volume:", massProp.GetVolume())
13     print("Surface Area:", massProp.GetSurfaceArea())
14     print("Max Area:", massProp.GetMaxCellArea())
15     print("Min Area:", massProp.GetMinCellArea())
```

第 1—2 行首先使用 vtkCubeSource 创建了一个立方体。

第 4—6 行创建一个 vtkTriangleFilter 实例并将立方体数据传入其中，将立方体数据转换为三角形。

第 8—9 行创建 vtkMassProperties 实例，传入三角形数据。

第 11—15 行中分别使用 GetVolume 输出体积、使用 GetSurfaceArea 输出表面积、使用 GetMaxCellArea 输出最大单元面积、使用 GetMinCellArea 输出最小单元面积。

如果要计算图形测地线的距离，则需要使用 vtkDijkstraGraphGeodesicPath。该方法将多边形网格作为输入并使用 Dijkstra 算法执行单源最短路径计算。输入的 polyData 只能包含三角形数据。输出的数据是一组描述从起始定点到结束定点间最短路径的线。如果找不到最短路径，则输出数据中不会包含点或者线的数据。下面的例子演示基本使用（完整代码见本书附代码 8.2.1_DijkstraGraphGeodesicPath.py）：

```
1      sphereSource = vtk.vtkSphereSource()
2      sphereSource.Update()
3      dijkstra = vtk.vtkDijkstraGraphGeodesicPath()
4      dijkstra.SetInputConnection(sphereSource.GetOutputPort())
5      dijkstra.SetStartVertex(0)
6      dijkstra.SetEndVertex(10)
7      dijkstra.Update()
8
9      # Create a mapper and actor
10     pathMapper = vtk.vtkPolyDataMapper()
11     pathMapper.SetInputConnection(dijkstra.GetOutputPort())
```

第 1—2 行创建一个球体。

第 3—7 行创建一个 vtkDijkstraGraphGeodesicPath 实例 dijkstra，并将球体数据设为输入数据，接着，使用 SetStartVertex 和 SetEndVertex 指定起始定点和终止顶点。

对实例 dijkstra 使用方法 GetOutputPort 可以获得最短路径的 vtkPolyData 数据，使用 SetRepelVertices 函数可以添加计算最短路径中需要排除的顶点，更多操作可以访问类表来查询。

完整代码运行结果如图 8.5。

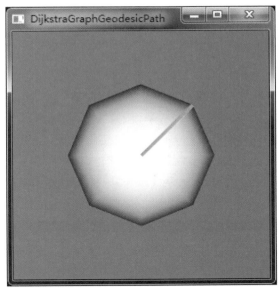

图 8.5 vtkDijkstraGraphGeodesicPath 显示测地线结果

8.2.2 法向量计算

法向量是指在三维图形表面某点处，垂直于该处切平面的向量，又称为法线。法向量在计算机图形领域里通常用来确定表面朝向光源的方向，以进行着色，以及计算光在图形表面的反射等。

在 VTK 中，我们可以使用 vtkPolyDataNormals 来计算多边形网格的点或者单元的法向量。该算法的工作原理是计算每个多边形的法线，然后在多边形的公用点处计算平均值。当存在尖锐的边缘时，算法将分割边缘并生成新点以防止边缘模糊。可以通过设置ComputeCellNormals 或者 ComputePointNormals 来决定计算点或者单元的法向量。

下面通过一个例子了解如何使用 vtkPolyDataNormals（完整代码见本书附代码 8.2.2_PolyDataNormals.py）：

```
1   reader = vtk.vtkPolyDataReader()
2   reader.SetFileName("../data/fran_cut.vtk")
3   reader.Update()
4
5   normFilter = vtk.vtkPolyDataNormals()
6   normFilter.SetInputData(reader.GetOutput())
7   normFilter.SetComputePointNormals(1)
8   normFilter.SetComputeCellNormals(0)
9   normFilter.SetAutoOrientNormals(1)
10  normFilter.SetSplitting(0)
11  normFilter.Update()
12
13  originmapper = vtk.vtkPolyDataMapper()
14  originmapper.SetInputData(reader.GetOutput())
15
16  originactor = vtk.vtkActor()
17  originactor.SetMapper(originmapper)
```

```
18
19    normedmapper = vtk.vtkPolyDataMapper()
20    normedmapper.SetInputData(normFilter.GetOutput())
21
22    normedactor = vtk.vtkActor()
23    normedactor.SetMapper(normedmapper)
```

第 1—3 行使用 vtkPolyDataReader 从 VTK 文件中读取一个三维图形。

第 5—11 行使用 vtkPolyDataNormals 类，并使用 SetComputePointNormals() 方法和 SetComputeCellNormals() 方法计算点法向量和单元法向量，生成一个 vtkPolyData 数据。

第 13—23 行分别将原始数据和经过法向量计算的数据生成 mapper 和 actor 以显示在窗口中。运行效果如图 8.6 所示，可以看到经过法向量计算，粗糙的模型变得十分光滑，且有光泽。

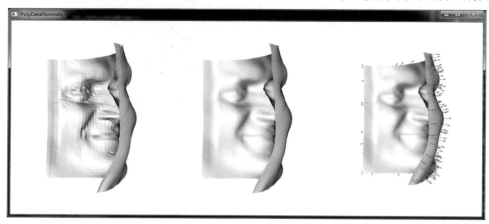

图 8.6 PolyDataNormals 计算法向量效果

vtkPolyDataNormals 会对多边形进行排序，以确保相邻多边形的方向一致，并且当存在尖锐边缘时，会对边缘进行处理。如果需要高性能渲染，并且模型为三角形网格，且不存在尖锐边缘时，可以使用 VTK 的另一个滤波器 vtkTriangleMeshPointNormals。该算法是确定每个三角形的法线并将这些向量添加到三角形点上，然后对每个点的结果向量进行归一化。由于该算法省去了一些步骤，所以运行速度会快很多，而使用的方法大同小异，感兴趣的读者可以自行尝试。

8.2.3 符形显示

在图形学的计算中，想要可视化运算结果，这就需要使用一些符号来将标量、向量等数据显示出来。VTK 中提供了 vtkGlyph3D 来做符形显示。符形也可以称作几何表示，vtkGlyph3D 可以将符形复制到数据集中的每个点上，将符形沿着输入向量或者法线的方向摆放，并且可以根据标量数据或向量大小进行缩放。在使用的时候，首先需要输入数据集，并且定义符形，然后决定是否要缩放符形以及如何缩放符形。接下来决定是否要对符形进行定向，以及是使用矢量数据还是法线数据对其进行定向。最后，决定是使用一个符形表，还是只使用一个符形。如果你使用一个符形表，必须决定是用标量值还是用矢量大小来索引它。符形的缩放可以通过 ScaleFactor 乘以每个点的标量值（VTK_SCALE_BY_SCALAR），或者使用向量分量来进行。

接着上面的程序，可以将多边形的法向量使用符形显示出来（完整代码见本书附代码 8.2.2_PolyDataNormals.py），关键部分如下：

```
1   mask = vtk.vtkMaskPoints()
2   mask.SetInputData(normFilter.GetOutput())
3   mask.SetMaximumNumberOfPoints(300)
4   mask.RandomModeOn()
5   mask.Update()
6
7   arrow = vtk.vtkArrowSource()
8   arrow.Update()
9
10  glyph = vtk.vtkGlyph3D()
11  glyph.SetInputData(mask.GetOutput())
12  glyph.SetSourceData(arrow.GetOutput())
13  glyph.SetVectorModeToUseNormal()
14  glyph.SetScaleFactor(0.01)
15  glyph.Update()
16
17  glyphmapper = vtk.vtkPolyDataMapper()
18  glyphmapper.SetInputData(glyph.GetOutput())
19
20  glyphactor = vtk.vtkActor()
21  glyphactor.SetMapper(glyphmapper)
```

在完整代码中，读取数据部分和 8.2.2 中示例代码的 1—11 行相同，故上面列出的代码从读取结束后开始。

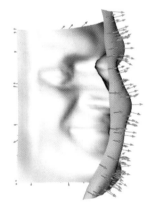

图 8.7 vtkGlyph3D 符形显示

第 1—5 行 使 用 vtkMaskPoints 将 输 入 的 数 据 过 滤 一 次， 使 用 SetMaximum-NumberOfPoints() 方法设置最多只取 300 个点，并且使用 RandomModeOn() 开启随机模式。除此之外，还可以通过设置比例，设置采样点的偏移量等操作，在这里不是重点就不过多赘述，感兴趣的读者可以自行尝试。

第 7—8 行使用 vtkArrowSource 创建箭头模型作为符形。

第 10—15 行，首先建立 vtkGlyph3D 实例，并且使用 SetInputData() 来设置输入内容，也就是显示符形的位置。而后使用 SetSourceData 设置符形的模型，这里将符形设置为了箭头的模型。通过 SetVectorModeToUseNormal() 函数调用法线数据（另外，如果需要调用向量数据，可以通过使用 SetVectorModeToUseVector() 函数来变成使用向量数据的模式）。SetScaleFactor() 设置缩放比例为 0.01。显示效果如图 8.7 所示。

8.2.4 曲率计算

在数学中，曲率（Curvature）是描述几何体弯曲程度的量。对三维空间中的二维曲面来说，有两种曲率存在：高斯曲率和平均曲率。想要求曲面给定点的曲率，就要取该曲面和由该点处法向量加该点处某一切向量所确定的平面的交集。这个交集是一个平面曲线，所以可以取到曲率。选择不同的切向量，曲率会改变。曲率的极大值和极小值被称为主曲率 K_1 和 K_2，极值方向被称为主方向。

在 VTK 中，可以使用 vtkCurvatures 来计算 vtkPolyData 对象中每个点的网格曲率。有四种方法可以使用：高斯曲率、均值曲率、最大主曲率和最小主曲率。高斯曲率是该点主曲率 K_1 和 K_2 的乘积，它是曲率的内在度量，它的值只依赖于曲面上的距离如何测量，而不是曲面如何嵌入到空间。高斯曲率的符号是一个几何变量，当表面看起来像一个球体时它应该是正的，当它看起来像一个马鞍时它应该是负的。可以使用 SetCurvatureTypeToGaussian() 来选择求高斯曲率。平均曲率是一个"外在的"弯曲测量标准，局部地描述了一个曲面嵌入周围空间（比如二维曲面嵌入三维欧几里得空间）的曲率，取两个主曲率 K_1 和 K_2 的平均值。平均曲率的符号取决于法线的约定，VTK 中默认法线指向外部（即从球体表面向外）。如果给定的网格产生相反方向的曲率，则可以设置标志 InvertMeanCurvature，平均曲率的结果将会被反转。我们可以使用 SetCurvatureTypeToMean() 求平均曲率，使用 SetCurvatureTypeToMaximum() 和 SetCurvatureTypeToMinimum() 分别可以求最大主曲率和最小主曲率。

下面使用一个简单的例子（完整代码见本书附代码 8.2.4_Curvatures.py）演示如何使用 vtkCurvature 来计算曲率。

```
1    reader = vtk.vtkPolyDataReader()
2    reader.SetFileName('../data/test.vtk')
3    curv = vtk.vtkCurvatures()
4    curv.SetInputConnection(reader.GetOutputPort())
5    curv.SetCurvatureTypeToGaussian()
6    curv.Update()
7    curvOutput = curv.GetOutput()
8
9    for i in range(curvOutput.GetPointData()
10        .GetNumberOfArrays()):
11    print(curvOutput.GetPointData().GetArrayName(i))
12
13   # To set the active scalar to Gauss_Curvature
14   curvOutput.GetPointData()
15       .SetActiveScalars('Gauss_Curvature')
16
17   polyDataMapper = vtk.vtkPolyDataMapper()
18   polyDataMapper.SetInputConnection(curv.GetOutputPort())
```

```
19    actor = vtk.vtkActor()
20    actor.SetMapper(polyDataMapper)
```

1—2 行从 vtk 文件中读入一个图形。

3—7 行创建一个 vtkCurvatures 实例，而后将图形输入，再使用 SetCurvature-TypeToGaussian 求高斯曲率，使用 GetOutput 来获取输出结果 curvOutput。

9—11 行读取 curvOutput 数据并对其进行遍历输出。对 curvOutput 使用 GetPointData 可以获得其中的点数据。通过 GetNumberOfArrays 可以发现，结果中有三个数组，通过 GetArrayName 将其打印出来发现分别是 PointIds、PointNormals 和 Gauss_Curvature，其中 Gauss_Curvature 就是求的高斯曲率数值。

13—15 行，使用 SetActiveScalars 将 Gauss_Curvature 数组设为点的向量属性，作为颜色，以便观察。

将 vtkCurvatures 实例渲染显示在屏幕上，效果如图 8.8。可以看出不同曲率的部分拥有不同的颜色。

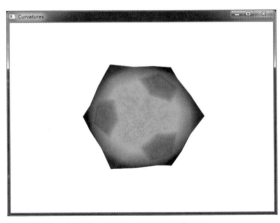

图 8.8 Curvatures 曲率显示

8.3 网格平滑

在实际的研究和应用中，图形数据通常不是十分完美的，经常会有误差、噪声或者点数据不完善导致图形比较粗糙的情况。这时就需要对图形做平滑处理。在 VTK 中，提供了 vtkSmoothPolyDataFilter 滤波器来完成图形数据的平滑处理。vtkSmoothPolyDataFilter 滤波器使用了拉普拉斯平滑算法。该算法对每个顶点做拓扑和几何分析，确定连接到当前顶点的点和单元，并创造一个连通性数组来保存与其直接相连的顶点的列表。接下来对每一个顶点做迭代，对于当前顶点 v，计算与其相连的每一个顶点的平均坐标并将顶点 v 移动到那里。如此对每个顶点操作并迭代数次，直到得到所需的效果。

在 vtkSmoothPolyDataFilter 滤波器中，可以设置 BoundarySmoothing 来选择是否对边界点进行平滑操作。边界点是指只被一个单元包含的边的端点，只有非闭合图形才会有边界点。另外，当开启 FeatureEdgeSmoothing 时，图形内部的顶点会被区分为"简单""内部边缘"或者"固定"顶点，并分别对这三种顶点做不同的平滑处理。内部顶点是指被多边形包围或者被两个线单元同时使用的顶点。其中，"简单"点是指没有被特征边使用的顶点，恰好有两个特征边使用的顶点为"内部边缘"，而其他的顶点被分类为"固定"顶点。针对"简单"顶点做正常的平滑处理，对于"内部边缘"顶点则仅沿着被连接着的边缘做平滑处理，而对"固定"顶点不做平滑处理。拉普拉斯平滑算法减少了几何结构中的高频信息，但过度平滑会丢失一些细节，并且表面可能会向质心收缩。开启 FeatureEdgeSmoothing 后有助于减少这方面的影响，但是也不能完全消除。VTK 也提供了另外一个滤波器 vtkWindowedSincPolyDataFilter，用法和 vtkSmoothPolyDataFilter 几乎相同，但是能最大程度减少平滑过程中表面向质心的收缩。下面的代码（完整代码见本书附代码 8.3_PolyDataLapLasianSmooth）演示了如何使用 VTK 对图形做平滑处理。

```
1    reader = vtk.vtkPolyDataReader()
2    reader.SetFileName("../data/fran_cut.vtk")
3    reader.Update()
4
5    smoothFilter = vtk.vtkSmoothPolyDataFilter()
6    smoothFilter.SetInputConnection(reader.GetOutputPort())
7    smoothFilter.SetNumberOfIterations(200)
8    smoothFilter.Update()
9
10   smoothedMapper = vtk.vtkPolyDataMapper()
11   smoothedMapper.SetInputConnection(
12       smoothFilter.GetOutputPort())
13   smoothedActor = vtk.vtkActor()
14   smoothedActor.SetMapper(smoothedMapper)
```

第 1—3 行中使用 vtkPolyDataReader 读取一个 VTK 文件。

第 5—8 行创建了一个 vtkSmoothPolyDataFilter 实例，使用 SetInputConnection 将 VTK 文件中读取的到的数据源连接至 vtkSmoothPolyDataFilter 实例，使用 SetNumberOfIterations 设置平滑操作的迭代次数为 200。

将该实例渲染出来即可看到效果，运行结果如图 8.9 所示。

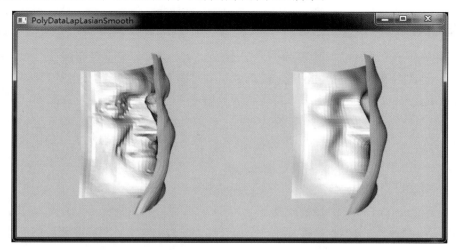

图 8.9 PolyDataLapLasianSmooth 网格平滑

8.4 封闭性检测

在点云重建或者 CT 重建形成的图形中，由于现实情况比较复杂，有时会在图形的表面出现孔洞，导致图形是不闭合的。当需要对图形做进一步处理，比如使用 vtkMass-Properties 计算图形的各种属性时，或者需要生成三维模型来打印时，就须保证图形是封闭的，这就需要对图形做封闭性检测，并且填充孔洞。

检测孔洞可以使用 vtkFeatureEdges 来实现。vtkFeatureEdges 是一个滤波器，可以从输入的多边形数据中提取特殊类型的边。支持提取的边有以下几类：1）边界或者线单元；2）非流形边；3）特征边，即两个三角形使用的边；4）流形边，即恰好由两个多边形使用的边。可以单独获取某个类型的边，也可以同时获取多个类型的边。如果想要为线条着色，就可以使用 SetScalarModeToUseCellData() 方法为单元着色。

下例（完整代码见本书附代码 8.4_ClosedSurface.py）演示了如何做封闭性检测并且填充孔洞。

```
1   featureEdges = vtk.vtkFeatureEdges()
2   featureEdges.SetInputData(surface.GetOutput())
3   featureEdges.BoundaryEdgesOn()
4   featureEdges.FeatureEdgesOff()
5   featureEdges.NonManifoldEdgesOff()
6   featureEdges.ManifoldEdgesOff()
7   featureEdges.Update()
8
9   numberOfOpenEdges = featureEdges
10      .GetOutput().GetNumberOfCells()
11  if numberOfOpenEdges == 0:
12      print("No open edges.")
13  else:
14      print("%d open edges." % numberOfOpenEdges)
```

在这段代码中，首先创建带有孔洞的球面，具体是先创建一个球面，然后将其中两个表面删除，见完整示例代码。此处仅展示生成数据源后的步骤。

第 1—7 行创建一个 vtkFeatureEdges 实例，并将带有孔洞的球面数据输入，使用 BoundaryEdgesOn() 打开边界边缘的提取，使用 FeatureEdgesOff() 关闭特征边缘的提取，使用 NonManifoldEdgesOff() 和 ManifoldEdgesOff() 关闭外部和内部流形边缘的提取。

第 9—14 行使用 GetOutput() 获得输出内容，并对其使用 GetNumberOfCells() 函数得到边界边缘的数量。如果边界边缘数量为 0 就代表图形闭合；反之，则代表图形有孔洞，不是闭合的。

当图形有孔洞时，我们需要对其进行填充孔洞的操作。这一操作可以使用 vtkFillHolesFilter 来完成。vtkFillHolesFilter 是一个可以识别并填充 vtkPolyData 数据中孔洞的滤波器。通过定位边界边缘，将它们连接在一起形成环，然后对生成的环进行三角测量来识别孔洞。在使用中，可以限制填充孔洞的大小以防止较大的孔被三角剖分。这个滤波器仅适用于多边形和三角形带。下面接着上面的例子，填充图形中的孔洞。并将其显示出来。

```
1   fillHoles = vtk.vtkFillHolesFilter()
```

2　　fillHoles.SetInputData(surface.GetOutput())
3　　fillHoles.Update()

　　显示效果如图 8.10 所示。

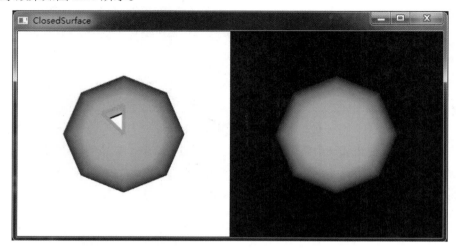

图 8.10　ClosedSurface 填充空洞

8.5　连通区域分析

　　在研究和分析三维空间中的图形时，时常会遇到比较复杂的形状，这时可能会提取其中某一个形状来作分析，这时可以使用 vtkConnectivityFilter 来提取多边形数据，它有以下 6 种工作方式：

　　（1）提取数据集中最大的连通区域：使用 SetExtractionModeToLargestRegion()，该模式下会提取模型所有连通区域中最大的一个。

　　（2）通过编号提取指定区域：使用 SetExtractionModeToSpecifiedRegions()，该模式下可以使用 AddSpecifiedRegion() 方法来设置需要提取区域的 ID。

　　（3）提取所有共享指定点 ID 的区域：使用 SetExtractionModeToPointSeedRegions()，该模式下可以使用 AddSeed() 方法来设置一个目标点，并提取出共享这个点的区域。

　　（4）提取所有共享指定单元 ID 的区域：使用 SetExtractionModeToCellSeedRegions()，该模式下可以使用 AddSeed() 方法来设置一个目标单元，并提取出共享这个单元的区域。

　　（5）提取离指定点最近的区域：使用 SetExtractionModeToClosestPointRegion()，该模式下会提取距离指定点最近的一个区域，可以使用 SetClosestPoint() 方法来设定点的坐标。

　　（6）提取所有区域：使用 SetExtractionModeToAllRegions()，该模式下可以提取出全部的联通区域，通常用于对区域进行着色。当使用 ColorRegionsOn() 方法开启 ColorRegions 的时候，各个区域将会根据 ID 顺序被着色。

　　vtkConnectivityFilter 的行为可以被修改。当 ScalarConnectivity 被设为 True 时，vtkConnectivityFilter 的连接性算法被修改为只有符合以下情况时，单元格才会被认为是连接在一起的：（1）单元在集合上是连接的，即共用一个点；（2）单元中的一个点的标量值落在指定标量范围内。在调整 vtkConnectivityFilter 的行为后，会比较方便对体积数据集做连接分割。

vtkConnectivityFilter 的输入数据可以为任何类型的数据集。如果输入的数据是 vtk-PolyData，则输出数据也是 vtkPolyData；如果输入的数据是其他类型的数据，则会生成 vtkUnstructuredGrid 类型的输出数据。以上输入情况分别需要使用 GetPolyDataOutput() 和 GetUnstructuredGridOutput() 方法来获得输出数据。

此外，VTK 还提供了另一个类似的滤波器 vtkPolyDataConnectivityFilter，它和 vtkConnectivityFilter 的不同在于，它是专门用于处理多边形数据的，这意味着它运行速度更快，并且更容易构建处理多边形数据的可视化网络。

下面通过一个例子（完整代码见本书附代码 8.5_PolyDataConnectedCompExtract.py）来看如何使用连通区域分析滤波器，其中使用的就是 vtkPolyDataConnectivityFilter。

```
1   sphereSource = vtk.vtkSphereSource()
2   sphereSource.SetRadius(10)
3   sphereSource.SetThetaResolution(10)
4   sphereSource.SetPhiResolution(10)
5   sphereSource.Update()
6   coneSource = vtk.vtkConeSource()
7   coneSource.SetRadius(5)
8   coneSource.SetHeight(10)
9   coneSource.SetCenter(25, 0, 0)
10  coneSource.Update()
11
12  appendFilter = vtk.vtkAppendPolyData()
13  appendFilter.AddInputData(sphereSource.GetOutput())
14  appendFilter.AddInputData(coneSource.GetOutput())
15  appendFilter.Update()
16
17  connectivityFilter = vtk.vtkPolyDataConnectivityFilter()
18  connectivityFilter.SetInputConnection(
19      appendFilter.GetOutputPort())
20  connectivityFilter.SetExtractionModeToCellSeededRegions()
21  connectivityFilter.AddSeed(100)
22  connectivityFilter.Update()
```

第 1—5 行定义了一个球体，并使用 SetThetaResolution 和 SetPhiResolution 分别设置经度方向的点数和纬度方向的点数为 10。

第 6—10 行定义了一个锥体，并且使用 SetCenter 将图形的中心设置为 (25, 0, 0)，使两个图形分开。

第 12—15 行创建了一个 vtkAppendPolyData 实例，将这两个图形合并为一个多边形数据集。

第 17—22 行创建一个 vtkPolyDataConnectivityFilter 滤波器的实例，使用 SetInput-Connection() 方法将合并后的多边形数据输入滤波器中，使用 SetExtractionModeToCell-SeededRegions() 方法将滤波器的功能设置为提取所有共享指定单元的区域，AddSeed() 方法可以为滤波器指定共享单元的 ID。

运行结果如图 8.11 所示，左图中为两个模型，右图是共享指定单元的连通区域。

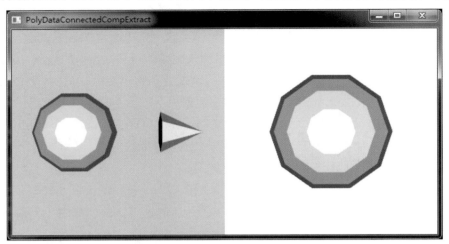

图 8.11 PolyDataConnectedCompExtract 连通区域分析

将上面的程序做如下修改，使用 SetExtractionModeToAllRegions() 切换模式，并且使用 ColorRegionsOn()，则可以看到各个区域被着色的效果。

```
1  connectivityFilter = vtk.vtkPolyDataConnectivityFilter()
2  connectivityFilter.SetInputConnection(
3      appendFilter.GetOutputPort())
4  connectivityFilter.SetExtractionModeToAllRegions()
5  connectivityFilter.ColorRegionsOn()
6  connectivityFilter.Update()
```

代码运行结果如图 8.12。

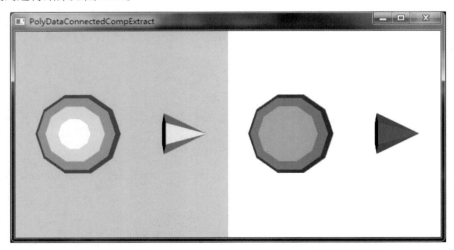

图 8.12 PolyDataConnectedCompExtract_2 连通区域着色

8.6 多分辨率处理

在图形学中，由于获取模型数据的设备和方式不同，被处理的图形通常有各种各样的分辨率，分辨率高时，模型会比较平滑，具有非常多的多边形数据，分辨率低时，模型会较为粗糙，多边形数量较少。有时，我们要针对不同的需求增加或者减少模型的分辨率。网格抽取（Decimate）在对原始模型的形状做良好近似的同时，减少模型中点和单元的数据，可以方便后续处理。而网格细化（Subdivision）通过插值或者其他迭代方式将网格细分，给模型增加更多细节，使模型平滑。下面我们分别介绍。

8.6.1 网格抽取

VTK 中提供了多种网格抽取的滤波器方法，如 vtkDecimatePro、vtkQuadric-Clustering、vtkQuadricDecimation。每种方法采用不同的网格抽取算法，算法之间有一些倾向性的不同，以及对输入数据要求的不同。下面以最常用的 vtkDecimatePro 为例，介绍如何使用网格抽取滤波器，完整代码见本书附代码 8.6.1_PolyDataDecimation.py。

```
1   reader = vtk.vtkPolyDataReader()
2   reader.SetFileName("../data/fran_cut.vtk")
3   reader.Update()
4   original = reader.GetOutput()
5
6   decimate = vtk.vtkDecimatePro()
7   decimate.SetInputData(original)
8   decimate.SetTargetReduction(.60)
9   decimate.Update()
10  decimated = decimate.GetOutput()
11
12  origianlMapper = vtk.vtkPolyDataMapper()
13  origianlMapper.SetInputData(original)
14  origianlMapper.Update()
15  origianlActor = vtk.vtkActor()
16  origianlActor.SetMapper(origianlMapper)
17  decimatedMapper = vtk.vtkPolyDataMapper()
18  decimatedMapper.SetInputData(decimated)
19  decimatedActor = vtk.vtkActor()
20  decimatedActor.SetMapper(decimatedMapper)
```

第 1—4 行使用 vtkPolyDataReader 类读入一个 VTK 格式的文件，文件中包含一个面部的模型数据，最终将读入的 polyData 数据命名为 original。

第 6—10 行，先建立 vtkDecimatePro 实例，将 original 作为传入数据。而后使用 SetTargetReduction 方法来指定多边形需要减少到的比值，比如，想要减少 40% 的多边形，即将多边形数量减少到原本的 60%，则设为 0.6。接下来调用 Update 方法更新数据，并使用 GetOutput 方法获取改变后的 polyData 数据。

第 12—20 行，将原始的 polyData 数据和改变后的 polyData 数据分别与 Mapper 连接，生成 actor 并显示在屏幕上，你就可以直观地看到网格抽取之后的效果了。

运行结果如图 8.13 所示。可以明显看出，左边的是原始图形，较为平滑，右边的是网格抽取后的模型，较为粗糙。

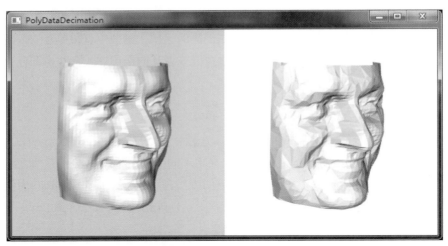

图 8.13 vtkDecimatePro 网格抽取

由于 vtkDecimatePro 滤波器使用渐进式抽取来抽取网格，不一定能保留原始网格的拓扑结构，故使用该方法有一些前提条件：

（1）允许拓扑修改（即关闭 PreserveTopology）；

（2）启用网格分割（即开启 Splitting）；

（3）算法允许修改网格的边界（即开启 BoundaryVertexDeletion）；

（4）最大允许误差（即 MaximumError）设置为 VTK_DOUBLE_MAX。

其他需要调整的重要参数包括 FeatureAngle 和 SplitAngle，它们会影响最终网格的质量。

其他的方法跟 vtkDecimatePro 在算法上有一些不同。如 vtkQuadricClustering 使用二次聚类的方法对网格进行抽取，需要指定在 x,y 和 z 方向上定义空间细分的划分，在处理凸多边形时效果较好，但是处理凹多边形会有一些问题，同时在处理凹凸不平的 2D 平面时会有一些性能问题。而 vtkBinnedDecimation 方法有和 vtkQuadricClustering 类似的思路，并可以产生类似的效果，但是运算时相比 vtkQuadricClustering 有显著的加速，并减少了内存的消耗。感兴趣的读者可以搜索 VTK 类表文档中的说明，并跟随示例进行尝试。

8.6.2 网格细化

网格细化在计算机图形学中也被称为曲面细分，是指将多边形的面通过迭代算法递归细分，创建新的顶点和单元，生成更多形面。新生成的顶点和单元的位置是根据附近的旧顶点、边和单元的位置计算的。有时旧顶点的位置也会基于新顶点的位置而改变。经过细化的网格会比之前更密集，包含更多的面，通常细化之后的面数为原来的 4 倍。新生成的网格又可以通过细化方案再次细化，产生更多的细化网格。细化迭代的次数被称为细分级别，当未发生细分操作时，级别为 0。

网格细化大致有两种方法：插值法和近似法。

插值法是指保持原有顶点不动的情况下插入新的顶点。最主要的方法是"蝶形方法"，使用 vtkButterflySubdivisionFilter 实现。该方法可为网格中的每个三角形创建四个新三角形。该滤波器仅对三角形进行操作，如果要处理的模型是多边形，则需要先使用 vtkTriangleFilter 对包含多边形或三角形条的网格进行三角剖分。VTK 中还提供了另外一个插值法网格细化滤波器 vtkLinearSubdivisionFilter，该方法比较简单，会为输入的 polyData 数据中的每个三角形创建 4 个新三角形。

近似法和插值法不同，新生成的细分网格会近似于原始网格，原始的顶点不一定会在新生成的网格内。VTK 提供了 vtkLoopSubdivisionFilter 滤波器来实现近似网格细化。同样，这个方法仅对三角形起作用，如果要处理的模型是多边形，则需要先用 vtkTriangleFilter 处理。

上述三个网格细化滤波器的使用方法大同小异，下面以 vtkLoopSubdivisionFilter 为例介绍使用方法，另外两个滤波器的使用效果可以通过对代码的简单替换来实现（完整代码见本书附代码 8.6.2_Subdivision.py）。

```
1   sphereSource = vtk.vtkSphereSource()
2   sphereSource.Update()
3   original = sphereSource.GetOutput()
4
5   subdivision = vtk.vtkLoopSubdivisionFilter()
6   subdivision.SetNumberOfSubdivisions(2)
7   subdivision.SetInputData(original)
8   subdivision.Update()
9   subdivided = subdivision.GetOutput()
10
11  origianlMapper = vtk.vtkPolyDataMapper()
12  origianlMapper.SetInputData(original)
13  origianlMapper.Update()
14  origianlActor = vtk.vtkActor()
15  origianlActor.SetMapper(origianlMapper)
16  subdividedMapper = vtk.vtkPolyDataMapper()
17  subdividedMapper.SetInputData(subdivided)
18  subdividedActor = vtk.vtkActor()
19  subdividedActor.SetMapper(subdividedMapper)
```

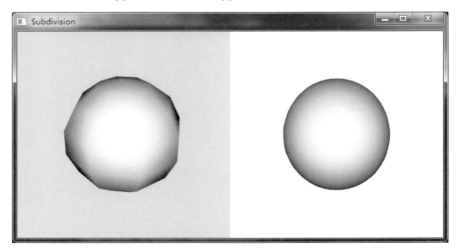

图 8.14 Subdivision 网格细化

第 1—3 行生成一个球形曲面。

第 5—9 行，创建一个 vtkLoopSubdivisionFilter 实例，使用 SetNumberOfSubdivisions

方法设置细化操作的次数，这里设置为 2 次，而后使用 SetInputData 将原始数据输入，并调用 Update 函数更新数据，使用 GetOutput 方法获取细化之后的曲面数据。

第 11—19 行中分别将原始曲面数据 original 和细化后曲面的数据 subdivided 与 mapper 连接并生成 actor，将其显示在窗口。

本例的运行结果如图 8.14 所示，可以很明显地看到曲面变得比较光滑。

8.7 点云配准

点云配准是指寻找、对齐两个点云的过程。点云配准可以将多个数据集合并到一个统一的数据集中，也可以将测量到的点云映射到已知的点云数据集来获取测量值的特征或者姿态信息。点云数据可以通过激光雷达、深度相机或者 CT 来获取。当今社会上，点云配准有着非常广泛的使用，如用在自动驾驶、姿态检测、三维重建、虚拟现实、医学影像配准等。VTK 中封装了常见的点云配准算法，接下来学习其使用。

8.7.1 vtkLandmarkTransform

vtkLandmarkTransform 是基于标记点的线性变换方法，计算结果给出了使一个点集映射到另一个点集之后，点集之间平均距离最小的变换。指定的两个点集的索引应当是一一对应的，因第一组中的点 1 将被映射到第二组中的点 1 附近，依此类推。调用 Set-SourceLandmarks 和 SetTargetLandmarks 来指定两组点云，确保它们具有相同数量的点。需要注意的是，每当增加和删除点时，必须在 vtkPoints 对象上调用 Modified()，否则转换可能不会更新。下面的代码（完整代码见本书附代码 8.7.1_LandmarkTransform.py）使用 vtkLandmarkTransform 为两组点集做了配准。

```
1    sourcePoints = vtk.vtkPoints()
2    sourcePoint1 = [0.5, 0.0, 0.0]
3    sourcePoints.InsertNextPoint(sourcePoint1)
4    sourcePoint2 = [0.0, 0.5, 0.0]
5    sourcePoints.InsertNextPoint(sourcePoint2)
6    sourcePoint3 = [0.0, 0.0, 0.5]
7    sourcePoints.InsertNextPoint(sourcePoint3)
8
9    targetPoints = vtk.vtkPoints()
10   targetPoint1 = [0.0, 0.0, 0.5]
11   targetPoints.InsertNextPoint(targetPoint1)
12   targetPoint2 = [0.0, 0.5, 0.0]
13   targetPoints.InsertNextPoint(targetPoint2)
14   targetPoint3 = [-0.5, 0.0, 0.0]
15   targetPoints.InsertNextPoint(targetPoint3)
16
17   landmarkTransform = vtk.vtkLandmarkTransform()
18   landmarkTransform.SetSourceLandmarks(sourcePoints)
19   landmarkTransform.SetTargetLandmarks(targetPoints)
20   landmarkTransform.SetModeToRigidBody()
21   landmarkTransform.Update()
```

第 1—15 行定义了两组点集，根据上面的说明，点集之间的标号需要一一对应。

第 17—21 行，实例化一个 vtkLandmarkTransform 对象，分别调用 SetSourceLand-marks 和 SetTargetLandmarks 来指定两组点云，而后使用 SetModeToRigidBody 来限制配准类型为刚性变换，即只做平移和旋转变换。

将配准结果打印出来如图 8.15 所示，可见已经配准到目标点附近。

```
D:\codes\egbw\vtk-gallery\venv\Scripts\python.exe D:\codes\egbw\vtk-gallery\chapter8\8.7.1_LandmarkTransform.py
transformed source point[0]=[-5.551115123125783e-17, 2.6168207748333528e-17, 0.5]
transformed source point[1]=[2.9342945137285524e-17, 0.5, 1.5873679706929622e-18]
transformed source point[2]=[-0.5, -2.6168207748333528e-17, -8.326672684688674e-17]

进程已结束,退出代码0
```

图 8.15 vtkLandmarkTransform 配准运行结果

8.7.2 vtkIterativeClosestPointTransform

迭代最近点（Iterative Closest Point，简称 ICP）算法是一个基于轮廓特征的点配准算法，以迭代的方式对点集执行刚性配准。刚性配准是指使用刚性变换将一个点集映射到另一个点集。刚性变换是指不改变任意两点之间距离的变换，通常包括旋转和平移，极少数情况下点集也可能会被镜像。由于该算法的特性，通常被用于从不同扫描结果中重建 2D 或者 3D 表面、智能驾驶，以及医学影像的配准，它是最常用的点集配准算法。

要使用该算法，首先需要获取两组点云：源点集 $P\{P_1, P_2, \cdots P_n\}$ 和目标点集 $Q\{Q_1, Q_2, \cdots Q_n\}$。迭代最近点算法包括两部分：对应点搜索和位姿求解。对应点搜索是寻找点集之间的匹配关系，位姿求解的结果是两个点集之间的平移及旋转量。上文中源点集 P 即为待配准点集，目标点集 Q 为基准数据点集。ICP 配准程序步骤如图 8.16 所示，说明如下。

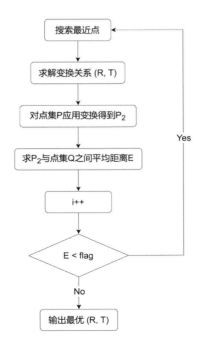

图 8.16 ICP 配准程序步骤

（1）搜索最近点：从点集 P 中取一点 p_i，在 Q 中找出距离点 p_i 最近的点 q_i，(p_i, q_i) 就构成了一组对应点对集。但是 p_i 与 m_i 之间存在旋转和平移关系 (R, T)，需要后续进行求解。

（2）求解变换关系 (R, T)：搜索最近点得到 n 对点 (p_i, q_i) 以及 n 个方程组，求解方程组可以得到 (R, T)。

（3）应用变换：对点集 P 中每一个点 p_i 运用变换关系，得到点集 P_2，定义 P_2 中每一个点与 Q 中对应点的距离和为 E。

（4）重复迭代：重复进行（1）、（2）和（3）步骤，每次都将结果 P_n 重新代入继续迭代。直到 E 小于规定的值，终止迭代。此时可输出最优 (R, T)。

下面的示例（完整代码见本书附代码 8.7.2_IterativeClosestPointsTransform.py）演示了如何在 VTK 中使用 ICP 实现点云配准。

```
1   sourcePoints = vtkPoints()
2   sourceVertices = vtkCellArray()
3   sp_id = sourcePoints.InsertNextPoint(10.0, 1.0, 0.0)
4   sourceVertices.InsertNextCell(1)
5   sourceVertices.InsertCellPoint(sp_id)
6   sp_id = sourcePoints.InsertNextPoint(1.0, 11, 0.0)
7   sourceVertices.InsertNextCell(1)
8   sourceVertices.InsertCellPoint(sp_id)
9   sp_id = sourcePoints.InsertNextPoint(0.0, 1.0, 10.0)
10  sourceVertices.InsertNextCell(1)
11  sourceVertices.InsertCellPoint(sp_id)
12  source = vtkPolyData()
13  source.SetPoints(sourcePoints)
14  source.SetVerts(sourceVertices)
15
16  targetPoints = vtkPoints()
17  targetVertices = vtkCellArray()
18  tp_id = targetPoints.InsertNextPoint(10.0, 0.0, 0.0)
19  targetVertices.InsertNextCell(1)
20  targetVertices.InsertCellPoint(tp_id)
21  tp_id = targetPoints.InsertNextPoint(0.0, 10.0, 0.0)
22  targetVertices.InsertNextCell(1)
23  targetVertices.InsertCellPoint(tp_id)
24  tp_id = targetPoints.InsertNextPoint(0.0, 0.0, 10.0)
25  targetVertices.InsertNextCell(1)
26  targetVertices.InsertCellPoint(tp_id)
27  target = vtkPolyData()
28  target.SetPoints(targetPoints)
29  target.SetVerts(targetVertices)
30  # ============ run ICP =============
31  icp = vtkIterativeClosestPointTransform()
32  icp.SetSource(source)
33  icp.SetTarget(target)
34  icp.GetLandmarkTransform().SetModeToRigidBody()
35  # icp.DebugOn()
36  icp.SetMaximumNumberOfIterations(20)
```

```
37    icp.StartByMatchingCentroidsOn()
38    icp.Modified()
39    icp.Update()
40
41    icpTransformFilter = vtkTransformPolyDataFilter()
42    icpTransformFilter.SetInputData(source)
43    icpTransformFilter.SetTransform(icp)
44    icpTransformFilter.Update()
45
46    transformedSource = icpTransformFilter.GetOutput()
```

第 1—29 行分别使用三个点创建源点集和目标点集。为了方便观察现象，此处的源点集是在目标点集的基础上做了平移处理。

第 31—39 行，先创建一个 vtkIterativeClosestPointTransform 类的实例，分别使用 SetSource 和 SetTarget 来设置源点集和目标点集。输入的类型需要为 vrkDataSet。在 vtk-IterativeClosestPointTransform 内部使用 vtkLandmarkTransform 来计算迭代中的最佳拟合点集。使用 GetLandmarkTransform 函数获取指向该转换的指针并设置其参数。由于 ICP 算法求解的是刚性变换，所以我们使用 SetModeToRigidBody 来限制配准类型为刚性变换。使用 SetMaximumNumberOfIterations 函数可以设置 ICP 算法迭代的次数。默认迭代次数为 50，可以根据需要修改这个值。StartByMatchingCentroidsOn 函数可以设置在配准之前首先计算两个点集的重心，并且将源点集的重心转移到目标点集的重心。运行完成配准。

第 41—44 行，创建一个 vtkTransformPolyDataFilter 实例，将源点集作为其输入数据，变换得到新的点集，而后将新的点集输出。

将配准结果打印出来如图 8.17 所示，可以看到和目标点集几乎是重合的。

也可以使用 GetMatrix 函数来获取 icp 算法计算出的变换矩阵，作进一步操作。

```
D:\codes\egbw\vtk-gallery\venv\Scripts\python.exe D:\codes\egbw\vtk-gallery\chapter8\8.7.2_IterativeClosestPointsTransform.py
Creating source points...
Displaying source points...
source point[0]=[10.0, 1.0, 0.0]
source point[1]=[1.0, 11.0, 0.0]
source point[2]=[0.0, 1.0, 10.0]
Creating target points...
Displaying target points...
target point[0]=[10.0, 0.0, 0.0]
target point[1]=[0.0, 10.0, 0.0]
target point[2]=[0.0, 0.0, 10.0]
Running ICP ---------------
transformed source point[0]=[9.777016639709473, 0.2723449170589447, -0.0493616983294487]
transformed source point[1]=[0.2723449170589447, 9.79394817352295, -0.06629420816898346]
transformed source point[2]=[-0.0493616946041584, -0.06629420816898346, 10.115656852722168]

进程已结束,退出代码0
```

图 8.17 vtkIterativeClosestPointTransform 配准结果

8.8 纹理映射

为了模拟真实的效果，需要为 3D 模型添加纹理时，纹理通常会比较细致，模型表面会有细小的颜色变化。如果使用定义顶点颜色的方法，那就需要对无数的顶点定义其颜色，显然非常困难，这就需要使用纹理映射。纹理映射是一种在 3D 模型上定义高频细节、表面纹理或者颜色信息的方法。可以将其理解为将图片粘贴到 3D 模型的表面。VTK 中提供了 vtkTextureMapToCylinder、vtkTextureMapToPlane、vtkTextureMapToSphere 等滤波器来将材质图片映射到圆柱体、平面和球体等三维模型表面来作为中介，之后再将中介物体表面的纹理映射到三维模型表面。对于每个滤波器，中介三维模型可以指定，也可以是自动生成的。对于 vtkTextureMapToCylinder，可以通过 SetPoint1() 和 SetPoint2() 来分别指定两个点来定义圆柱体的中心轴；对于 vtkTextureMapToPlane，可以通过 SetNormal() 方法来指定平面法线，对于 vtkTextureMapToSphere，可以通过 SetCenter() 方法来指定球面的球心。另外，也可以使用 vtkTransformTextureCoords 滤波器来对材质做放缩、旋转、平移等坐标变换。下面使用一个简单的例子（完整代码见本书附代码 8.8_TextureMap.py）来演示纹理映射的使用。

```
1    texReader = vtk.vtkBMPReader()
2    texReader.SetFileName("../data/CT.bmp")
3    texture = vtk.vtkTexture()
4    texture.SetInputConnection(texReader.GetOutputPort())
5
6    modelReader = vtk.vtkPolyDataReader()
7    modelReader.SetFileName("../data/cow.vtk")
8    texturemap = vtk.vtkTextureMapToCylinder()
9    texturemap.SetInputConnection(modelReader.GetOutputPort())
10
11   mapper = vtk.vtkPolyDataMapper()
12   mapper.SetInputConnection(texturemap.GetOutputPort())
13   actor = vtk.vtkActor()
14
15   actor.SetMapper(mapper)
16   actor.SetTexture(texture)
```

第 1—4 行使用 vtkBMPReader 读入材质图片，并将其转化为 vtkTexture 对象。

第 6—9 行，使用 vtkPolyDataReader 读入三维模型，使用 vtkTextureMapToCylinder 建立材质和模型表面的对应关系，然后生成 actor，并对 actor 使用 SetTexture() 设置纹理，显示在窗口中。读者可以更换自己喜欢的图片和模型并进行尝试。

本例运行效果如图 8.18 所示。

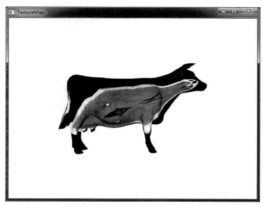

图 8.18 TextureMap 纹理映射

8.9 本章小结

• 通过 vtkPolyData 构建图形数据需要按照固定的流程和顺序进行数据的创建。VTK 中也提供了许多已经创建好的基础图形。

• VTK 基本图形操作包含了基础几何数据测量、法向量计算和符号型显示等方法。

• VTK 图形处理技术包括网格平滑、封闭性检测、连通区域分析、多分辨率处理、点云配准以及纹理映射等。

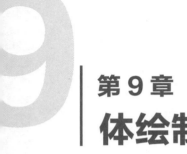

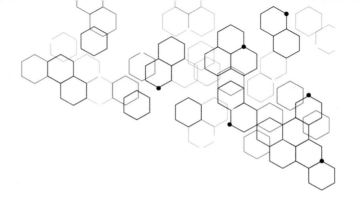

第 9 章
体绘制

　　体绘制是直接由三维数据场产生可在屏幕显示的二维图像的技术。其优点是可以探索物体的内部结构，可以非常清晰地描述物体；缺点是数据存储量大，计算时间较长。这与前面所讲的几何渲染是不同的。几何渲染通过绘制几何图元（顶点、线段、面等）来生成数据，对三维模型的绘制通常会分解为一系列多边形面片来进行，几何渲染的优点是速度比较快，缺点是不能显示数据的内部细节，因此需要体绘制技术。体绘制能够通过设置不透明度值来显示体数据内部的不同成分和细节，如用人体 CT 图像显示不同的器官和组织。VTK 对于体绘制有很好的支持。

9.1　体绘制管线

　　体绘制管线与几何渲染管线做法类似，示例见本书附代码 9.1_VolumeRendering.py（这里与 C++ 的程序写法有很多不同，笔者经过多次测试方成功运行），关键代码如下：

```
1    reader = vtk.vtkMetaImageReader()
2    reader.SetFileName("../data/head.mhd")
3    reader.Update()
4
5    opacityTransferFunction = vtk.vtkPiecewiseFunction()
6    opacityTransferFunction.AddPoint(1100, 0.0)
7    opacityTransferFunction.AddPoint(1500, 0.8)
8
9    colorTransferFunction = vtk.vtkColorTransferFunction()
10   #colorTransferFunction.AddRGBPoint(190, 1.0, 1.0, 1.0)
11   colorTransferFunction.AddRGBPoint(220.0, 1.0, 0.9, 0.9)
12
13   volumeProperty = vtk.vtkVolumeProperty()
14   volumeProperty.SetColor(colorTransferFunction)
15   volumeProperty.SetScalarOpacity(opacityTransferFunction)
16   volumeProperty.SetInterpolationTypeToLinear()
17   volumeProperty.ShadeOn()
18   volumeProperty.SetAmbient(0.4)
19   volumeProperty.SetDiffuse(0.6)
20   volumeProperty.SetSpecular(0.2)
21
22   volumeMapper = vtk.vtkFixedPointVolumeRayCastMapper()
23   volumeMapper.SetInputConnection(reader.GetOutputPort())
24
```

```
25    volume = vtk.vtkVolume()
26    volume.SetMapper(volumeMapper)
27    volume.SetProperty(volumeProperty)
```

第 1—3 行是读取 mhd 三维图像，因为是采用体绘制，所以这里必须读取体数据才能进行后续的操作。

第 5—7 行用来设置显示体素的透明度。这里先实例化 vtkPiecewiseFunction 类；然后使用 AddPoint() 方法来设置像素的透明度，这里的两个设置 (1100, 0) 和 (1500, 0.8) 的意义分别是把像素值 <1100 的像素设置为完全透明（即为 0），和把像素值 >1100 同时 <1500 的像素设置为 0.8。读者可以修改这些参数来查看显示的结果，也可以进行更多层次的设置。

第 9—11 行是设置显示的颜色。先实例化类 vtkColorTransferFunction，然后用 AddRGBPoint() 方法来设置其颜色，这里只用了一个级别 (220.0, 1.0, 0.9, 0.9)。同样读者可以修改这些参数的设置，来查看显示的效果，同样可以设置多重的颜色。

第 13—20 行利用 vtkVolumeProperty 类定义体绘制的对象，主要用来设置标量不透明度传输函数、梯度不透明度函数、颜色传输函数和阴影。vtkVolumeProperty 是体绘制中很重要的类，其方法 SetColor() 用来设置颜色，颜色参数使用 vtkColorTransferFunction 类定义的数据；其方法 SetScalarOpacity() 用来设置灰度不透明度函数，其参数使用 vtkPiecewiseFunction 类定义的数据；其方法 SetInterpolationTypeToLinear() 用来设置像素之间的插值，以方便显示；其方法 ShadeOn() 用来打开相应的效果设置；SetAmbient()、SetDiffuse()、SetSpecular() 方法是分别来设置环境光照、漫反射和镜面反射。

第 22、23 行用 vtkFixedPointVolumeRayCastMapper 类来生成映射器。此类将在后面详细介绍，相当于几何渲染中的 Mapper。

第 25—27 行是实例化 vtkVolume 类，相当于实例化几何渲染中的演员（vtkActor）。但是这里要连接两个参数：用 SetMapper() 方法连接 vtkFixedPointVolumeRayCastMapper 对象，再用 SetProperty() 方法连接 vtkVolumeProperty 对象来设置属性。

完整代码的后续是定义 vtkRenderer、vtkRenderWindow 和 vtkRenderWindow-Interactor 对象，建立可视化管线。代码运行的结果如图 9.1 所示。

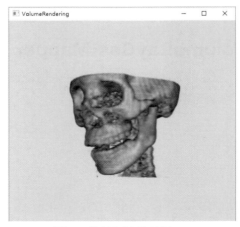

图 9.1 体绘制渲染效果

读者可以将本例和几何渲染可视化管线进行对比，会发现其中只是 Mapper 和 Actor 存在不同。对于体绘制管线，其 Mapper 是 vtkVolumeMapper 的继承类（如本例中的 vtk-FixedPointVolumeRayCastMapper）；对应地，几何渲染的 Mapper 是 vtkMapper 继承类（如 vtkPolyDataMapper）。体绘制管线的 Actor 是 vtkVolume 类，使用 vtkVolumeProperty 来设置属性；对应地，几何渲染的 Actor 是 vtkActor 类，使用 vtkProperty 来设置属性。

9.2 vtkVolumeMapper

vtkVolumeMapper 是所有体绘制的 Mapper 的虚基类。它有很多子类可以实现具体的功能（这里的子类与 C++ 有些不同），下面对其主要的子类进行演示说明。

光线投影法是一种基于图像序列的直接体绘制方法，其基本原理是从投影图像平面的每个像素沿着视线方向发射一条穿过体数据的射线，然后在射线上按照一定的步长进行等距采样，对每个采样点采用插值技术计算其体素值，根据颜色传输函数和不透明度传输函数来获取相应的颜色值和不透明度，最后利用光线吸收模型将颜色值进行累加，直至光线穿过体数据，即可得到当前平面像素的渲染颜色，生成最终显示图像。优点：能够精确的模拟原始数据；缺点：计算量大，对计算机硬件要求较高。在 Python 的 VTK 版本中就舍弃了 vtkVolumeRayCastMapper 而使用 vtkFixedPointVolumeRayCastMapper（见 9.2.1）代替。

9.2.1 vtkFixedPointVolumeRayCastMapper

该类支持基于 Alpha 合成的体绘制方法和最大密度投影体绘制方法，不同的绘制方式由基类 vtkVolumeMapper 中的方法来实现，如下：

SetBlendModeToComposite

SetBlendModeToAdditive

SetBlendModeToMaximumIntensity

SetBlendModeToMinimumIntensity

该类支持任意类型的一元或者独立多元数据。其使用了空间跳跃技术来加速体绘制渲染过程，而且在内部计算时统一使用了 float 数据类型。其支持设置投射光线采样步长、设置图像采样距离、设置自动调节图像采样距离等（具体设置方法同 9.2.2 中所述）。

9.2.2 vtkGPUVolumeRayCastMapper

该类主要是基于 GPU 加速的光线投射体绘制算法，可以设置光线采样步长、图像采样距离、是否自动调节图像采样距离等，设置方法如下：

SetSampleDistance

SetImageSampleDistance

SetAutoAdjustSampleDistances

9.2.3 裁剪

许多时候对于体数据需要知道其内部的一些细节，这就需要对数据进行裁切。VTK 中有两种裁切方式：Cropping 和 Clipping。

Cropping 只支持对于 vtkImageData 数据的裁切，本书附代码 9.2.3_Cropping.py 进行示例，其大部分和前面示例几乎相同，只有如下几行不同：

```
volumeMapper.SetCropping(1)
volumeMapper.SetCroppingRegionPlanes(100,400, 100,400, 0,400)
volumeMapper.SetCroppingRegionFlags(0x0002000)
```

这里首先设置裁切使用的是 SetCropping(1) 方法。然后使用 SetCroppingRegion-Planes(Xmin,Xmax，Ymin,Ymax，Zmin,Zmax) 方法的 6 个参数确定 6 个面，而把体素图像分为 27 个可视化的区域。最后显示一个可视化的区域，区域的确定方法是：小于 (Xmin，Ymin) 的区域为第 1 号，然后根据先 x 轴方向、再 y 轴方向、最后 z 轴方向的顺序来定义每个区域的位号。

还有几个常用的显示区域设置的方法如下：

SetCroppingRegionFlagsToSubVolume()

SetCroppingRegionFlagsToFence()

SetCroppingRegionFlagsToInvertedFence()

SetCroppingRegionFlagsToCross()

SetCroppingRegionFlagsToInvertedCross()

完整代码的运行结果如图 9.2。

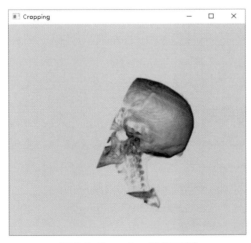

图 9.2 Cropping 裁切示例

另外一个裁切技术是 Clipping，可以支持 vtkImageData 和 vtkUnstructureGrid 数据类型。示例见本书附代码 9.2.3_Clipping.py，和前面例子比较相似，仅如下关键代码不同：

```
plane = vtk.vtkPlane()
plane.SetOrigin(100,150,0)
plane.SetNormal(1,1,0)
volumeMapper.AddClippingPlane(plane)
```

上面首先对 vtkPlane 实例化，然后使用 SetOrigin() 方法设置原始点，原始点的设置对于裁切的位置很关键。再使用 SetNormal() 方法设置裁切面的法向量。最后使用 vtkFixedPointVolumeRayCastMapper 的方法 AddClippingPlane() 增加裁切面。

完整代码的运行结果见图 9.3。

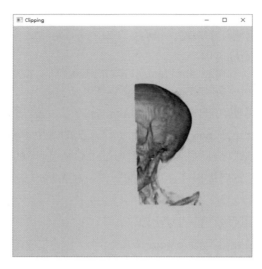

图 9.3 Clipping 裁切示例

9.3 vtkVolume

体绘制中的 vtkVolume 与几何渲染中的 vtkActor 作用几乎相当，除了可存储基本的变换信息，如几何渲染中的平移、旋转、缩放等方法外，它还有两个重要的方法：

（1）SetMapper() 用于连接 vtkAbstractVolumeMapper 对象，前面已经有说明。

（2）SetProperty() 用于设置 vtkVolumeProperty 对象。vtkVolumeProperty 主要用来存储颜色、不透明度以及阴影等的函数，下面对这些函数作详细说明。

9.3.1 不透明度传输函数

不透明度传输函数用 vtkPiecewiseFunction() 类来实现，它是一个映射函数，进行分段线性标量映射，利用它可以将光线投射过程中的采样点的灰度值映射为不同的不透明度值，最终决定颜色值，在本章开始的示例中如下语句用到此类：

```
opacityTransferFunction = vtk.vtkPiecewiseFunction()
opacityTransferFunction.AddPoint(1100, 0.0)
opacityTransferFunction.AddPoint(1500, 0.8)
volumeProperty.SetScalarOpacity(opacityTransferFunction)
```

vtkPiecewiseFunction 类有两种方式定义标量线性分段函数。

（1）AddPoint(double x，double y) 方法是直接增加断点。它有两参数，第一个参数是自变量，这里即灰度；第二个是映射值，这里即不透明度。

（2）AddSegment(double x1,double y1,double x2,double y2) 方法是直接添加一条线段，其理念与增加断点的方式一样，即添加两个断点 (x1,y1) 与 (x2,y2)。

vtkPiecewiseFunction 类还有删除断点的方法，RemoveAllPoints() 方法是删除所有的断点，而 RemovePoint() 是删除相应值的断点。

vtkPiecewiseFunction 类中的 Clampping 标志用来设置小于所有断点的最小灰度值和大于所有断点的最大灰度值的映射方式。

感兴趣的读者可以用本章初始的示例代码修改某些参数来查看显示效果的差异。

9.3.2 梯度不透明度函数

SetGradientOpacity() 方法用来设置梯度不透明度函数，它是将梯度模值映射为一个不透明度因子，用来增强过渡区域的显示效果。它也使用 vtkPiecewiseFunction 类对象的设置参数。示例如下：

opacityTransferFunction = vtk.vtkPiecewiseFunction()
opacityTransferFunction.AddPoint(300, 0.0)
opacityTransferFunction.AddPoint(600, 0.5)
opacityTransferFunction.AddPoint(800,1.0)
volumeProperty.SetGradientOpacity(opacityTransferFunction)

示例中，梯度小于 300 的点的不透明度因子设置为 0（乘以 0），即完全透明；大于 800 的梯度其因子乘以 1.0；而大于 300、同时小于 600 的梯度其因子乘数线性映射至 0—0.5 之间；其他以此类推。

9.3.3 颜色传输函数

颜色传输函数采用的是 vtkColorTransferFunction 类来实现，它将一个标量值映射为一个颜色值。示例如下：

colorTransferFunction = vtk.vtkColorTransferFunction()
colorTransferFunction.AddRGBPoint(190, 1.0, 1.0, 1.0)
colorTransferFunction.AddRGBPoint(220.0, 1.0, 0.9, 0.9)
volumeProperty.SetColor(colorTransferFunction)

SetColor() 方法用来设置颜色，可以设置断点也可以设置线段，而且可以设置 RGB 模式和 HSV 模式，分别通过 AddRGBPoint()、AddRGBSegment()、AddHSVPoint()、Add-HSVSegment() 来实现。具体的使用方法可以参考不透明度传输函数。

同样，也可以把不透明度传输函数和梯度不透明度函数联合使用。

9.3.4 光照和阴影

通过 vtkVolumeProperty 可以设置体绘制阴影效果，阴影效果主要受环境光系数、散射光系数、反射光系数和高光强度四个参数影响，分别用以下方法实现：

volumeProperty.ShadeOn()   # 打开光照
volumeProperty.SetAmbient(0.4)   # 设置环境光系数
volumeProperty.SetDiffuse(0.6)   # 设置散射光系数
volumeProperty.SetSpecular(0.2)   # 设置反射光系数
volumeProperty.SetSpecularPower()   # 设置高光强度系数

一般情况下，三个系数的和应该为 1。但有时候为了提高亮度，三值之和会大于 1。另外，高光强度（Specular Power）用于控制体绘制的外观平滑程度。

值得注意的是，开启阴影效果对 vtkUnstructuredGrid 数据类型是无效的；此外，对 vtkImageData 的最大密度，投影也是无效的。

9.3.5 vtkLODProp3D 渲染

体绘制的数据量经常是非常庞大的，并且渲染起来也非常耗时，在交互的过程中会严重影响用户的体验。使用 vtkLODProp3D 可大幅提高绘制速度，其用法与 vtkVolume 类似，两者都继承自 vtkProp3D，不同的是，vtkLODProp3D 类能够支持多个 Mapper、Property 和 Texture 对象，并由它选择 Mapper 对象实现绘制。当绘制一个数据量非常大的不规则网格数据时，可以添加一个 vtkPolyDataMapper 渲染一个表面模型，作为最低级别分辨率的渲染；然后将数据采样为 vtkImageDataMapper 数据，并添加一个 vtkVolumeTextureMapper3D 进行体绘制，作为一个中间级别渲染；最后可以通过 vtk-UnstructuredGridVolumeZSweepMapper 类的技术渲染原始数据，作为最高级别的渲染。vtkLODProp3D 在渲染过程中，会为每个 Mapper 估计一个渲染时间，并选择一个最优的实现渲染。

本书附代码 9.3.5_vtkLODProp3D.py 进行了示例，主要代码如下：

```
1   hiresMapper =vtk.vtkGPUVolumeRayCastMapper()
2   hiresMapper.SetInputConnection(reader.GetOutputPort())
3   hiresMapper.SetAutoAdjustSampleDistances(0)
4
5   lowresMapper =vtk.vtkGPUVolumeRayCastMapper()
6   lowresMapper.SetInputConnection(reader.GetOutputPort())
7   lowresMapper.SetAutoAdjustSampleDistances(0)
8   lowresMapper.SetSampleDistance(10 * hiresMapper.GetSampleDistance())
9   lowresMapper.SetImageSampleDistance(10*hiresMapper.
10  GetImageSampleDistance())
11
12  prop = vtk.vtkLODProp3D()
13  prop.AddLOD(lowresMapper, volumeProperty, 0.0)
14  prop.AddLOD(hiresMapper, volumeProperty, 0.0)
15
16  volume = vtk.vtkVolume()
17  volume.SetMapper(hiresMapper)
18  volume.SetProperty(volumeProperty)
19
20  volumeView = (0, 0, 0.5, 1)
21  lodpropView = ( 0.5, 0, 1, 1)
22
23  volumeren = vtk.vtkRenderer()
24  volumeren.SetBackground(0.7, 0.7, 0.7)
25  volumeren.AddVolume(volume)
26  volumeren.SetViewport(volumeView)
27
28  propren = vtk.vtkRenderer()
29  propren.SetBackground(0.9, 0.9, 0.9)
30  propren.AddVolume(prop)
31  propren.SetViewport(lodpropView)
```

第 1—9 行实例化 vtkGPUVolumeRayCastMapper 类的两个对象，连接读取 vtk 格式数据，而后用 SetAutoAdjustSampleDistances(0) 方法关闭自动调整功能，用 SetSampleDistance() 和 SetImageSampleDistance() 方法设置 lowresMapper 参数是 hiresMapper 的 10 倍。

第 11—13 行实例化类 vtkLODProp3D，然后使用 AddLOD() 方法连接 hiresMapper 和 lowresMapper。

第 15—17 行实例化 vtkVolume 类，然后连接 hiresMapper 和 volumeProperty。

之后的代码是进行普通的显示设置。

完整代码运行结果如图 9.4。但改进效果不明显，可能是使用了 GPU 类的原因。

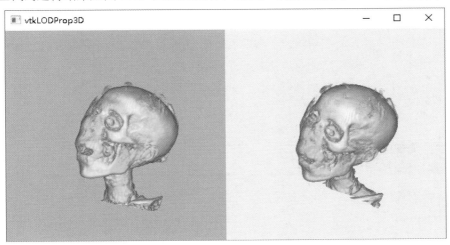

图 9.4　vtkLODProp3D 渲染示例

9.4　不规则网格数据体绘制

不规则网格数据绘制主要是使用 vtkUnstructuredGridVolumeMapper 的子类，其绘制流程与规则网格体的绘制基本一致。这里只对 vtkUnstructuredGridVolumeRayCastMapper、vtkUnstructuredGridVolumeZSweepMapper、vtkProjectedTetrahedraMapper 三个类进行简单介绍。其他的类读者可以参考《VTK 使用者指南》进行研究。

9.4.1　不规则网格体积投射技术

vtkUnstructuredGridVolumeRayCastMapper 类基于软件实现不规则网格投射算法。但是该类仅支持四面体数据，如果为非四面体需要进行数据转换后才能使用。

需要注意的是，可以用其中的方法 SetRayCastFunction() 设置光线投射函数的类型，用方法 SetRayIntergrator() 设置光线合成器。

这个类需要的内存较大。它只是 vtkUnstructuredGridVolumeRayIntergrator 的一个子类，其他几个子类分别是：

vtkUnstructuredGridHomogeneousRayIntergrator

vtkUnstructuredGridLinearRayIntergrator

vtkUnstructuredGridPartialPreIntergration

vtkUnstructuredGridPreIntegration

这几个类有些速度上的差异，具体可以参考相关文献。

9.4.2 Z 轴扫描技术 (Z Sweep)

vtkUnstructuredGridVolumeZSweepMapper 类可以实现跨平台的体绘制方法。但是它也是所有不规则网格数据绘制最慢的一种，为了适合不同的平台，它对于内存的需要比较小，这样方便渲染大数据。它同样也支持 SetRayIntergrator() 方法。

9.4.3 映射四面体技术（Projected Tetrahedra）

vtkProjectedTetrahedraMapper 类实现经典的投影四面体法。主要是利用 OpenGL 将给定视点下的四面体转换为三角面片，然后通过硬件加速渲染这些三角面片，这样可以大大提高渲染的效率。但是需要注意的是并非所有的硬件都支持这里所用的 OpenGL 技术。其常常与 ZSweep 方法或者光线投射法结合，组成多细节层次（Level of Detail，LOD）可以使交互能够快速显示。

9.5 本章小结

- 体绘制的流程管线包括数据读取、数据处理、体绘制和渲染等步骤。
- vtkVolumeMapper 是 VTK 中所有体绘制 Mapper 的虚基类，为其子类提供各种相关接口。
- vtkVolume 是 VTK 中负责显示和渲染体绘制实体的组件。
- VTK 可以使用 vtkUnstructuredGridVolumeMapper 的几个子类进行不规则网格数据的体绘制。

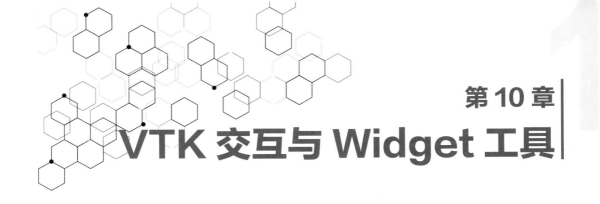

VTK 交互与 Widget 工具

在第 2 章 VTK 的简介中说明了 VTK 是一个可视化工具库，对于可视化的工具库，方便的交互功能是必不可少的，例如 ParaView 和 MITK 等基于 VTK 开发的开源平台，对于多种多样的交互功能都给予了很好的实现。

VTK 的交互主要通过两种方式：一种是监听来自键盘、鼠标等外部设备发出的消息；第二种是在场景中生成各种功能的交互小部件（Widget），供用户控制和获取可视化过程的参数。就本质而言，Widget 是对于监听事件的高级封装，可以避免开发者从头编写相应的功能。

本章将详细介绍上述两种交互模式。

10.1 观察者 / 命令模式

观察者 / 命令模式是 VTK 里最常用的两种交互设计模式之一，通过类 vtkObject 来实现。VTK 中绝大多数的类都派生自 vtkObject，查看类 vtkObject 的接口可以找到 AddObserve()、RemoveObserve()、GetCommand() 等函数。观察者 / 命令模式是指一个 Object 可以有多个 Observer，它定义了对象间的一种"一对多"的依赖关系，当一个 Object 对象的状态发生改变时，所有依赖于它的 Observer 对象都得到通知而被自动更新。命令模式属于对象行为模式，它将一个请求封装为一个对象，并提供一致性发送请求的接口，当一个事件发生时，它不直接把事件传递给事件调用者，而是在命令和调用者之间增加一个中间者，将这种直接关系切断，同时将两者都隔离，事件调用者只是和接口打交道，不和具体事件实现交互。

在 VTK 中，可以通过两种方式来实现观察者 / 命令模式，它们分别是：使用事件回调函数；从 vtkCommand 派生出具体的子类（注意：在 Python 中实现 vtkCommand 的继承几乎不可能，建议读者不要采用这种方式）。下面对前者进行详细介绍。

10.1.1 用函数实现事件回调函数

事件回调函数主要是使用 vtkObject 类中的 AddObserver() 方法。该方法是把某个事件添加到观察者列表中，本质即是当该对象发生观察者感兴趣的事件时，就会调用回调函数来执行相关的操作。

本书附代码 10.1.1_CallbackReadSImage.py 演示了回调函数的使用，为了进行详尽的说明，下面给出完整的示例代码。本示例功能很简单：读取一副 PNG 图像，然后监听鼠标左键消息，如果单击图像，就在控制台上打印出信息。

```
1     import vtk
2
3     pressCounts = 0
4     def myCallback(obj, event):
5       global pressCounts
6       pressCounts = pressCounts + 1
7       print("You have clicked:"+ str(pressCounts) + " times")
8
9     def main():
10      reader = vtk.vtkPNGReader()
11      reader.SetFileName('../data/vtk.PNG')
12
13      viewer = vtk.vtkImageViewer2()
14      viewer.SetInputConnection(reader.GetOutputPort())
15      viewer.SetSize(500,500)
16      viewer.GetRenderer().ResetCamera()
17
18      iren = vtk.vtkRenderWindowInteractor()
19      viewer.SetupInteractor(iren)
20      viewer.Render()
21
22      iren.SetRenderWindow(viewer.GetRenderWindow())
23      iren.AddObserver('LeftButtonPressEvent', myCallback)
24
25      iren.Initialize()
26      iren.Start()
27    if __name__ == "__main__":
28      main()
```

第 3—7 行是创建回调函数。第 3 行设置一个变量 pressCounts 并初始化鼠标左键点击的次数。而后定义回调函数 myCallback()。

第 9 行是定义 main 函数。

第 10—20 行首先读读取一张 PNG 图像，然后用 vtkImageViewer2 类实例化一个二维图像显示器，再用 vtkRenderWindowInteractor 定义交互器，最后把交互器连接至显示器中。

第 22—23 行首先设置渲染窗口，使用的是 vtkRenderWindowInteractor 类的 SetRenderWindow() 方法。然后使用方法 AddObserver('LeftButtonPressEvent', mouseCallback) 连接鼠标左击事件进行响应。

后续行是普通的显示和运行程序。完整代码的运行结果如图 10.1。

总结一下观察者 / 命令模式，大体可分为三步。

（1）定义回调函数，格式如 def func()，内容主要是监听事件。

（2）创建一个 vtkCallbackCommand 对象，并使用 SetOutputEvent() 方法来设置第一步所定义的回调函数。

（3）将 vtkCallbackCommand 对象添加到观察者列表中。这里使用的是 iren.AddObserver('LeftButtonPressEvent', mouseCallback)。

回调函数的模式还有很多有意思的功能，感兴趣的读者可以继续探索。

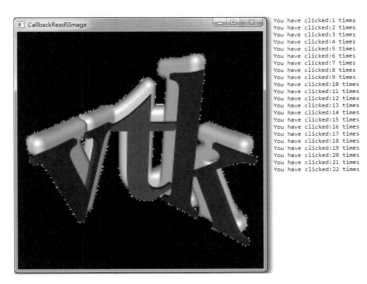

图 10.1 函数实现事件回调函数

10.1.2 用类实现事件回调函数

也可以用类来实现事件回调。很多应用场景用类来实现比用函数有更好的灵活性。本书附代码 10.1.2_CallbackUseClass.py 进行了示例，关键代码如下。

```
1    class UseClassCallback(object):
2        def __init__(self, source,cam):
3            self.ClickTimes = 0
4            self.source = source
5            self.cam = cam
6
7        def __call__(self, caller, ev):
8            self.ClickTimes += 1
9            print("Clicked", self.ClickTimes, "Times")
10           print("Hight: ", self.source.GetHeight())
11           print("Radius:",self.source.GetRadius())
12
13           print("Position:", self.cam.GetPosition())
14           print("Focal point:", self.cam.GetFocalPoint())
15           print("Clipping range:", self.cam.GetClippingRange())
16           print("View up:",self.cam.GetViewUp())
17
18   iren.AddObserver('LeftButtonPressEvent', UseClassCallback(source, ren.GetActiveCamera()))
```

在完整代码中，是先增加一个 Cone 数据源，然后进行处理和显示，关键步骤是增加了一个左键点击的回调，这个回调使用类来实现。

上面列出代码的第 18 行是在主函数中，主要是使用 vtkRenderWindowInteractor 类的 AddObserver() 方法将回调类的实例设为左键点击事件的回调函数，方法中有两个参数：数据源 source，相机 ren.GetActiveCamera()。

第 1—16 行定义回调类。类的初始化函数中有两个参数：一个是 source 是数据源，另外一个是相机 cam。第 3 行初始化鼠标点击计数。发生点击事件时 VTK 内部调用的是 __

201

call_() 方法，方法中是点击事件发生时希望执行的代码。这里的 __call__() 方法是输出鼠标点击的次数、数据源的信息、相机的参数。

完整代码的运行结果如图 10.2。

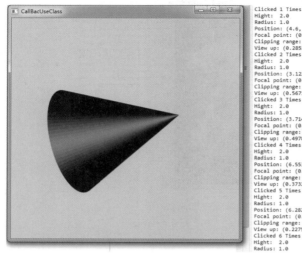

图 10.2 类实现事件回调函数示例

使用类的方法具有很大的灵活性，可以处理很多复杂情况和特殊的需求。要对其充分地了解，还需要读者不断探索和尝试。

10.2 交互

在前一节的示例中，利用了交互器类 vtkRenderWindowInteractor，它可以对数据源进行放大或缩小、移动、旋转、对象选取和退出 VTK 等操作。类 vtkInteractorStyleImage，用来进行交互样式的设置。下面进行详细的说明。

vtkRenderWindowInteractor 是独立于平台的渲染窗口交互器，它为鼠标 / 按键 / 时间事件提供了独立的交互机制，它将鼠标 / 按键 / 定时器消息路由到 vtkInteractorObserver 及其子类。vtkRenderWindowInteractor 还提供了用于拾取、帧速率控制等的控件。它的回调函数可用于多事件。平台中特定的子类提供了操作计时器、终止应用程序等方法。

特别需要注意的是：vtkRenderWindowInteractor 类通过 VTK 的命令 / 观察者模式路由事件，当 vtkRenderWindowInteractor（具体由它的一个子类来完成）监听到平台相关事件时，会使用 InvokeEvent() 方法将其转换为 VTK 事件，然后，为该事件注册由 vtkInteractorObserver 或其子类响应的操作。

VTK 各事件如表 10.1 所示。

表 10.1 VTK 事件列表

VTK 事件名	VTK 事件名
NoEvent	WidgetActivateEvent
AnyEvent	ConnectionCreatedEvent
DeleteEvent	ConnectionClosedEvent

VTK 事件名	VTK 事件名
StartEvent	DomainModifiedEvent
EndEvent	PropertyModifiedEvent
RenderEvent	UpdateEvent
ProgressEvent	RegisterEvent
PickEvent	UnRegisterEvent
StartPickEvent	UpdateInformationEvent
EndPickEvent	AnnotationChangedEvent
AbortCheckEvent	SelectionChangedEvent
ExitEvent	UpdatePropertyEvent
LeftButtonPressEvent	ViewProgressEvent
LeftButtonReleaseEvent	UpdateDataEvent
MiddleButtonPressEvent	CurrentChangedEvent
MiddleButtonReleaseEvent	ComputeVisiblePropBoundsEvent
RightButtonPressEvent	TDxMotionEvent
RightButtonReleaseEvent	TDxButtonPressEvent
EnterEvent	TDxButtonReleaseEvent
LeaveEvent	HoverEvent
KeyPressEvent	LoadStateEvent
KeyReleaseEvent	SaveStateEvent
CharEvent	StateChangedEvent
ExposeEvent	WindowMakeCurrentEvent
ConfigureEvent	WindowIsCurrentEvent
TimerEvent	WindowFrameEvent
MouseMoveEvent	HighlightEvent
MouseWheelForwardEvent	WindowSupportsOpenGLEvent
MouseWheelBackwardEvent	WindowIsDirectEvent
ActiveCameraEvent	WindowStereoTypeChangedEvent
CreateCameraEvent	WindowResizeEvent
ResetCameraEvent	UncheckedPropertyModifiedEvent
ResetCameraClippingRangeEvent	UpdateShaderEvent
ModifiedEvent	MessageEvent
WindowLevelEvent	StartSwipeEvent
StartWindowLevelEvent	SwipeEvent
EndWindowLevelEvent	EndSwipeEvent
ResetWindowLevelEvent	StartPinchEvent
SetOutputEvent	PinchEvent
ErrorEvent	EndPinchEvent
WarningEvent	StartRotateEvent
StartInteractionEvent	RotateEvent
DropFilesEvent	EndRotateEvent
UpdateDropLocationEvent	StartPanEvent
InteractionEvent	PanEvent
EndInteractionEvent	EndPanEvent

VTK 事件名	VTK 事件名
EnableEvent	TapEvent
DisableEvent	LongTapEvent
CreateTimerEvent	FourthButtonPressEvent
DestroyTimerEvent	FourthButtonReleaseEvent
PlacePointEvent	FifthButtonPressEvent
DeletePointEvent	FifthButtonReleaseEvent
PlaceWidgetEvent	Move3DEvent
CursorChangedEvent	Button3DEvent
ExecuteInformationEvent	TextEvent
RenderWindowMessageEvent	LeftButtonDoubleClickEvent
WrongTagEvent	MiddleButtonDoubleClickEvent
StartAnimationCueEvent	RightButtonDoubleClickEvent
ResliceAxesChangedEvent	MouseWheelLeftEvent
AnimationCueTickEvent	MouseWheelRightEvent
EndAnimationCueEvent	ViewerMovement3DEvent
VolumeMapperRenderEndEvent	Menu3DEvent
VolumeMapperRenderProgressEvent	NextPose3DEvent
VolumeMapperRenderStartEvent	Clip3DEvent
VolumeMapperComputeGradientsEndEvent	PositionProp3DEvent
VolumeMapperComputeGradientsProgressEvent	Pick3DEvent
VolumeMapperComputeGradientsStartEvent	Select3DEvent
WidgetModifiedEvent	UserEvent
WidgetValueChangedEvent	

本书附代码 10.2.1_Interactor.py 进行了相关示例，下面列出完整代码：

```
1    reader=vtk.vtkPNGReader()
2    reader.SetFileName('../data/vtk.PNG')
3    reader.Update()
4
5    imageActor=vtk.vtkImageActor()
6    imageActor.SetInputData( reader.GetOutput() )
7    imageActor.Update()
8
9    renderer=vtk.vtkRenderer()
10   renderer.AddActor( imageActor )
11   renderer.SetBackground(1.0, 1.0, 1.0)
12
13   renWin = vtk.vtkRenderWindow()
14   renWin.AddRenderer( renderer )
15   renWin.SetSize( 640, 480 )
16   renWin.Render()
17   renWin.SetWindowName("Interactor")
18
19   iren =vtk.vtkRenderWindowInteractor()
20   iren.SetRenderWindow(renWin)
```

医学图形图像处理基于 **Python VTK** 的实现

```
21      style=vtk.vtkInteractorStyleImage()
22      iren.SetInteractorStyle(style)
23      iren.Initialize()
24      iren.Start()
```

第 1—3 行读取 PNG 格式图像。

第 5—7 行是生成 Actor 实例并连接读取器。

第 9—11 行是生成一个显示器，连接 Actor。

第 13—17 行生成显示器的窗口，然后连接显示器，并对显示器窗口进行相应的设置。

第 19—24 行用类 vtkRenderWindowInteractor 实例化一个窗口交互器，然后使用 SetRenderWindow() 连接显示器的窗口，这里使用 vtkInteractorStyleImage 类来实例化一个交互的样式，然后使用 vtkRenderWindowInteractor 类的 SetInteractorStyle() 方法把设置的样式连接至窗口交互器，后续的程序是完成运行和显示。

在本例代码中的交互器样式主要有如下几个：

· 按下 <Ctrl> 和鼠标左键可以实现图像的旋转；

· 同时按下 <Shift> 和鼠标左键可以实现图像的平移；

· 按住鼠标左键并移动鼠标可以调节图像的窗宽和窗位；

· 按下 <R> 可以实现图像窗宽和窗位重置；

· 滑动鼠标滚轮可以实现图像的放缩。

10.3 Widget 小工具

无论是事件回调函数（观察者 / 命令模式），还是从 vtkCommand 派生出具体子类的交互模式，使用者都无法直观看到相关的操作是否运行和是否正常。比如 10.1.2 中的代码 10.1.2_CallbackUseClass.py 运行时，笔者也是不清楚其中的一些交互功能是否正常。从应用者的角度来讲，这样的软件很不友好。因此 VTK 在提供了各种交互器样式以外，还提供了强大的可以"看得见"的交互部件，即 Widget（我们称为 Widget 小工具）。这些 Widget 可以完成多种功能，主要是由类 vtk3DWidget 和 vtkAbstractWidget 继承而来。表 10.2 列出了所有的 Widget。读者从名字就能看出一些 Widget 的功能，本书后面也会对一些常用的且有趣的 Widget 进行实现，让读者更好地理解 Widget 的功能以及使用方法。

表 10.2 Widget 列表

Widget 名称	Widget 名称
vtk3DWidget	vtkImplicitPlaneWidget2
vtkAbstractWidget	vtkLightWidget
vtkAffineWidget	vtkLineWidget
vtkAngleWidget	vtkLineWidget2
vtkAxesTransformWidget	vtkLogoWidget
vtkBalloonWidget	vtkMagnifierWidget
vtkBiDimensionalWidget	vtkOrientationMarkerWidget
vtkBorderWidget	vtkParallelopipedWidget

Widget 名称	Widget 名称
vtkBoxWidget	vtkPlaneWidget
vtkBoxWidget2	vtkPlaybackWidget
vtkBrokenLineWidget	vtkPointCloudWidget
vtkButtonWidget	vtkPointWidget
vtkCameraPathWidget	vtkPolyDataSourceWidget
vtkCameraWidget	vtkPolyLineWidget
vtkCaptionWidget	vtkProgressBarWidget
vtkCenteredSliderWidget	vtkRectilinearWipeWidget
vtkCheckerboardWidget	vtkResliceCursorWidget
vtkContinuousValueWidget	vtkScalarBarWidget
vtkContourWidget	vtkSeedWidget
vtkDistanceWidget	vtkSliderWidget
vtkFinitePlaneWidget	vtkSphereWidget
vtkHandleWidget	vtkSphereWidget2
vtkHoverWidget	vtkSplineWidget
vtkImageCroppingRegionsWidget	vtkSplineWidget2
vtkImagePlaneWidget	vtkTensorWidget
vtkImageTracerWidget	vtkTextWidget
vtkImplicitCylinderWidget	vtkXYPlotWidget
vtkImplicitPlaneWidget	

vtk3DWidget 和 vtkAbstractWidget 的共同基类 vtkInteractorObserver 的方法中 OnChar() 用于设置交互的开关，当按下 <I> 键时可以实现 Widget 相关实体的显示与隐藏，同时决定其是否响应用户消息。

此外 vtkAbstractWidget 类提供了访问 vtkWidgetEventTranslator 对象的方法，即 GetEventTranslator()，其作用是将 VTK 事件映射为 Widget 事件，这样用户可以定制符合自己使用习惯的 Widget 的事件。

本书附代码 10.3_vtkWidgetEventTranslator.py 演示了 Compass Widget 和 vtkWidget-EventTranslator 的使用，为了详细说明，下面给出完整的代码。

```
1   ConeSource = vtk.vtkConeSource()
2   ConeSource.SetResolution(50)
3   ConeSource.SetHeight(5)
4   ConeSource.SetRadius(2)
5
6   mapper = vtk.vtkPolyDataMapper()
7   mapper.SetInputConnection(ConeSource.GetOutputPort())
8
9   actor = vtk.vtkActor()
10  actor.SetMapper(mapper)
11  actor.GetProperty().SetColor(0.1,0.8,0)
12
13  renderer = vtk.vtkRenderer()
14  renderWindow = vtk.vtkRenderWindow()
```

```
15    renderWindow.AddRenderer(renderer)
16
17    renderWindowInteractor = vtk.vtkRenderWindowInteractor()
18    renderWindowInteractor.SetRenderWindow(renderWindow)
19
20    compassRepresentation = vtk.vtkCompassRepresentation()
21    compassWidget = vtk.vtkCompassWidget()
22    compassWidget.SetInteractor(renderWindowInteractor)
23    compassWidget.SetRepresentation(compassRepresentation)
24
25    #eventTranslator = compassWidget.GetEventTranslator()
26    #eventTranslator.SetTranslation(vtk.vtkCommand.RightButtonPressEvent,
27                    vtk.vtkWidgetEvent.Select)
28    #eventTranslator.SetTranslation(vtk.vtkCommand.RightButtonReleaseEvent,
29                    vtk.vtkWidgetEvent.EndSelect)
30    renderer.AddActor(actor)
31    renderer.SetBackground(0.3,0.3,0.7)
32    renderWindow.Render()
33    compassWidget.EnabledOn()
34
35    style = vtk.vtkInteractorStyleTrackballCamera()
36    renderWindowInteractor.SetInteractorStyle(style)
37
38    renderWindowInteractor.Initialize()
39    renderWindow.Render()
40    renderWindowInteractor.Start()
```

第 1—4 行生成一个 Cone 数据源，并设置相应的显示参数。

第 6—18 行，首次按生成一个 Mapper，然后连接数据源。然后生成一个 Actor，再连接 Mapper。再创建显示器和显示窗口，以及交互器。

第 20—23 行，首先使用 vtkCompassRepresentation 类来创建一个几何显示的实体。再实例化 vtkCompassWidget 类，生成一个 Widget。然后使用 Widget 连接交互器及几何显示的实体。

第 25—29 行是绑定自定义功能键。其中几行被注释掉，剩下的代码就是完成一个最常规的 Compass Widget；如果将被注释掉的行恢复，那么命令行中首先是使用 Widget 的 GetEventTranslator() 方法获取 Widget 的事件转换器（注意：只有从 vtkAbstractWidget 继承而来的类才有此方法），第 26 行使用 SetTranslation() 方法把 VTK 事件转换为 Widget 事件，这里是把 RightButtonPressEvent 的 VTK 事件转换为 Widget 的 Select 事件，第 28 行同样是把 RightButtonReleaseEvent 的 VTK 事件转换为 Widget 的 EndSelect 事件。

从 VTK 事件转换为 Widget 事件的默认对应关系如表 10.3 所示。

表 10.3 从 VTK 事件转换为 Widget 事件的默认对应关系

VTK 事件	Widget 事件
LeftButtonPressEvent	Select
LeftButtonReleaseEvent	EndSelect
MiddleButtonPressEvent	Translate

VTK 事件	Widget 事件
MiddleButtonReleaseEvent	EndTranslate
RightButtonPressEvent	Scale
RightButtonReleaseEvent	EndScale
MouseMoveEvent	Move
StartEvent	SizeHandles

后续程序就是进行交互显示。完整代码运行的结果如图 10.3。如果注释掉第 25—29 行，只有左键可以旋转 Compass 的方向，如果没有注释这几行那么使用右键也可以完成相应的功能。感兴趣的读者可以去修改尝试。

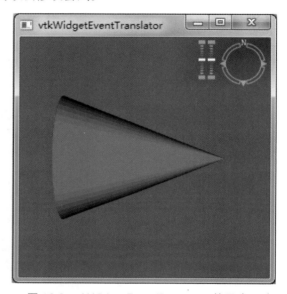

图 10.3 vtkWidgetEventTranslator 使用演示

10.3.1 创建 Widget 交互

第 4 章中简要介绍 Widget 小工具时，对于 Widget 使用的流程有一个简介，基本如下：

（1）实例化 Widget；

（2）指定渲染窗口交互器，Widget 可以通过它监听用户事件；

（3）必要时使用观察者 / 命令模式创建回调函数；

（4）创建合适的几何实体，连接 Widget 或使用 Widget 默认的实体；

（5）激活 Widget，使其在渲染场景中显示。

接下来几节将对一些比较常用的 Widget 进行举例说明。读者可以仔细学习和参考这些示例，进而实现更多的 VTK Widget。

10.3.2 测量相关 Widget

和测量相关的 Widget 主要有三个：

（1）vtkDistanceWidget，用来测量二维平面上两点之间距离。

（2）vtkAngleWidget，用于测量二维平面上的夹角。

（3）vtkBiDimensionalWidget，用于测量二维平面上任意两个正交方向的轴长。

下面对 vtkDistanceWidget 和 vtkAngleWidget 进行举例说明。

关于 vtkDistanceWidget 的示例见本书附代码 10.3.2_DistanceWidget.py，其关键部分如下。完整代码的步骤是读取一张 JPG 格式图像，建立一个 vtkImageViewer2 实例，建立交互，创建 Widget 并进行相应连接，最后进行显示。

```
1   rep = vtk.vtkDistanceRepresentation2D()
2   rep.GetAxis().SetNumberOfMinorTicks(5)
3   rep.GetAxis().SetTickLength(9)
4   rep.GetAxis().SetTitlePosition(0.2)
5
6   widget = vtk.vtkDistanceWidget()
7   widget.SetInteractor(iren)
8   widget.CreateDefaultRepresentation()
9   widget.SetRepresentation(rep)
10  widget.SetPriority(0.9)
11  widget.ManagesCursorOn()
12  widget.On()
```

第 1—4 行，首先使用 vtkDistanceRepresentation2D 类来建立 VTK 内部生成的对于距离测量 Widget 的默认显示几何体。GetAxis() 方法用来获取关于显示轴的设置，其中 SetNumberOfMinorTicks() 方法是在显示轴的小分隔中将每段再分为几段，并形成标记，SetTickLength() 方法设置标记的刻度线长度，SetTitlePosition() 方法设置测量结果的显示位置，数值越大则测量结果的显示离开始点越远。以上都是笔者测试的结果，感兴趣的读者可以进行更多的测试。

第 6—12 行是建立 Widget，首先实例化 vtkDistanceWidget 类，然后使用 SetInteractor 方法连接交互器，使用 CreateDefaultRepresentation() 创建一个默认的显示的实体，连接前面的 vtkDistanceRepresentation2D 的实例化的显示实体，使用方法 ManagesCursorOn() 来设置鼠标的十字架开启，用 widget.On() 方法开启 Widget。

完整的距离测量代码运行后如图 10.4，测量的结果以图像的像素为单位。

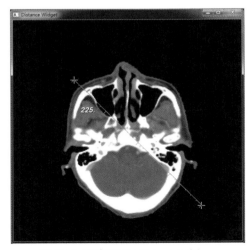

图 10.4 距离测量 Widget 示例

关于 vtkAngleWidget 的示例见本书附代码 10.3.2_AngleWidget.py，其关键部分如下。

```
1   rep = vtk.vtkDistanceRepresentation2D()
2   rep.GetAxis().SetNumberOfMinorTicks(4)
3   rep.GetAxis().SetTickLength(9)
4   rep.GetAxis().SetTitlePosition(0.2)
5
6   widget = vtk.vtkAngleWidget()
7   widget.SetInteractor(iren)
8   widget.CreateDefaultRepresentation()
9   widget.ManagesCursorOn()
10  widget.On()
```

这里的代码与 vtkDistanceWidget 的示例几乎相同。只是在第 6 行使用 vtkAngle-Widget 类代替了 vtkDistanceWidget 类。

这里有必要对于默认显示几何体进行一点说明，其本质就是进行操作的时候所见的一个实体。不同的 Widget 的默认显示几何体可能是不同，比如 vtkDistanceWidget 和 vtkAngleWidget 使用的是相同的 vtkDistanceRepresentation2D 类，而 vtkBiDimensional-Widget 使用的就是 vtkBiDimensionalRepresentation2D，这在后续的代码中会带来不同，希望读者多加注意。

完整的角度测量代码运行后显示如图 10.5，点击拖动画面中十字标记处的点，测量出的角度值也会跟随变化。

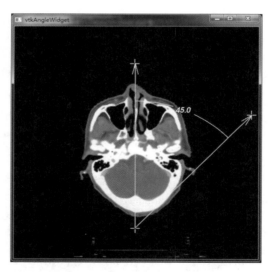

图 10.5 角度测量 Widget 示例

10.3.3 标注相关 Widget

在二维和三维图像增加标注也是经常的操作，如在医学图像的诊断中，常常会手动标注一些病变的位置，并增加文字标注。VTK 对于标注也给出了比较多可以用于不同场景的应用，在这里主要对如下几个 Widget 进行说明。

（1）vtkTextWidget 可在渲染场景中给出一串文字，可随意调整文本在场景中的位置，也可以缩放文字的大小等。

（2）vtkScalarBarWidget 可根据输入图像或者指定的数据在渲染场景中生成一个标量条，这个标量条通过设置颜色查找表来使用颜色指示输入的数据。渲染场景中的标量条可以通过拖动来随意移动、改变大小、改变方向等。

（3）vtkCaptionWidget 使用一个带线框及箭头的文本信息来标注某一对象。

（4）vtkOrientationMarkerWidget 用来指示方向，在医学图像领域有广泛的应用，比如，将 CT 扫描数据导入可视化应用程序时需要标识其上、下、左、右、前、后等方位，以方便医生理解病变位置。

（5）vtkBalloonWidget 可以在鼠标停留在渲染场景中的某个 Actor 一段时间后，弹出提示信息。所提示的信息，除了可以用文本表示，也可以用图像表示。

标注类 Widget 在图形图像显示中有广泛的应用，在医学影像中更是如此，因此下面给出几个示例来进一步说明。

10.3.3.1 用于文字标注的 vtkTextWidget

文字标注是最常用的标注，示例见本书附代码 10.3.3_TextWidget.py。完整代码的步骤主要是生成一个球形的数据源，然后使用 Mapper 和 Actor 连接，中间生成标注类的 Widget，最后创建显示器、显示窗口、窗口交互，最终完成显示。其关键代码如下：

```
1    textActor = vtk.vtkTextActor()
2    textActor.SetInput("This is a Text Widget")
3    textActor.GetTextProperty().SetColor(1.0,0.0,0.0)
4
5    rep = vtk.vtkTextRepresentation()
6    rep.GetPositionCoordinate().SetValue(0.15, 0.15)
7    rep.GetPosition2Coordinate().SetValue(0.7, 0.2)
8
9    textWidget = vtk.vtkTextWidget()
10   textWidget.SetRepresentation(rep)
11   textWidget.SetInteractor(iren)
12   textWidget.SetTextActor(textActor)
13   textWidget.SelectableOff()
14   textWidget.On()
```

第 1—3 行，首先实例化 vtkTextActor 类，然后使用 SetInput() 方法设置需要显示的字符串，然后使用 GetTextProperty().SetColor(1.0,0.0,0.0) 方法设置文字的颜色为红色。

第 5—7 行，首先实例化 vtkTextRepresentation 类，用于生成默认显示几何体，然后使用 GetPositionCoordinate().SetValue(0.15, 0.15) 方法来设置文字显示的位置，分别为水平和垂直位置，再使用 GetPosition2Coordinate().SetValue(0.7, 0.2) 方法设置文字大小和点击选中框大小。

第 9—14 行，首先使用 vtkTextWidget 类来实例化 Widget，然后使用 Set-Representation(rep) 连接 Text Widget 的默认显示几何体，再使用 SetInteractor() 连接交互器，进一步连接 Text 的 Actor，然后用 SelectableOff() 方法关闭拖动响应，这样才可以拖动文字，最后打开 Widget。

完整代码运行的结果如图 10.6。

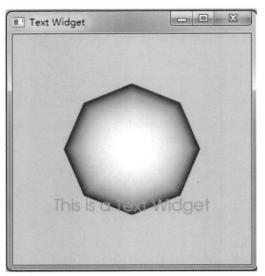

图 10.6 文字标注 Widget 示例

10.3.3.2 用于标量条标注的 vtkScalarBarWidget

示例代码见本书附代码 10.3.3_ScalarBarWidget.py，其中的关键的代码如下，下面的代码不是完全连续的，读者可以参考完整代码。

```
1    lut = vtk.vtkLookupTable()
2    lut.Build()
3
4    mapper.SetLookupTable(lut)
5    scalarbar = vtk.vtkScalarBarActor()
6    scalarbar.SetOrientationToHorizontal()
7    scalarbar.SetLookupTable(lut)
8
9    scalarbarwidget = vtk.vtkScalarBarWidget()
10   scalarbarwidget.SetInteractor(iren)
11   scalarbarwidget.SetScalarBarActor(scalarbar)
12   scalarbarwidget.On()
```

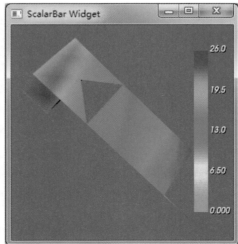

图 10.7 标量条 Widget 示例

第 1—4 行是设置颜色查找表。首先是使用 vtkLookupTable 类实例化一个对象，然后使用 Build() 方法创建，最后需要使用 Mapper 的方法 SetLookupTable() 连接颜色查找表。

第 6—8 行，首先实例化 vtkScalarBarActor 类，获得一个 Actor，然后设置 Actor 的显示方向，这里使用 SetOrientationToHorizontal() 方法。

第 10—13 行，首先创建 vtkScalarBarWidget 类的 Widget，然后连接交互器，还需要使用 SetScalarBarActor() 方法来连接标量条 Actor，最后打开 Widget。

完整代码运行的结果如图 10.7。

10.3.3.3　用于方向指示的 vtkOrientionMarkerWidget

方向指示对于医学图像显示是非常重要的，特别是在三维显示时，相关示例见本书附代码 10.3.3_OrientationMarkerWidget.py，其关键代码如下：

```
1   axesActor = vtk.vtkAnnotatedCubeActor()
2   axesActor.SetXPlusFaceText('R')
3   axesActor.SetXMinusFaceText('L')
4   axesActor.SetYMinusFaceText('H')
5   axesActor.SetYPlusFaceText('F')
6   axesActor.SetZMinusFaceText('P')
7   axesActor.SetZPlusFaceText('A')
8   axesActor.GetTextEdgesProperty().SetColor(1.0,0.5,0.0)
9   axesActor.GetTextEdgesProperty().SetLineWidth(2)
10  axesActor.GetCubeProperty().SetColor(0.0,0.0,1.0)
11
12  axes = vtk.vtkOrientationMarkerWidget()
13  axes.SetOrientationMarker(axesActor)
14  axes.SetInteractor(iren)
15  axes.EnabledOn()
16  axes.InteractiveOn()
```

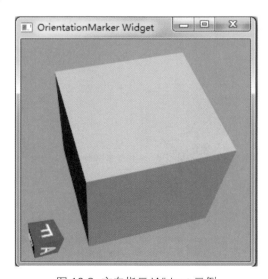

图 10.8　方向指示 Widget 示例

第 1—10 行是建立小的方向标记立方体。首先使用 vtkAnnotatedCubeActor 类实例化一个 Actor，然后使用 Set 方法设置不同面的标签 R、L、H、F、P 和 A，分别表示右、左、头、脚、后和前，然后使用 GetTextEdgesProperty() 方法中的 SetColor 设置边线的颜色，使用 SetLineWidth() 方法设置边线的宽度，最后在 GetCubeProperty().SetColor() 方法中设置小立方体的颜色。

第 12—16 行，首先建立方向指示的 Widget，然后让小立方体和交互器连接，使用 EnabledOn() 开启 Widget，InteractiveOn() 设置小立方体可以交互移动。

完整代码运行的结果如图 10.8。

10.3.3.4 用于鼠标停留显示的 vtkBalloonWidget

vtkBalloonWidget 实现鼠标移动到某一模型后出现的提示，这在三维显示中是一个经常使用的功能。示例见本书附代码 10.3.3_ BalloonWidget.py，其主要部分如下：

```
1   rep = vtk.vtkBalloonRepresentation()
2   rep.SetBalloonLayoutToImageRight()
3
4   balloonWidget = vtk.vtkBalloonWidget()
5   balloonWidget.SetInteractor(iren)
6   balloonWidget.SetRepresentation(rep)
7   balloonWidget.AddBalloon(sphereActor, "This is a sphere")
8   balloonWidget.AddBalloon(regularPolygonActor, "This is a regular polygon")
9   balloonWidget.EnabledOn()
```

第 1—2 行，首先实例化 vtkBalloonRepresentation 类，创建一个默认显示几何体，然后使用 SetBalloonLayoutToImageRight() 方法来设置提示文字在模型的右方。

第 4—9 行，首先实例化 vtkBalloonWidget 类，创建 Widget，然后连接交互器和默认显示的几何体，使用 AddBalloon() 设置鼠标放置在相应的几何体上时显示的文字，最后使用 EnabledOn() 方法激活 Widget。

完整代码运行的结果如图 10.9。

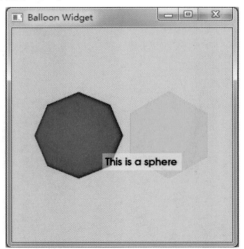

图 10.9 Balloon Widget 示例

10.3.4 分割配准相关 Widget

对图像进行分割和配准是医学应用中两个很重要的领域，比如在放射治疗中，需要计算机辅助对正常的器官图像进行自动分割，或者对肿瘤靶区进行自动分割，这样可以减轻放疗科医生的工作量。而对于很多肿瘤的靶区，其确定都需要经过和多组影像的配准，比如 CT 影像和 MRI 影像，CT 影像和 PET 影像等。

和 VTK 图像分割配准相关的主要 Widget 类如下。

（1）vtkContourWidget 用于绘制轮廓线。所绘制的轮廓线可以是闭合的也可以是不闭合的，取决于最后一个点的位置。实际中这种方法用得比较少。

（2）vtkImageTracerWidget 用于手动绘制轨迹线。该类在手动分割图像中应用得比较多，因此将详细介绍其用法。

（3）vtkSeedWidget 放置种子点，多用于分割算法中。

（4）vtkCheckerboardWidget 在二维图像上生成棋盘格，而且可以控制棋盘格的数目。使用该类可以查看两幅图像配准后的重叠效果。

（5）vtkRectilinearWipeWidget 在二维图像上生成棋盘格，与 vtkCheckboardWidget 不同的是，该类不可以控制棋盘格的数目，所生成的棋盘格是固定的 2×2，但是该 2×2 的棋盘格可以调节大小。

10.3.4.1 用于手动绘制轨迹线的 vtkImageTracerWidget

该类的示例见本书附代码 10.3.4_ImageTracerWidget.py，里面使用了观察者 / 命令模式（参见前面的小节），其关键代码如下：

```
1    def CallbackFunction(caller,eventId):
2        tracerWidget =caller
3        path = vtk.vtkPolyData()
4        tracerWidget.GetPath(path)
5        for i in range(path.GetNumberOfPoints()):
6                print(path.GetPoint(i))
7
8    tracer = vtk.vtkImageTracerWidget()
9    tracer.GetLineProperty().SetLineWidth(1)
10   tracer.SetCaptureRadius(100)
11   tracer.SetInteractor(iren)
12   tracer.SetViewProp(actor)
13   tracer.SetAutoClose(1)
14   tracer.AddObserver('EndInteractionEvent',CallbackFunction)
15   tracer.On()
```

第 1—6 行定义回调函数，获取手动绘制的点位置数据。

第 8—15 行首先实例化 vtkImageTracerWidget 类，然后使用 SetLineWidth(1) 方法设置绘制的线的宽度，然后使用 SetCaptureRadius(100) 设置起始点和终止点自动闭合的距离，然后连接交互器，并使用 SetViewProp() 方法来连接 Actor，使用 SetAutoClose(1) 方法设置起始点和终点自动闭合，使用 AddObserver() 连接回调函数输出绘制的点坐标，最后打开Widget。

完整代码运行的结果如图 10.10。

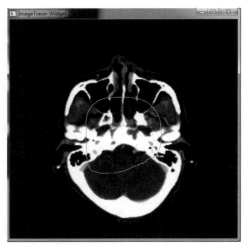

图 10.10 绘制轨迹线 Widget 示例

10.3.4.2 用于生成棋盘格的 vtkCheckerboardWidget

该类的示例见本书附代码 10.3.4_CheckerboardWidget.py，它是所有示例中唯一没有使用主函数模式的示例，因此下面把示例完整给出。

```
1    reader1=vtk.vtkPNGReader()
2    reader1.SetFileName("../data/PET.png")
3
4    pad1 = vtk.vtkImageWrapPad()
5    pad1.SetInputConnection(reader1.GetOutputPort())
6    pad1.SetOutputWholeExtent(0,511,0,511,0,0)
7
8    reader2 =vtk.vtkPNGReader()
9    reader2.SetFileName ("../data/PET_Gaussian.png")
10
11   pad2 = vtk.vtkImageWrapPad()
12   pad2.SetInputConnection(reader2.GetOutputPort())
13   pad2.SetOutputWholeExtent(0,511,0,511,0,0)
14
15   checker = vtk.vtkImageCheckerboard()
16   checker.SetInputConnection(0, pad1.GetOutputPort())
17   checker.SetInputConnection(1, pad2.GetOutputPort())
18   checker.SetNumberOfDivisions(2, 2, 1)
19
20   checkerActor = vtk.vtkImageActor()
21   checkerActor.GetMapper().SetInputConnection(checker.GetOutputPort())
22
23   rep = vtk.vtkCheckerboardRepresentation()
24   rep.SetImageActor(checkerActor)
25   rep.SetCheckerboard(checker)
26
27   ren = vtk.vtkRenderer()
28   renWin =vtk.vtkRenderWindow()
29   renWin.AddRenderer(ren)
```

```
30    renWin.SetWindowName("Checkerboard Widget")
31    iren = vtk.vtkRenderWindowInteractor()
32    iren.SetRenderWindow(renWin)
33
34    checkerWidget= vtk.vtkCheckerboardWidget()
35    checkerWidget.SetInteractor(iren)
36    checkerWidget.SetRepresentation(rep)
37
38    ren.AddActor(checkerActor)
39    renWin.SetSize(500, 500)
40    iren.Initialize()
41    renWin.Render()
42    checkerWidget.On()
43    iren.Start()
```

以上代码其实不难，这里只解释关键部分。

第 23—25 行实例化 vtkCheckerboardRepresentation 类，与前面示例类似。

第 34—36 行实例化 vtk.vtkCheckerboardWidget 类，设置也很简单，与前面示例类似。

第 42 行使用 checkerWidget.On() 开启 Widget，注意该行必须放在 renWin.Render() 之后才能使该 Widget 生效。

完整代码运行的结果如图 10.11。运行代码后可以通过边框上的滑条更改棋盘的数目。

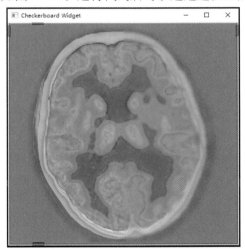

图 10.11 棋盘格显示 Widget 示例

10.3.5 其他 Widget

除了前面介绍的 Widget 之外，还有很多其他的 Widget，如和绘图相关、和视频相关、和参数控制相关的等，具体可以参考表 10.2。

下面再选择常用的两个 Widget 进行说明。

10.3.5.1 用于滑条的 vtkSliderWidget

该类的示例见本书附代码 10.3.5_ SliderWidget.py，其中关键代码如下：

```
1    rep = vtk.vtkSliderRepresentation3D()
2    rep.SetValue(30)
```

```
3      rep.SetMinimumValue(1)
4      rep.SetMaximumValue(100)
5      rep.SetTitleText("Resolution")
6      rep.GetPoint1Coordinate().SetCoordinateSystemToWorld()
7      rep.GetPoint1Coordinate().SetValue(1, -150, 0)
8      rep.GetPoint2Coordinate().SetCoordinateSystemToWorld()
9      rep.GetPoint2Coordinate().SetValue(200, -150, 0)
10     rep.SetSliderLength(0.05)
11     rep.SetSliderWidth(0.05)
12     rep.SetEndCapLength(0.05)
13
14     sliderWidget = vtk.vtkSliderWidget()
15     sliderWidget.SetInteractor(iren)
16     sliderWidget.SetRepresentation(rep)
17     sliderWidget.SetAnimationModeToAnimate()
18     sliderWidget.EnabledOn()
19
20     def SelectResolution(object, event):
21         slidervalue = int(round(object.GetRepresentation().GetValue()))
22         source.SetPhiResolution(slidervalue)
23         source.SetThetaResolution(slidervalue)
24
25     sliderWidget.AddObserver("InteractionEvent", SelectResolution)
```

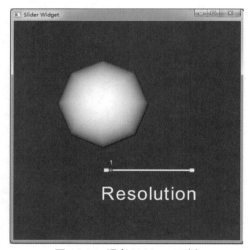

图 10.12 滑条 Widget 示例

第 1—12 行生成 vtkSliderRepresentation3D 类的默认显示几何体。因为是滑条所以还需要更多的设置，SetValue(30) 方法设置 Widget 当前值显示位置；SetMinimumValue(1) 和 SetMaximumValue(100) 方法设置滑条的最小值和最大值，这里最小值是 1，最大值是 100；GetPoint1Coordinate() 和 GetPoint2Coordinate() 方法设置滑条两端点的空点坐标；SetCoordinateSystemToWorld() 方法是把坐标系统转为世界坐标系统（可以参考第 4 章 4.3 节的内容）；再使用 SetValue() 设置坐标位置；SetSliderLength() 和 SetSliderWidth() 用来设置滑条移动块的长度和宽度；SetEndCapLength() 用来设置端头的长度。

第 14—18 行实例化 vtkSliderWidget 类，创建滑条 Widget，连接相应的交互器和默认显示几何体，然后由 SetAnimationModeToAnimate() 设置当点击滑条的新位置时让滑块走到此位置，最后由 EnabledOn() 打开 Widget 来显示滑条。

第 20—23 行是回调函数，可由滑块确定的数值设定前面程序所创建的球体的经线和纬线数量，这里不详细介绍。

第 25 行是使用 Widget 的 AddObserver() 方法连接回调函数，对修改进行响应。

完整代码运行的结果如图 10.12。

10.3.5.2 用于中心点输出的 vtkSphereWidget

该类主要用于完成对模型的中心点输出，本书附代码 10.3.5_SphereWidget.py 进行了示例，其关键部分如下：

```
1   def sphereCallback(obj, event):
2       print('Center: {}, {}, {}'.format(*obj.GetCenter()))
3
4   sphereWidget = vtk.vtkSphereWidget()
5   sphereWidget.SetInteractor(iren)
6   sphereWidget.SetRepresentationToSurface()
7   sphereWidget.GetSphereProperty().SetColor(0.1, 0.4, 0.5)
8   sphereWidget.On()
9   sphereWidget.AddObserver("InteractionEvent", sphereCallback)
```

第 1—2 行定义一个回调函数，回调函数的使用与前一个程序基本相同。

第 4—9 行，先示例化 vtkSphereWidget 类，然后连接交互器，再使用方法 SetRepresentationToSurface() 设置默认的显示为球体的表面，然后使用方法 GetSphereProperty().SetColor() 设置球体的颜色，最后两行是开启 Widget 和调用回调函数，函数功能是当鼠标按下左键点中球体、拖动时输出球体中心的位置。

完整代码运行的结果如图 10.13。

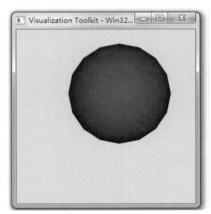

图 10.13 中心点输出 Widget 示例

10.4 拾取

拾取是计算机图形学处理中人机交互的核心操作，连接了渲染画面和用户的响应，无论是游戏还是医学图像处理，都会频繁应用到拾取。拾取有几种不同的方式，每种方式都有其应用场景，也有其优点和缺点。

简单来说，拾取物体的实现有如下两种思路：

（1）在二维环境中，通过判断鼠标坐标是否在某个几何形状内来完成拾取，大多数情况下几何形状都可以用矩形或圆形。

（2）在三维环境中，又有两种方式。一种方式是利用几何体，即通过连接摄像机和屏幕坐标生成射线，然后判断其与场景中的物体相交与否，继而决定是否拾取到物体。另一种方式是利用渲染过程，对渲染的每个物体给予编号，将编号转换成颜色，然后通过交互拾取的颜色来判断拾取到了哪个物体。

VTK 中定义了多个拾取类，它们之间的关系如下图 10.14。

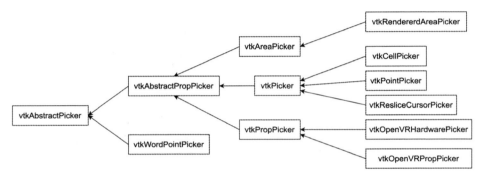

图 10.14 拾取类的继承关系

下面通过 3 个实际示例来演示点拾取、面拾取和 Prop 对象拾取。因为这几个代码都比较复杂，综合性也比较强，所以下面对代码进行分段介绍。

10.4.1 点拾取

点拾取见本书附代码 10.4.1_PointPicker.py，下面将分 2 段完整给出。

首先是代码的主函数部分：

```python
import vtk
def main():
    sphereSource = vtk.vtkSphereSource()
    sphereSource.Update()

    mapper = vtk.vtkPolyDataMapper()
    mapper.SetInputConnection(sphereSource.GetOutputPort())
    actor = vtk.vtkActor()
    actor.SetMapper(mapper)
    actor.GetProperty().SetColor(0.0,0.0,1.0)

    ren = vtk.vtkRenderer()
    renWin = vtk.vtkRenderWindow()
    renWin.Render()
    renWin.SetWindowName("Point Picker")
    renWin.AddRenderer(ren)
    renWin.SetSize(500,500)
```

```
    pointPicker = vtk.vtkPointPicker()
    iren = vtk.vtkRenderWindowInteractor()
    iren.SetPicker(pointPicker)
    iren.SetRenderWindow(renWin)

    style = PointPickerInteractorStyle()
    style.SetDefaultRenderer(ren)
    iren.SetInteractorStyle( style )

    ren.AddActor(actor)
    ren.SetBackground(1.0,1.0,1.0)
    iren.Start()
if __name__ == '__main__':
    main()
```

以上代码首先创建一个 Sphere 源，然后连接 Mapper 和 Actor 进行一些设置，建立显示器 Renderer 和显示窗口 RenderWindow。最关键的是如下两行代码：

```
pointPicker = vtk.vtkPointPicker()
```

它建立点拾取器 Picker，其后代码创建交互器，将用交互器连接拾取器和显示窗口。

```
style = PointPickerInteractorStyle()
```

它使用 PointPickerInteractorStyle 类建立交互样式，这个类在下面详细介绍。

之后的代码设置交互样式，并进行显示。

```
class PointPickerInteractorStyle(vtk.vtkInteractorStyleTrackballCamera):
    def __init__(self, parent=None):
        self.AddObserver("LeftButtonPressEvent",
                    self.leftButtonPressEvent)
    def leftButtonPressEvent(self, obj, event):
        clickPos = self.GetInteractor().GetEventPosition()
        print("Picking pixel: ",clickPos)
        xyz = [clickPos[0], clickPos[1], 0]

        picker = vtk.vtkPointPicker()
        picker.Pick(xyz, self.GetDefaultRenderer())
        picked = picker.GetPickPosition()
        print(picked)

        sphere = vtk.vtkSphereSource()
        sphere.Update()
        mapper = vtk.vtkPolyDataMapper()
        mapper.SetInputConnection(sphere.GetOutputPort())
        actor = vtk.vtkActor()
        actor.SetMapper(mapper)
        actor.SetPosition(picked)
        actor.SetScale(0.05)
        actor.GetProperty().SetColor(1.0, 0.0, 0.0)
        self.GetInteractor().GetRenderWindow().GetRenderers().
```

```
        GetFirstRenderer(). AddActor(actor)
    self.OnLeftButtonDown()
    return
```

以上代码的关键部分是对交互样式的实现，即 PointPickerInteractorStyle 类的实现。

首先，这个类继承自 vtkInteractorStyleTrackballCamera 类，也就继承了该类的方法 OnLeftButtonDown()。

在 PointPickerInteractorStyle 类的初始化中使用了 AddObserver() 方法增加左键按下事件，这和前面介绍的方法相同（读者如果不熟悉可以回顾一下本章前面的内容）。

然后是创建 leftButtonPressEvent() 方法。首先是使用 GetInteractor() 的方法中 Get-EventPosition() 来获取鼠标点击的位置，再使用 vtkPointPicker 类实例化一个对象，使用其 Pick() 方法来连接点击位置和显示器，然后使用 GetPickPosition() 方法输出当前点击位置在世界坐标系下的坐标值。

后面的代码和主函数比较类似，先创建一个 Sphere 源，然后连接 Mapper 和 Actor 进行一些设置，这些设置都是让点击选中的位置用红色的小球标示出来，关键是使用 GetFirstRenderer().AddActor(actor) 方法来添加 Actor。

最后调用 OnLeftButtonDown() 方法。

完整代码运行的结果如图 10.15。代码运行后，鼠标点击蓝色球的经线和纬线的交点处，就会有红色的小球显示出来。许多时候，在选中球的前点时，球背后的点也会被标记出来。

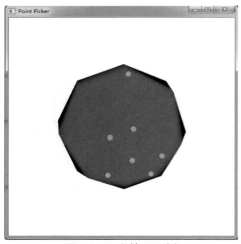

图 10.15 点拾取示例

10.4.2 单元拾取

单元拾取本质上是面拾取的一种，本书附代码 10.4.2_CellPicker.py 进行了示例，下面解释其中的主函数的关键代码，和设置交互样式的完整代码。

代码的主函数与上面点拾取的示例代码的主函数几乎相同，只有下面这一段有一点不同：

```
style = CellPickerInteractorStyle()
style.SetDefaultRenderer(ren)
style.polyData = sphereSource.GetOutput()
iren.SetInteractorStyle( style )
```

以上代码中，使用 CellPickerInteractorStyle 类来实例化一个对象；polyData 为被拾取的模型数据，需要通过外部设置；还设置了默认的显示器，以及设置交互器的样式。

```python
class CellPickerInteractorStyle(vtk.vtkInteractorStyleTrackballCamera):
    def __init__(self, parent=None):
        self.AddObserver("LeftButtonPressEvent", self.leftButtonPressEvent)
        self.polyData = vtk.vtkPolyData()
        self.selectedMapper = vtk.vtkDataSetMapper()
        self.selectedActor = vtk.vtkActor()

    def leftButtonPressEvent(self, obj, event):
        clickPos = self.GetInteractor().GetEventPosition()

        picker = vtk.vtkCellPicker()
        picker.SetTolerance(0.0005)
        picker.Pick(clickPos[0], clickPos[1], 0, self.GetDefaultRenderer())
        picked = picker.GetPickPosition()
        print(picked)

        if(picker.GetCellId() != -1):
            ids = vtk.vtkIdTypeArray()
            ids.SetNumberOfComponents(1)
            ids.InsertNextValue(picker.GetCellId())

            selectionNode = vtk.vtkSelectionNode()
            selectionNode.SetFieldType(vtk.vtkSelectionNode.CELL)
            selectionNode.SetContentType(vtk.vtkSelectionNode.INDICES)
            selectionNode.SetSelectionList(ids)

            selection = vtk.vtkSelection()
            selection.AddNode(selectionNode)

            extractSelection = vtk.vtkExtractSelection()
            extractSelection.SetInputData(0, self.polyData)
            extractSelection.SetInputData(1, selection)
            extractSelection.Update();

            self.selectedMapper.SetInputConnection(extractSelection.GetOutputPort())
            self.selectedActor.SetMapper(self.selectedMapper);
            self.selectedActor.GetProperty().EdgeVisibilityOn();
            self.selectedActor.GetProperty().SetEdgeColor(1,0,0);
            self.selectedActor.GetProperty().SetLineWidth(3);

            self.GetInteractor().GetRenderWindow().GetRenderers().
                GetFirstRenderer().AddActor(self.selectedActor)
        self.OnLeftButtonDown()
        return
```

CellPickerInteractorStyle 类的实现是以上代码的关键部分。构造函数中的 Add-Observer()、selectedMapper() 和 selectedActor() 用法比较简单，这里不多作解释。left-

ButtonPressEvent() 方法是类的主要部分。GetInteractor().GetEventPosition() 方法获得交互选择的位置坐标值。

而后代码实例化 vtkCellPicker 类，这个实例对象的处理与点拾取的方法几乎一致。

之后代码判断是否获得单元。vtkIdTypeArray 类的对象存储当前选中的单元索引号，每次只选择一个单元，所以该对象仅有一个索引号。vtkSelectionNode 类的对象和 vtkSelection 类的对象通常搭配使用，用于获取单元索引号和节点。拾取后通过 GetCellId() 方法来得到当前拾取的单元索引号。通过 vtkSelection 类的对象选择节点。用 vtkExtractSelection 类来获取选中的单元。

后续代码是对 Mapper 和 Actor 的处理。

最后的代码与点拾取相同。

完整代码运行的结果如图 10.16。运行代码后，在点击球体时，会将点中的三角面片的边缘线用红色显示，其内部用灰色来显示。

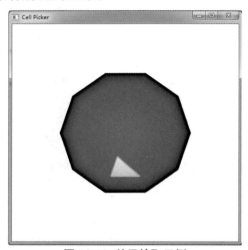

图 10.16 单元拾取示例

10.4.3 Prop 拾取

Prop 拾取的示例见本书附代码 10.4.3_HighlightPicked.py，下面也分 2 段完整给出，其中主要使用的是 vtkPropPicker 类。

主函数部分如下：

```python
import vtk
NUMBER_OF_SPHERES = 10
def main():
    ren = vtk.vtkRenderer()
    ren.SetBackground(0.5,0.5,0.5)
    renWin = vtk.vtkRenderWindow()
    renWin.AddRenderer(ren)
    renWin.SetSize(500,500)

    iren = vtk.vtkRenderWindowInteractor()
    iren.SetRenderWindow(renWin)
```

```
        style = MouseInteractorHighLightActor()
        style.SetDefaultRenderer(ren)
        iren.SetInteractorStyle(style)

        for i in range(NUMBER_OF_SPHERES):
            source = vtk.vtkSphereSource()
            x = vtk.vtkMath.Random(-10, 10)
            y = vtk.vtkMath.Random(-10, 10)
            z = vtk.vtkMath.Random(-10, 10)
            radius = vtk.vtkMath.Random(.5, 1.0)

            source.SetRadius(radius)
            source.SetCenter(x, y, z)
            source.SetPhiResolution(11)
            source.SetThetaResolution(21)

            mapper = vtk.vtkPolyDataMapper()
            mapper.SetInputConnection(source.GetOutputPort())
            actor = vtk.vtkActor()
            actor.SetMapper(mapper)

            r = vtk.vtkMath.Random(.4, 1.0)
            g = vtk.vtkMath.Random(.4, 1.0)
            b = vtk.vtkMath.Random(.4, 1.0)
            actor.GetProperty().SetDiffuseColor(r, g, b)
            actor.GetProperty().SetDiffuse(.8)
            actor.GetProperty().SetSpecular(.5)
            actor.GetProperty().SetSpecularColor(1.0, 1.0, 1.0)
            actor.GetProperty().SetSpecularPower(30.0)
            ren.AddActor(actor)

    iren.Initialize()
    renWin.Render()
    renWin.SetWindowName("Highlight Picked")
    iren.Start()
if __name__ == '__main__':
    main()
```

主函数的基本架构与前两个示例基本相同。不同的主要是其中的 for 循环代码，用来生成 10 个小球体，这些小球体在显示窗口中是随机放置的，而且每个小球体的颜色也不同。

```
class MouseInteractorHighLightActor(vtk.vtkInteractorStyleTrackballCamera):
    def __init__(self, parent=None):
        self.AddObserver("LeftButtonPressEvent", self.leftButtonPressEvent)
        self.LastPickedActor = None
        self.LastPickedProperty = vtk.vtkProperty()

    def leftButtonPressEvent(self, obj, event):
        clickPos = self.GetInteractor().GetEventPosition()
```

```
picker = vtk.vtkPropPicker()
picker.Pick(clickPos[0], clickPos[1], 0, self.GetDefaultRenderer())
self.NewPickedActor = picker.GetActor()
if self.NewPickedActor:
    if self.LastPickedActor:
        self.LastPickedActor.GetProperty().DeepCopy(self.LastPickedProperty)

    self.LastPickedProperty.DeepCopy(self.NewPickedActor.GetProperty())
    self.NewPickedActor.GetProperty().SetColor(1.0,0,0)
    self.NewPickedActor.GetProperty().SetDiffuse(1.0)
    self.NewPickedActor.GetProperty().SetSpecular(0.0)
    self.LastPickedActor = self.NewPickedActor

self.OnLeftButtonDown()
return
```

以上代码中，MouseInteractorHighLightActor 类继承自 vtkInteractorStyleTrackball-Camera 类，同样也继承了其鼠标左键按下响应函数。下面首先获取鼠标的单击坐标值（GetInteractor().GetEventPosition()），然后实例化 vtkPropPicker 类对象，用其中方法 Pick() 实现的 Prop 的拾取。

完整代码运行的结果如图 10.17。运行代码时，点击小球后，小球颜色会变为高亮并显示为红色，而且当前的 Actor 属性值会被存储到 LastPickedProperty 中，以便下次拾取时，把先前拾取的对象恢复到原来的属性。

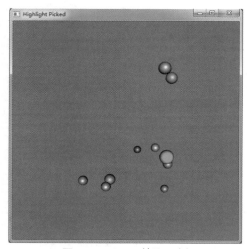

图 10.17 Prop 拾取示例

10.4.4 对拾取的小结

下面对拾取进行简单的总结。

（1）vtkAbstractPicker 类是一个抽象基类，为它的具体的子类定义了最基本的方法，其最基本的功能是返回拾取位置的世界坐标系统的坐标值。该类定义了一个纯虚函数 Pick()，它的作用是给定一个选择点（在屏幕坐标系统里，以像素为单位）以及一个 Renderer，然后通过调用 GetPickPosition() 方法生成世界坐标系统的坐标值。

在拾取过程中 vtkPicker 会触发一些事件：StartPickEvent，PickEvent，EndPick-
Event。当某个单元被拾取，并且在所有的拾取申请者已经通过测试，上述 3 个事件就会
在拾取之前调用。注意：在拾取的过程中，vtkProp 的 PickEvent 事件会在 vtkPicker 的
PickEvent 事件之前被调用。

Picker 分为两类，分别用于几何方法拾取（典型的例子是光线投射）和用于基于硬件的
拾取。几何方法拾取能获取的信息较多，但也较慢；基于硬件的拾取速度快，但返回的信息少。

（2）vtkWorldPointPicker 是基于硬件的拾取类，它返回与屏幕坐标相对应的世界坐
标点。这个类不能拾取 Actor 和 / 或 Mapper，它只是简单地确定世界坐标上的坐标值，只
能调用 StartPickEvent() 和 EndPickMethod() 两个事件。

（3）vtkPropPicker 类基于硬件拾取 Actor/Prop 实例，拾取速度比 vtkCellPicker/
vtkPointPicker 类快。这个类在世界坐标系统中判定 Actor/Prop 实例的 ID 和拾取位置，对
于点和单元的 ID 则不作判定。

（4）vtkPicker 类用于拾取 vtkProp3D 实例，它通过发射一条光线到图形窗口中，并
与 Actor 的线框相交，光线是从窗口坐标系统中拾取的一点到相机所在的位置的连线。因为
光线可能会与多个 Actor 的线框相交，所以可能会返回多个 vtkProp3D 的实例。vtkPicker
返回的是与光线相交的 Prop 实例的一个列表、世界坐标系统中的拾取坐标以及最靠近相机
的 Prop 和 Mapper 实例。所谓的最靠近相机，是指该 Prop 线框中心点在光线上的投影最靠
近相机的那个 Prop 实例。vtkPicker 拾取速度相对较快，可用于快速拾取几何对象。但如
果想返回拾取的点或者单元的话，得用它的子类 vtkCellPicker 和 vtkPointPicker。

（5）vtkPointPicker 是 vtkPicker 的子类，它返回选择点的 ID 以及坐标。它也是
通过发射光线与 Actor 相交而拾取对象的，除了返回坐标值、Actor 和 Mapper，它也返
回在指定容差内沿着光线、最靠近光线的那个点的 ID。GetPointId() 可以获取点的 ID。
vtkPointPicker 不能单一拾取，其速度比 vtkPicker 慢，但比 vtkCellPicker 要快。

（6）vtkCellPicker 是 vtkPicker 的子类，它返回选择单元的 ID 以及坐标。它也是通
过发射光线与 Actor 相交而拾取对象的，除了返回坐标值、Actor 和 Mapper，它也返回在
指定容差内沿着光线、最靠近光线的那个单元的 ID。vtkPointPicker.GetCellId() 可以获取
单元的 ID 号。vtkCellPicker 可以单一拾取，其速度是所有 Picker 中最慢的，当然，提供
的信息也是最丰富的。

利用拾取可以实现许多复杂的图形编辑功能，有兴趣的读者可以多加尝试。

10.5 本章小结

• 观察者 / 命令模式是一种常用的设计模式，也是 VTK 中的重要机制之一。
• VTK 中有许多交互方式，方便用户使用程序做各种操作。
• VTK 中有许多 Widget 小工具，这些工具可以方便用户进行交互式操作，比如标注、
平移、旋转和缩放等。
• VTK 可以进行点拾取、单元拾取和 Prop 拾取，可以让用户通过鼠标操作选择感兴趣
的对象或区域，实现许多复杂的图形功能。

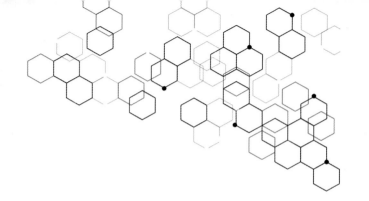

第 11 章
构建模型

前面的章节中已经了解了如何使用源对象和程序对象来创建几何图形，VTK 还提供了其他几种技术来生成更复杂的模型，本章中涉及三种技术：隐函数建模，挤压，非结构化点表面建模。本章将对德劳内三角剖分（Delaunay triangulation）、高斯溅射（Gaussain Splatting）和表面重建进行可视化示例说明。

因为本章例举的程序代码普遍比较长，所以本章对代码的解释说明放在代码内，以带 # 号注释的方式给出。

11.1 隐函数建模

隐函数建模（也可以称作隐式建模）是一种强大的技术，它利用三维轮廓（等值面）来创建多边形表面网格，轮廓操作可以应用于标量 vtkImageData 数据集（其可以通过合成产生）。隐式建模的关键是其涉及的标量场可以用多种技术来生成，这些技术包括以基础的距离场（利用线或多边形）的形式生成，或者将距离场通过布尔运算操作合成。

11.1.1 生成隐式模型

"HELLO"的三维隐式模型的生成是利用一组字母的轮廓线作为基础骨架，然后使用 vtkImplicitModeller 类来生成与骨架有一定距离的三维模型。

完整示例代码（本书附代码 11.1.1_Hello.py）如下：

```
# 读取 vtk 格式的文件，其为 HELLO 线性骨架
reader= vtk.vtkPolyDataReader()
reader.SetFileName("../data/hello.vtk")

# 生成 Mapper，连接 reader
lineMapper= vtk.vtkPolyDataMapper()
lineMapper.SetInputConnection(reader.GetOutputPort())

# 生成 Actor，连接 Mapper，设置 HELLO 的线性骨架的颜色为红色，线宽度为 3.0。
lineActor= vtk.vtkActor()
lineActor.SetMapper(lineMapper)
lineActor.GetProperty().SetColor(1.0,0.0,0.0)
lineActor.GetProperty().SetLineWidth(3.0)

# 生成隐函数模型的对象，连接 reader。
imp= vtk.vtkImplicitModeller()
```

```
imp.SetInputConnection(reader.GetOutputPort())
imp.SetSampleDimensions(110, 40, 20)          # 设置输出结构化点的分辨率
imp.SetMaximumDistance(0.25)              # 设置等值面离线的距离
imp.SetModelBounds(-1.0, 10.0, -1.0, 3.0, -1.0, 1.0)      # 设置数据集的位置及尺寸

# 生成多边形的等值面
contour= vtk.vtkContourFilter()
contour.SetInputConnection(imp.GetOutputPort())
contour.SetValue(0, 0.25)                  # 设置等值面的范围

# 生成 Mapper 并连接等值面
impMapper= vtk.vtkPolyDataMapper()
impMapper.SetInputConnection(contour.GetOutputPort())
impMapper.ScalarVisibilityOff()

# 生成 Actor 连接等值面的 Mapper
impActor= vtk.vtkActor()
impActor.SetMapper(impMapper)
impActor.GetProperty().SetColor(0.3,0.3,1.0)
impActor.GetProperty().SetOpacity(0.5)

# 连接两个 Actor
ren= vtk.vtkRenderer()
ren.AddActor(lineActor)
ren.AddActor(impActor)
```

完整代码运行结果如图 11.1。感兴趣的读者可以修改类 vtkImplicitModeller 和类 vtk-ContourFilter 对象的参数，会发现三维模型的等值面的粗细有变化。

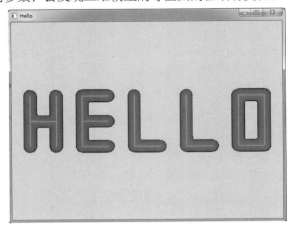

图 11.1 隐式建模示例

11.1.2 模型的布尔运算

两个模型之间的布尔几何运算可以产生新的模型，这也是创建模型的一种很常用的方法。

本书附代码 11.1.2_Boolean.py 演示了简单的布尔几何运算，它将一个正方体与一个球体相交叠，生成新的模型，主要代码如下：

```python
# 生成一个球体
sphere = vtk.vtkSphere()
sphere.SetRadius(1)
sphere.SetCenter(1, 0, 0)

# 生成一个正方体
box = vtk.vtkBox()
box.SetBounds(-1, 1, -1, 1, -1, 1)

# 生成隐式布尔运行类的对象，连接正方体和球体，通过相减、相加和取交集生成新的模型
boolean = vtk.vtkImplicitBoolean()
boolean.SetOperationTypeToDifference()          # 模型相减
#boolean.SetOperationTypeToUnion()              # 模型相加
#boolean.SetOperationTypeToIntersection()       # 模型取交集
boolean.AddFunction(box)
boolean.AddFunction(sphere)

# 生成取样的对象，然后连接布尔运算结果，设置相应参数
sample = vtk.vtkSampleFunction()
sample.SetImplicitFunction(boolean)
sample.SetModelBounds(-1, 2, -1, 1, -1, 1)
sample.SetSampleDimensions(40, 40, 40)
sample.ComputeNormalsOff()

# 生成多边形的等值面
surface = vtk.vtkContourFilter()
surface.SetInputConnection(sample.GetOutputPort())
surface.SetValue(0, 0.0)

# 生成 Mapper 和 Actor，并连接等值面
mapper = vtk.vtkPolyDataMapper()
mapper.SetInputConnection(surface.GetOutputPort())
mapper.ScalarVisibilityOff()
actor = vtk.vtkActor()
actor.SetMapper(mapper)
actor.GetProperty().EdgeVisibilityOn()
actor.GetProperty().SetEdgeColor(.2, .2, .5)
```

完整代码的运行结果如图 11.2。感兴趣的读者可以设置不同的布尔运算方式来看运算结果的变化，也可以改变显示相关参数来观察模型的变化。

11.1.3 冰淇淋模型

冰淇淋模型是隐式建模的一个综合应用实例，它利用了两个球体、一个锥体以及两个平面来生成类似冰淇淋的模型——用一个球体生成冰淇淋球，用另外一个球体模拟咬一口的效果，用锥体生成冰淇淋筒，用平面裁切锥体确定形象。主要示例代码（本书附代码 11.1.2_Boolean.py11.1.3_IceCream.py）如下：

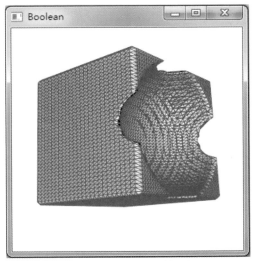

图 11.2 模型几何运算示例

```
# 生成 VTK 颜色类对象
colors = vtk.vtkNamedColors()

# 生成所需要的基本模体：一个锥体，两个平面，两个球体
cone = vtk.vtkCone()
cone.SetAngle(20)
vertPlane = vtk.vtkPlane()
vertPlane.SetOrigin(.1, 0, 0)
vertPlane.SetNormal(-1, 0, 0)
basePlane = vtk.vtkPlane()
basePlane.SetOrigin(1.2, 0, 0)
basePlane.SetNormal(1, 0, 0)
iceCream = vtk.vtkSphere()
iceCream.SetCenter(1.333, 0, 0)
iceCream.SetRadius(0.5)
bite = vtk.vtkSphere()
bite.SetCenter(1.5, 0, 0.5)
bite.SetRadius(0.25)

# 生成隐式布尔运算类的对象，取锥体在两个平面间的部分生成冰淇淋筒
theCone = vtk.vtkImplicitBoolean()
theCone.SetOperationTypeToIntersection()
theCone.AddFunction(cone)
theCone.AddFunction(vertPlane)
theCone.AddFunction(basePlane)

# 生成隐式布尔运算类的对象，使用一个球裁切冰淇淋球，模拟咬一口效果
theCream = vtk.vtkImplicitBoolean()
theCream.SetOperationTypeToDifference()
theCream.AddFunction(iceCream)
theCream.AddFunction(bite)
```

```
# 生成取样的对象，然后连接布尔运算结果，设置相应参数
theConeSample = vtk.vtkSampleFunction()
theConeSample.SetImplicitFunction(theCone)
theConeSample.SetModelBounds(-1, 1.5, -1.25, 1.25, -1.25, 1.25)
theConeSample.SetSampleDimensions(128, 128, 128)
theConeSample.ComputeNormalsOff()

# 生成多边形的等值面
theConeSurface = vtk.vtkContourFilter()
theConeSurface.SetInputConnection(theConeSample.GetOutputPort())
theConeSurface.SetValue(0, 0.0)

# 生成 Mapper 和 Actor，并连接等值面
coneMapper = vtk.vtkPolyDataMapper()
coneMapper.SetInputConnection(theConeSurface.GetOutputPort())
coneMapper.ScalarVisibilityOff()
coneActor = vtk.vtkActor()
coneActor.SetMapper(coneMapper)
coneActor.GetProperty().SetColor(colors.GetColor3d("chocolate"))

# 生成取样的对象，然后连接布尔运算结果，设置相应参数
theCreamSample = vtk.vtkSampleFunction()
theCreamSample.SetImplicitFunction(theCream)
theCreamSample.SetModelBounds(0, 2.5, -1.25, 1.25, -1.25, 1.25)
theCreamSample.SetSampleDimensions(128, 128, 128)
theCreamSample.ComputeNormalsOff()

# 生成多边形的等值面
theCreamSurface = vtk.vtkContourFilter()
theCreamSurface.SetInputConnection(theCreamSample.GetOutputPort())
theCreamSurface.SetValue(0, 0.0)

# 生成 Mapper 和 Actor，并连接等值面
creamMapper = vtk.vtkPolyDataMapper()
creamMapper.SetInputConnection(theCreamSurface.GetOutputPort())
creamMapper.ScalarVisibilityOff()
creamActor = vtk.vtkActor()
creamActor.SetMapper(creamMapper)
creamActor.GetProperty().SetDiffuseColor(colors.GetColor3d("mint"))
creamActor.GetProperty().SetSpecular(.6)
creamActor.GetProperty().SetSpecularPower(50)

ren = vtk.vtkRenderer()
ren.AddActor(coneActor)
ren.AddActor(creamActor)
```

完整代码运行结果如图 11.3。感兴趣的读者可以改变生成"咬一口"效果的球体的位置，从而改变咬口的大小；还可以改变两个平面的位置，查看其如何改变冰淇淋筒的形状；还可以改变参数，查看生成的冰淇淋的不同效果。

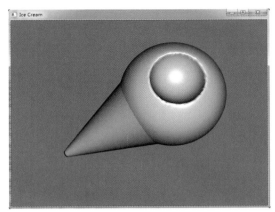

图 11.3 冰淇淋模型示例

11.2 挤出建模（Extrusion）

挤出建模或挤压建模是沿着扫描路径来创建曲面，生成模型对象。例如，沿着与一条直线垂直的方向扫描就会创建出一个平面。VTK 提供了两种挤压建模的方法——线性挤压和旋转挤压建模，生成的对象都是一个 vtkPolyData 数据集。

操作中，可以使用线、顶点和"自由边"（仅由一个多边形使用的边）生成挤压表面。vtkLinearExtrusionFiltersweeps 沿直线路径建模。vtkRotationalExtrusionFilter 沿旋转路径建模，在旋转过程中可以同时发生平移。

本书附代码 11.3.1_DelaunayMesh.py 进行了示例，它用一个正八边形（近似于圆盘）沿一条旋转 + 平移组合的路径扫描，从而生成一个"弹簧"。完整代码如下：

```
# 生成 VTK 颜色类对象
colors = vtk.vtkNamedColors()

# 建立弹簧轮廓的点集，点集构成的形状为一个近似圆盘
points = vtk.vtkPoints()
points.InsertPoint(0, 1.0, 0.0, 0.0)
points.InsertPoint(1, 1.0732, 0.0, -0.1768)
points.InsertPoint(2, 1.25, 0.0, -0.25)
points.InsertPoint(3, 1.4268, 0.0, -0.1768)
points.InsertPoint(4, 1.5, 0.0, 0.00)
points.InsertPoint(5, 1.4268, 0.0, 0.1768)
points.InsertPoint(6, 1.25, 0.0, 0.25)
points.InsertPoint(7, 1.0732, 0.0, 0.1768)

# 将点集作为单元插入 vtkCellArray 中，构成拓扑结构
poly = vtk.vtkCellArray()
poly.InsertNextCell(8)
poly.InsertCellPoint(0)
poly.InsertCellPoint(1)
poly.InsertCellPoint(2)
poly.InsertCellPoint(3)
```

```
poly.InsertCellPoint(4)
poly.InsertCellPoint(5)
poly.InsertCellPoint(6)
poly.InsertCellPoint(7)

# 使用点集和单元的集合生成 vtkPolyData
profile = vtk.vtkPolyData()
profile.SetPoints(points)
profile.SetPolys(poly)

# 建立旋转挤压建模滤波器
extrude = vtk.vtkRotationalExtrusionFilter()
extrude.SetInputData(profile)
extrude.SetResolution(360)      # 设置分辨率，控制中间节点中点的数量
extrude.SetTranslation(6)       # 设置沿旋转轴的总平移量
extrude.SetDeltaRadius(1.0)     # 设置平移过程中半径的增量
extrude.SetAngle(60.0)          # 设置旋转角度，本例中设为 60°

# 建立计算多边形网格的滤波器，使图形更加平滑
normals = vtk.vtkPolyDataNormals()
normals.SetInputConnection(extrude.GetOutputPort())
normals.SetFeatureAngle(60)     # 设置特征角的度数

# 生成 Mapper 和 Actor，连接经滤波器平滑处理的图形数据
mapper = vtk.vtkPolyDataMapper()
mapper.SetInputConnection(normals.GetOutputPort())
spring = vtk.vtkActor()
spring.SetMapper(mapper)
spring.GetProperty().SetColor(colors.GetColor3d("PowderBlue"))
spring.GetProperty().SetDiffuse(0.7)        # 设置漫反射光系数
spring.GetProperty().SetSpecular(0.4)        # 设置镜面反射光系数
spring.GetProperty().SetSpecularPower(20)   # 设置镜面指数
spring.GetProperty().BackfaceCullingOn()    # 设置背面裁剪

ren = vtk.vtkRenderer()
renWin = vtk.vtkRenderWindow()
renWin.AddRenderer(ren)
renWin.SetSize(640, 512)
renWin.Render()
renWin.SetWindowName("Spring")
iren = vtk.vtkRenderWindowInteractor()
iren.SetRenderWindow(renWin)
ren.AddActor(spring)
ren.SetBackground(colors.GetColor3d("Burlywood"))
ren.ResetCamera()
ren.GetActiveCamera().Azimuth(90)
iren.Start()
```

完整代码的运行结果如图 11.4。

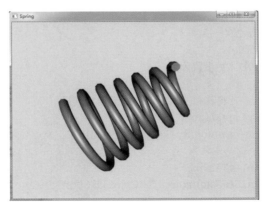

图 11.4 挤出建模示例

11.3 表面建模

11.3.1 德劳奈三角剖分 (Delaunay Triangulation)

德劳奈三角剖分在几何学中有广泛的应用，其基本原理是从一组点开始创建最简网格（在 2 维空间是三角形网格，在 3 维空间是四面体网格）。生成的网格可以有多种应用，包括用于标准可视化处理。在 VTK 中，有分别用于 2 维和 3 维德劳奈三角剖分的类，即 vtkDelaunay2D 和 vtkDelaunay3D(但 VTK 中的 vtkDelaunay3D 不稳定，因此建议不要使用这个类)。

vtkDelaunay2D 的对象将 vtkPoint 集（或它的任何子类）作为输入，并在输出时生成一个 vtkPolyData 数据集，通常输出的是一个三角形网格，即使用非零 Alpha 值生成的由三角形、线和顶点组成的网格。

本书附代码 11.3.1_DelaunayMesh.py 演示了 vtkDelaunay2D 的应用，主要代码如下：

```
# 生成 VTK 颜色类对象
colors = vtk.vtkNamedColors()

# 使用随机数函数随机生成 50x50 平面内的点，并将其插入 vtkPoints 点集
points = vtk.vtkPoints()
randomSequence = vtk.vtkMinimalStandardRandomSequence()    # 伪随机数生成方法
randomSequence.SetSeed(1)
for i in range(0, 50):
    p1 = randomSequence.GetValue()
    randomSequence.Next()
    p2 = randomSequence.GetValue()
    randomSequence.Next()
    points.InsertPoint(i, p1, p2, 0.0)

# 将点集设为 vtkPolyData 对象
profile = vtk.vtkPolyData()
profile.SetPoints(points)
```

235

```python
# 建立 2D Delaunay 三角剖分类
delny = vtk.vtkDelaunay2D()
delny.SetInputData(profile)
delny.SetTolerance(0.001)    # 设置公差

# 建立 mapper 和 actor，并将其和三角剖分的结果进行连接
mapMesh = vtk.vtkPolyDataMapper()
mapMesh.SetInputConnection(delny.GetOutputPort())
meshActor = vtk.vtkActor()
meshActor.SetMapper(mapMesh)
meshActor.GetProperty().SetColor(colors.GetColor3d('MidnightBlue'))

# 建立边缘提取滤波器，将三角剖分生成的单元格的边缘提取出来
extract = vtk.vtkExtractEdges()
extract.SetInputConnection(delny.GetOutputPort())

# 建立管道滤波器，利用提取出的边缘折现生成管道模型
tubes = vtk.vtkTubeFilter()
tubes.SetInputConnection(extract.GetOutputPort())
tubes.SetRadius(0.01)    # 设置管道半径
tubes.SetNumberOfSides(6)    # 设置管道的边数

# 建立 mapper 和 actor，并将生成的管道与其连接
mapEdges = vtk.vtkPolyDataMapper()
mapEdges.SetInputConnection(tubes.GetOutputPort())
edgeActor = vtk.vtkActor()
edgeActor.SetMapper(mapEdges)
edgeActor.GetProperty().SetColor(colors.GetColor3d('peacock'))
edgeActor.GetProperty().SetSpecularColor(1, 1, 1)
edgeActor.GetProperty().SetSpecular(0.3)
edgeActor.GetProperty().SetSpecularPower(20)
edgeActor.GetProperty().SetAmbient(0.2)
edgeActor.GetProperty().SetDiffuse(0.8)

# 生成球体，用于表达顶点
ball = vtk.vtkSphereSource()
ball.SetRadius(0.025)    # 设置半径
ball.SetThetaResolution(12)    # 设置经度方向的点数
ball.SetPhiResolution(12)    # 设置纬度方向的点数

# 将上面建立的球体复制到数据集中每个点的位置处作为几何表示
balls = vtk.vtkGlyph3D()
balls.SetInputConnection(delny.GetOutputPort())
balls.SetSourceConnection(ball.GetOutputPort())

# 建立 mapper 和 actor，并将其与建立好的几何表示连接
mapBalls = vtk.vtkPolyDataMapper()
mapBalls.SetInputConnection(balls.GetOutputPort())
ballActor = vtk.vtkActor()
```

```
ballActor.SetMapper(mapBalls)
ballActor.GetProperty().SetColor(colors.GetColor3d('hot_pink'))
ballActor.GetProperty().SetSpecularColor(1, 1, 1)
ballActor.GetProperty().SetSpecular(0.3)
ballActor.GetProperty().SetSpecularPower(20)
ballActor.GetProperty().SetAmbient(0.2)
ballActor.GetProperty().SetDiffuse(0.8)

ren = vtk.vtkRenderer()
renWin = vtk.vtkRenderWindow()
renWin.AddRenderer(ren)
iren = vtk.vtkRenderWindowInteractor()
iren.SetRenderWindow(renWin)
ren.AddActor(ballActor)
ren.AddActor(edgeActor)
ren.SetBackground(colors.GetColor3d('AliceBlue'))
renWin.SetSize(512, 512)
ren.ResetCamera()
ren.GetActiveCamera().Zoom(1.3)
iren.Initialize()
renWin.Render()
renWin.SetWindowName("Delaunay Mesh")
iren.Start()
```

完整代码的运行结果如图 11.5。

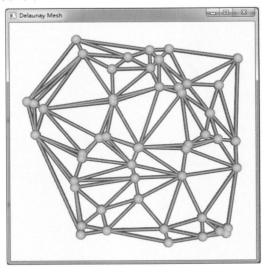

图 11.5 德劳奈二维三角剖分示例

11.3.2 高斯溅射建模（Gaussian Splatting）

高斯溅射建模是将复杂数据通过高斯椭球体可视化的一种建模方式，在 VTK 中通过 vtkGaussianSplatter 类来实现。

很多时候，数据没有固有的结构，或者数据的维度比可以观看的最高维度 4 维（动态 3 维）更高（例如多维财务数据）。处理这些数据的最简单和可靠的方式是在 3 维空间上重新采样数据生成数据集，然后将其可视化。其中该财务数据由一个包含 3188 条财务记录的 ASCII 文本文件组成，每条记录包含以下信息：拖欠贷款的时间（TIME_LATE），贷款的月付款（MONTHLY_PAYMENT），贷款剩余本金（UNPAID_PRINCIPAL），贷款原始金额（LOAN_AMOUNT），贷款利率（INTEREST_RATE），以及被贷款人的月收入（MONTHLY_INCOME）。可视化的目的是便于理解这些变量与主要关注变量（TIME_LATE）之间的关系，有助于金融机构获得风险较低的贷款，本示例中会显示拖欠贷款的总额。首先选择 MONTHLY_PAYMENT 作为 x 轴，INTEREST_RATE 作为 y 轴，LOAN_AMOUNT 作为 z 轴，然后选择 TIME_LATE 作为因变量，即，我们通过选择 3 个变量而忽略其他变量来降低数据的维数。通过 vtkGaussianSplatter 类获取简化的财务数据，并使用高斯椭球体将其"分割"成 vtkImageData 数据集，然后使用 vtkContourFilter 来生成等值面。请注意，第一个 vtkGaussianSplatter 实例在没有缩放斑点的情况下缩放整个数据集，而第二个 vtkGaussianSplatter 实例根据标量值（即 TIME_LATE）缩放斑点。逾期贷款用红色表示，而总人口用半透明的白色表示。本书附代码 11.3.2_Finance.py 进行了演示，它将一组多维财务数据进行高斯溅射建模，主要代码如下。

```python
import vtk
def main():
    # 建立 VTK 颜色类对象
    colors = vtk.vtkNamedColors()
    colors.SetColor("PopColor", [230, 230, 230, 255])    # 指定一种颜色的名称为 PopColor

    # 定义统计索引的名称
    keys =['NUMBER_POINTS', 'MONTHLY_PAYMENT', 'INTEREST_RATE',
        'LOAN_AMOUNT', 'TIME_LATE']

    # 引入 txt 文件中的数据源，并将其解析为 VTK 所需的类型
    dataSet = make_dataset("../data/financial.txt", keys)

    # 建立高斯溅射处理类
    popSplatter = vtk.vtkGaussianSplatter()
    popSplatter.SetInputData(dataSet)
    popSplatter.SetSampleDimensions(100, 100, 100)    # 设置采样点的分辨率
    popSplatter.SetRadius(0.05)    # 设置溅射的传播半径
    popSplatter.ScalarWarpingOff()    # 关闭溅射标量的缩放

    # 生成多边形的等值面
    popSurface = vtk.vtkContourFilter()
    popSurface.SetInputConnection(popSplatter.GetOutputPort())
    popSurface.SetValue(0, 0.01)

    # 生成 Mapper 和 Actor，并连接等值面
    popMapper = vtk.vtkPolyDataMapper()
    popMapper.SetInputConnection(popSurface.GetOutputPort())
    popMapper.ScalarVisibilityOff()
    popActor = vtk.vtkActor()
    popActor.SetMapper(popMapper)
```

```
popActor.GetProperty().SetOpacity(0.3)
popActor.GetProperty().SetColor(colors.GetColor3d("PopColor"))

# 建立高斯溅射处理类
lateSplatter = vtk.vtkGaussianSplatter()
lateSplatter.SetInputData(dataSet)
lateSplatter.SetSampleDimensions(50, 50, 50)
lateSplatter.SetRadius(0.05)
lateSplatter.SetScaleFactor(0.005)

# 生成多边形的等值面
lateSurface = vtk.vtkContourFilter()
lateSurface.SetInputConnection(lateSplatter.GetOutputPort())
lateSurface.SetValue(0, 0.01)

# 生成 Mapper 和 Actor，并连接等值面
lateMapper = vtk.vtkPolyDataMapper()
lateMapper.SetInputConnection(lateSurface.GetOutputPort())
lateMapper.ScalarVisibilityOff()
lateActor = vtk.vtkActor()
lateActor.SetMapper(lateMapper)
lateActor.GetProperty().SetColor(colors.GetColor3d("Red"))

popSplatter.Update()
bounds = popSplatter.GetOutput().GetBounds()

# 建立坐标轴图形并显示
axes = vtk.vtkAxes()
axes.SetOrigin(bounds[0], bounds[2], bounds[4])
axes.SetScaleFactor(popSplatter.GetOutput().GetLength() / 5)

axesTubes = vtk.vtkTubeFilter()
axesTubes.SetInputConnection(axes.GetOutputPort())
axesTubes.SetRadius(axes.GetScaleFactor() / 25.0)
axesTubes.SetNumberOfSides(6)

axesMapper = vtk.vtkPolyDataMapper()
axesMapper.SetInputConnection(axesTubes.GetOutputPort())

axesActor = vtk.vtkActor()
axesActor.SetMapper(axesMapper)

ren = vtk.vtkRenderer()
ren.AddActor(lateActor)
ren.AddActor(axesActor)
ren.AddActor(popActor)
ren.SetBackground(colors.GetColor3d("Wheat"))
ren.ResetCamera()
ren.GetActiveCamera().Dolly(1.3)
```

```
    ren.ResetCameraClippingRange()

    renWin = vtk.vtkRenderWindow()
    renWin.AddRenderer(ren)
    renWin.Render()
    renWin.SetWindowName("Financial Data")
    renWin.SetSize(640, 480)

    iren = vtk.vtkRenderWindowInteractor()
    iren.SetRenderWindow(renWin)
    iren.Start()

# 数据归一化处理
def normalise(maximum, minimum, x):
    return minimum + x / (maximum - minimum)

# 读取文件并返回其中的点数据
def read_file(filename):
    res = dict()
    with open(filename) as ifn:
        k = ''
        v = list()
        for line in ifn:
            cl = ' '.join(line.split()).split()  # Clean the line.
            if cl:
                if len(cl) == 2 and cl[0] == 'NUMBER_POINTS':
                    k = cl[0]
                    v = [int(cl[1])]
                    has_key = True
                    continue
                if len(cl) == 1 and not has_key:
                    has_key = True
                    k = cl[0]
                    v = list()
                else:
                    v += map(float, cl)
            else:
                if has_key:
                    # Normalise the data.
                    minimum = min(v)
                    maximum = max(v)
                    # Emulate the bug in the C++ code.
                    for i in v:
                        if i > minimum:
                            maximum = i
                    if maximum != minimum:
                        res[k] = list(map(lambda x: minimum + x / (maximum - minimum), v))
                    else:
                        res[k] = v
```

```
            has_key = False
        return res

# 读取文件，将其中的数据转化并返回非结构化网格数据
def make_dataset(filename, keys):
    res = read_file(filename)
    if res:
        newPts = vtk.vtkPoints()
        newScalars = vtk.vtkFloatArray()
        xyz = list(zip(res[keys[1]], res[keys[2]], res[keys[3]]))
        for i in range(0, res[keys[0]][0]):
            # print(xyz[i])
            newPts.InsertPoint(i, xyz[i])
            newScalars.InsertValue(i, res[keys[4]][i])

        dataset = vtk.vtkUnstructuredGrid()
        dataset.SetPoints(newPts)
        dataset.GetPointData().SetScalars(newScalars)
        return dataset

if __name__ == '__main__':
    main()
```

完整代码的运行结果如图 11.6。

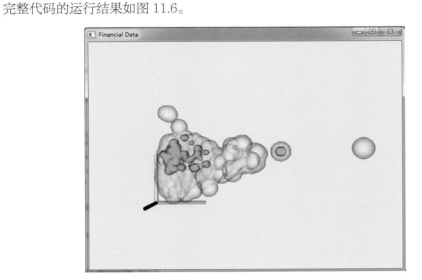

图 11.6 高斯溅射建模示例

11.4 本章小结

● 隐函数建模是一种基于体绘制的建模方法。可使用 VTK 中的类 vtkImplicitModeller 和 vtkContourFilter 建模。

● vtkImplicitBoolean 类来对模型进行布尔运算，实现对模型的加减操作。

 • 挤出建模可以通过 vtkLinearExtrusionFilter 以及 vtkRotationalExtrusionFilter 类实现，可以创建具有平面和曲面几何形状的模型。

 • 表面建模可以用多种方法实现，如使用 vtkDelaunay3D 类进行三角剖分，使用 vtkMarchingCubes 和 vtkFlyingEdges3D 类进行等值面提取等。

 • 利用不同的建模方法可以创建出复杂的三维模型。

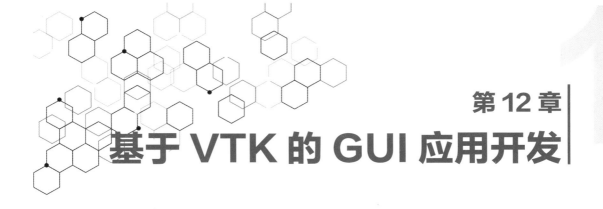

GUI，全称 graphical user interface，即图形用户界面。本章介绍了笔者基于 VTK 开发的 2 个小软件，展示了如何结合实际需求进行用户软件开发。

12.1 CT 序列图像读取软件 CTViewer

本软件 CTViewer 首先通过交互界面选中一组 CT 序列的文件夹，打开 CT 序列影像，然后用 4 个窗口显示出横断面、矢状面、冠状面以及 3D 等值面。其中使用鼠标右键点击来完成 4 个小窗口的选择，使用键盘的上下（或左右）方向键来完成的横断面、矢状面、冠状面的遍历，3D 等值面部的旋转、放大缩小、平移等也可以使用鼠标来完成。程序运行时屏幕如图 12.1。

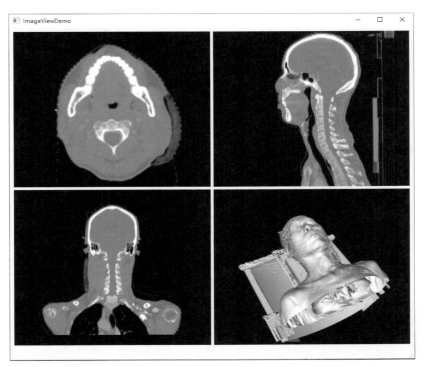

图 12.1 CT 图像读取程序显示效果

（CT 图像由福建省肿瘤医院提供）

CTViewer 软件完整代码见本书附代码文件夹 "12\CTViewer"，在 Spyder 环境下 CTViewer 文件夹内文件列表如图 12.2 所示。

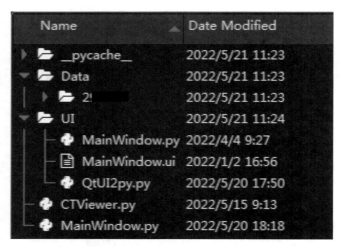

图 12.2　CTViewer 文件夹内文件

注意：程序设计中需要使用完整的路径名，且使用英文，否则会产生多处无法运行。

12.1.1　用户界面 UI 的创建

使用设计器 Qt Designer 来创建软件主窗口文件 MainWindow.ui，其中窗体及各个组件的主要属性设置如表 12.1。

表 12.1　窗体及各个组件的主要属性设置

objectName	类名称	属性设置	备注
gridLayout	QGridLayout	layoutName=gridLayout	设置控件占位格式
vtk_window_1	Qframe	宽度 =404，高度 =318	设置显示区域大小，将显示横断面
vtk_window_2	Qframe	宽度 =404，高度 =318	设置显示区域大小，将显示矢状面
vtk_window_3	Qframe	宽度 =404，高度 =318	设置显示区域大小，将显示冠状面
vtk_window_4	Qframe	宽度 =404，高度 =318	设置显示区域大小，将显示 3D 等值面
menubar	QMenuBar	默认生成	未使用
statusbar	QStatusBar	默认生成	未使用

因为 UI 的代码主要是使用 Qt Designer 交互界面生成的，所以这里就没有具体给出，读者可以参看 CTViewer/UI 文件夹内的 MainWindow.ui 代码。

12.1.2　.ui 文件的转换

在 Python 环境下调用 UI 程序有两种方式，对此需要进一步说明。

第 1 种调用方式是把 .ui 代码都转化为 Python 代码后直接使用，此种方法的缺陷是需要对转化后的代码进行适应性修改，才能完成 UI 的使用，同时还需要修改对一些 VTK 的调用。在第一次完成转换后，如果需要修改 UI 界面，那么还得将在 Qt Designer 设计器中修改后的 .ui 代码重新转换为 Python 代码，并再次对代码进行上述的适应性调整。

第 2 种调用方式是直接在 Python 环境中写代码调用 .ui 文件，不进行转换。这种方法明显的好处就是不需要担心在 Qt Designer 设计器中修改界面后，还需要对转换后的 Python 代码进行一系列适应性调整修改；而其缺点将在本章的第 2 个示例中详细说明。

虽然这第一种方法有一些缺陷，但我们还是在CTViewer 软件的开发中使用了这种方法。在子文件夹 UI 中有一个转换程序 QtUI2py.py，用于进行从 .ui 文件到 .py 文件的转换，程序代码如下。

```python
import os
import os.path

dir = './'     # UI 文件所在的路径
def listUiFile():   # 列出目录下的所有 UI 文件
    list = []
    files = os.listdir(dir)
    for filename in files:
        #print(dir + os.sep + f )
        #print(filename)
        if os.path.splitext(filename)[1] == '.ui':
            list.append(filename)
    return list

def transPyFile(filename): # 把扩展名为 .ui 的文件改为扩展名为 .py 的文件
    return os.path.splitext(filename)[0] + '.py'

def runMain(): # 调用系统命令吧 UI 文件转为 Python 文件
    list = listUiFile()
    print(list)
    for uifile in list:
        pyfile = transPyFile(uifile)
        cmd = 'pyuic5 -o {pyfile} {uifile}'.format(pyfile=pyfile,uifile=uifile)
        os.system(cmd)

if __name__=="__main__":
    runMain()
```

使用时，只要把此程序放置到装有UI文件的文件夹中，然后运行，就可把文件夹内所有.ui文件转化为 .py 文件。下面对代码进行逐行解释。

第 1，2 行导入必要的文件。

第 4 行设置当前的 UI 文件路径。

下面是 3 个函数。

第 5—13 行是 listUiFile() 函数，列出目录下的所有 .ui 文件，返回的是文件名列表。

第 15—16 行是 transPyFile() 函数，用来把单个扩展名为 .ui 的文件转换成扩展名为 .py 的文件。

第 18—24 行是 runMain() 函数，用来把所有 UI 文件转为 Python 代码文件。

第 26—27 行运行转化函数。

以上代码比较简单，如果读者对 Python 比较精通是不难写出的。

注意：转化后的代码需要进行如下一系列修改。

（1）在开始的 import 部分加入如下程序行：

from vtk.qt.QVTKRenderWindowInteractor import QVTKRenderWindowInteractor

（2）进行窗口设置的一些修改。示例中原来 .ui 程序转换后的相关代码如下：

```
self.vtk_window_1 = QtWidgets.QFrame(self.centralwidget)
self.vtk_window_1.setFrameShape(QtWidgets.QFrame.StyledPanel)
self.vtk_window_1.setFrameShadow(QtWidgets.QFrame.Raised)
```

修改后代码如下：

```
self.vtk_window_1 = QVTKRenderWindowInteractor(self.centralwidget)
```

每个窗口都需要参考此方法进行修改。

（有说法可以直接在 Qt Designer 中使用 VTK 控件，但笔者多次尝试均没有成功。）

12.1.3　CTViewer 主程序

在 CTViewer 主程序中创建类 MyCTViewer( )，继承自 QMainWindow。类 My-CTViewer( )中包含：构造方法；初始化矢状面、冠状面、横断面以及等值面窗口的方法；键盘响应方法；鼠标响应方法；主程序运行代码。下面对每个部分进行说明，只列举关键代码。

12.1.3.1　构造方法

（1）构造方法中首先使用如下代码

```
self.ui=Ui_MainWindow()
self.ui.setupUi(self)
```

创建一个 ui 对象，然后构造 ui 界面。

（2）使用 self.cur_window = 1 来设置选中窗口项的初始值。

然后初始化几个显示窗口，如初始化横断面窗口的代码如下：

```
self.init_AxialVTKWin()
```

（3）进行 CT 序列的读取，代码如下：

```
self.filepath = QFileDialog.getExistingDirectory(self," 打开文件夹 ","./")
print(self.filepath)
self.dcmReader = vtk.vtkDICOMImageReader()
self.dcmReader.SetDataByteOrderToLittleEndian()
self.dcmReader.SetDirectoryName(self.filepath)
self.dcmReader.Update()
```

这段代码主要是读取 CT 序列文件夹，然后读取文件夹下的序列图像。

（4）读取 CT 病人的 ID 和名字，代码如下：

```
patient_id = 0
patient_name = ""
files = os.listdir(self.filepath)
for file in files:
  if file.endswith('dcm'):
    ct_file_name = os.path.join(self.filepath, file)
    ds = pydicom.dcmread(ct_file_name)
    patient_id = ds.PatientID
    patient_name = ds.PatientName
    break
  self.ui.statusbar.showMessage(f"Patient ID: {patient_id}, Patient Name: {patient_name}")
```

这段代码使用 pydicom 类读取病人的住院号和姓名，并将其显示在窗口的 StatusBar 上。

（5）进行三个窗口的设置。

横断面、矢状面及冠状面的显示窗口基本相同，这里仅以横断面显示窗口的设置为例，代码如下：

```
self.dcmViewer1 = vtk.vtkImageViewer2()
self.dcmViewer1.SetInputConnection(self.dcmReader.GetOutputPort())
self.dcmViewer1.SetupInteractor(self.ui. vtk_window_1)
self.dcmViewer1.SetRenderWindow(self.ui.vtk_window_1. GetRenderWindow())
self.dcmViewer1.SetColorLevel(0)
self.dcmViewer1.SetColorWindow(1500)
self.dcmViewer1.SetSliceOrientationToXY()
self.dcmViewer1.UpdateDisplayExtent()
self.dcmViewer1.Render()
```

首先实例化 vtkImageViewer2 类，然后连接 CT 序列名。连接交互器 vtk_window_1，使用 SetRenderWindow() 方法渲染窗口，设置窗宽和窗位使用的是 SetColorLevel() 方法和 SetColorWindow() 方法。SetSliceOrientationToXY() 方法用来设置横断面，在前面章节进行过详细的介绍。最后进行显示。

（6）等值面生成。

等值面的生成及设置与前面层面图使用的方法不同，这里给出代码如下：

```
mc=vtk.vtkMarchingCubes()
mc.SetInputConnection(self.dcmReader.GetOutputPort())
mc.SetValue(-500,-300)
mcmapper=vtk.vtkPolyDataMapper()
mcmapper.SetInputConnection(mc.GetOutputPort())
mcmapper.ScalarVisibilityOff() # 取消颜色
mcactor=vtk.vtkActor()
mcactor.SetMapper(mcmapper)
self.renSurfaceVTKWin.AddActor(mcactor)
self.renSurfaceVTKWin.ResetCamera()
```

代码中主要使用了 vtkMarchingCubes() 类，有关的设置和用法也与本书之前示例中的说明类似。需要设定等值面的范围，这里通过 SetValue(-500，-300) 语句设置，这个范围选择得不同，最终显示的等值面也不同。

（7）设置键盘监听，这里只给出一个示例，其他方法相同。

```
self.ui.vtk_window_1.AddObserver(vtk.vtkCommand.KeyPressEvent,
                    self.keyboard_callback_func)
```

（8）设置鼠标右键监听，这里也只给出一个示例，其他方法相同。

```
self.ui.vtk_window_1.AddObserver(vtk.vtkCommand.RightButtonPressEvent,
                    self.VTKWindow1Callback)
```

12.1.3.2 初始化窗口函数

4 个窗口的初始化函数几乎相似，这里仅对横断面显示窗口的初始化函数 init_AxialVTKWin(self) 进行说明，代码如下：

```
self.renAxialVTKWin = vtk.vtkRenderer()
self.ui.vtk_window_1.GetRenderWindow().AddRenderer
```

```
                              (self.renAxialVTKWin)
self.irenAxialVTKWin = self.ui.vtk_window_1.GetRenderWindow().
                              GetInteractor()
self.irenAxialVTKWin.Initialize()
```

这几行代码也比较简单，首先实例化 vtkRenderer 类，然后对窗口显示进行设置，再设置窗口交互器，最后初始化窗口。

12.1.3.3 键盘输入响应函数

此函数比较简单，代码如下：

```
if self.cur_window == 1:
    cur_dcm_viewer = self.dcmViewer1
elif self.cur_window == 2:
    cur_dcm_viewer = self.dcmViewer2
elif self.cur_window == 3:
    cur_dcm_viewer = self.dcmViewer3

cur_slice = cur_dcm_viewer.GetSlice()
    if obj.GetKeySym() == 'Right' or obj.GetKeySym() == 'Down':
        cur_slice = (cur_slice + 1) % (cur_dcm_viewer.GetSliceMax() + 1)
        cur_dcm_viewer.SetSlice(cur_slice)
    if obj.GetKeySym() == 'Left' or obj.GetKeySym() == 'Up':
        cur_slice = (cur_slice + cur_dcm_viewer.GetSliceMax()) %
                (cur_dcm_viewer.GetSliceMax() + 1)
        cur_dcm_viewer.SetSlice(cur_slice)
```

首先是根据默认传入的 self.cur_window 值（即默认值或鼠标右键点击值）来判断当前选中的是哪个窗口，然后读取当前的层面索引值，然后使用上下键或者左右键来修改 Slice 的索引值，最后让当前选中的窗口显示由 Slice 索引的层面图像。

12.1.3.4 鼠标点击响应函数

根据鼠标右键按下的事件对 self.cur_window 进行赋值，以便后续操作判断是选择了哪个窗口，示例代码如下：

```
if event == "RightButtonPressEvent":
    self.cur_window = 1
```

12.1.3.5 主程序的运行

主程序的运行代码也很简单。值得注意的是增加了"app=0"行，目的是为了程序能够正常地关闭和再次打开。代码如下：

```
app = 0
app = QApplication(sys.argv)   # 创建 GUI 应用程序
mainform = MyCTViewer()        # 创建主窗体
mainform.show()                # 显示主窗体
sys.exit(app.exec_())
```

以上是对于全部代码的解释，虽然此程序是相对比较简单的，但已经可以很好地用于查看 CT 序列图像，最后运行结果如图 12.1 所示。

12.2 图像分割交互显示软件 UNet

本软件使用预先裁切处理好的图像，即已配对成组的图像，包括有 CT 图像和与之相应的轮廓二值化图像，通过选择数据集文件夹（dataset 文件夹）、列出文件夹内两个感兴趣区域（Region of interest，ROI）来训练或预测序列图像。

可以通过标签页选择是进行训练（Training）还是进行预测（Test）。进行训练时可以通过标签页的 Model 下拉菜单来选择训练的模型，还可以设置一些参数，而后执行训练（Run）。执行后会打开窗口，在窗口内可以按 Start 键开启线程执行训练，训练进行时会显示 UNet 模型的具体参数，还会显示执行的迭代（epochs）的具体进度。

当选择预测标签页（Test）时，将在相应窗口显示预测序列的图像，执行预测时会打开进度窗口，同样按下 Start 按键后进行预测，窗口中会显示预测的具体进度。

软件执行训练时窗口的显示如图 12.3 所示。

软件文件夹内的文件列表如图 12.4 所示。

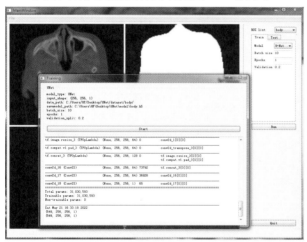

图 12.3 UNet 训练显示界面

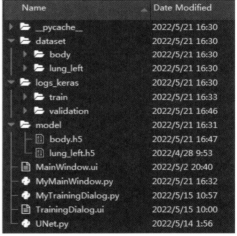

图 12.4 UNet 软件文件列表

12.2.1 图像预处理

本软件的图像预处理选用的是福建省肿瘤医院放射治疗计划系统中已处理的实际病例，已经逐层勾画出患者躯体的外轮廓（Body）和患者的左肺（Lung_left）。使用 DICOM 端口传输相应的 CT 图像和 ROI 数据（RT Structure），通过沿体外轮廓的最大正方形对 CT 影像进行裁切，然后把相对应的 ROI 内部填充后变为二值化图像，最后把所有裁切后的图像缩放为 256×256 像素的标准大小。把图像数据逐层存储在 3 维矩阵中，3 维矩阵输出后为 .npy 格式文件。每个 ROI 都有相应的用于训练的数据组对，其中 X_train.npy 存储训练 CT 图像的数据，Y_train.npy 存储训练 ROI 二值化图像的数据。X_test.npy 存储预测 CT 图像的数据，Y_test.npy 存储预测 ROI 二值化图像的数据。还有一个 *BoxData.npy 文件存储相应的 ROI 裁切位置数据，以便分割后恢复图像至原始大小时使用。

训练和预测用数据集的预处理不是本书介绍的重点，而且其处理方式仅仅用到 Python 的一些基本库就可以完成，因此没有在书中列出代码讲解，只提供处理好的数据集，数据集在本书附盘的 dataset 文件夹内，分为 Body 和 Lung_left 文件夹。

12.2.2 用户界面 UI 的创建

12.2.2.1 主窗口

主窗口内容包括：用于图像显示的 4 个窗口，UNet 参数设置组件，运行时的提示窗口。

使用设计器 Qt Designer 设计软件主窗口，其窗体及各个组件的主要属性如表 12.2 设置。

表 12.2 UNet 主窗口窗体及各个组件的主要属性设置

objectName	类名称	属性设置	备注
gridLayout	QGridLayout	layoutName=gridLayout	设置控件占位格式
vtk_window_1	QWidget	宽度 =368，高度 =355	设置显示区域大小，将显示 CT 图像
vtk_window_2	QWidget	宽度 =368，高度 =355	设置显示区域大小，将显示 ROI 二值图像
vtk_window_3	QWidget	宽度 =368，高度 =355	设置显示区域大小，将显示训练结果生成的等值面模型
vtk_window_4	QWidget	宽度 =368，高度 =355	设置显示区域大小，将显示训练得到的 ROI 图像
slider_main	Qslider	宽度 =19，高度 =718	切换当前 VTK 窗口显示的层面
combo_roi_list	QComboBox	宽度 =86，高度 =20	显示当前 dataset 目录下的 ROI 列表，并切换当前显示的 ROI
tab_type	QTabWidget	宽度 =180，高度 =303	切换标签页选择当前需要执行的任务为训练或者预测
combo_model	QComboBox	宽度 =86，高度 =20	选择当前执行训练的模型
edit_batch_size	QLineEdit	宽度 =86，高度 =20	输入当前训练的 batch_size
edit_epochs	QLineEdit	宽度 =86，高度 =20	输入当前训练的 epochs 数量
edit_validation	QLineEdit	宽度 =86，高度 =20	输入当前训练的 validation_split 值
edit_x_spacing	QLineEdit	宽度 =94，高度 =20	输入当前数据 x 轴像素间距
edit_y_spacing	QLineEdit	宽度 =94，高度 =20	输入当前数据 y 轴像素间距
edit_z_spacing	QLineEdit	宽度 =94，高度 =20	输入当前数据 z 轴像素间距
bt_run	QPushButton	宽度 =180，高度 =23	点击按钮运行任务
bt_quit	QPushButton	宽度 =180，高度 =23	点击按钮触发 actionQuit 动作以退出程序
actionOpen	QAction		触发该动作选择 dataset 目录
actionQuit	QAction		触发该动作退出程序
menubar	QMenuBar	默认生成	包含打开按钮和退出按钮
statusbar	QStatusBar	默认生成	未使用

12.2.2.2 任务窗口

任务窗口内容包括：训练开始按钮，以及显示训练数据、训练程序日志的组件。其窗体及各个组件的主要属性如表 12.3 设置。

表 12.3 UNet 任务窗口窗体及各个组件的主要属性设置

objectName	类名称	属性设置	备注
group_box_info	QGroupBox	宽度 =677，高度 =75	显示训练信息和按钮
label_msg	Qlabel	宽度 =657，高度 =14	显示训练信息
bt_start	QPushButton	宽度 =657，高度 =23	点击按钮开始任务
text_log	QTextBrowser	宽度 =677，高度 =398	显示训练日志
menubar	QMenuBar	默认生成	未使用
statusbar	QStatusBar	默认生成	未使用

12.2.3 UI 文件的调用

在前面 CTViewer 软件的讲解中介绍了 UI 文件的两种调用方式，本例使用的是第 2 种方式即直接在 Python 环境写代码调用 UI 文件。直接调用 UI 文件时，可以方便地在设计器 QtDesigner 中修改 UI 界面，但是如果想使用 VTK 控件的话，不能像第 1 种方式将 UI 文件转化为 Python 文件后调用那样直接地修改界面定义，而需要在界面初始化的时候使用 replaceWidget 方法来将占位控件替换为 VTK 控件。在本示例的 MyMainWindow.py 文件中，函数 init_vtk_widget 就是用来将占位控件替换为 VTK 控件，并初始化 VTK 窗口的，该函数的详细代码如下：

```python
def init_vtk_widget(self, ui_widget):
    # 将占位 widget 替换为 QVTKRenderWindowInteractor
    parent = ui_widget.parentWidget()
    tmp = QVTKRenderWindowInteractor(self)
    replaced_item = parent.layout().replaceWidget(ui_widget, tmp)
    if replaced_item is not None:
        ui_widget.deleteLater()
    ui_widget = tmp

    # 初始化 VTK 窗口
    ren = vtk.vtkRenderer()
    ui_widget.GetRenderWindow().AddRenderer(ren)
    iren = ui_widget.GetRenderWindow().GetInteractor()
    iren.Initialize()
    return ui_widget
```

12.2.4 UNet 主程序

在主程序中，首先使用如下代码加载 UI 文件并获取 UI 和 QMainWindow 对象，

```python
ui_file = os.path.join(os.path.dirname(__file__), 'MainWindow.ui')
ui, QMainWindow = loadUiType(ui_file)
```

创建类 MyMainWindow，继承 QMainWindow 和 ui。下面对类中的每个部分进行说明，只列举关键代码。

12.2.4.1 构造方法

（1）构造方法中首先使用如下代码

```python
self.ui=Ui_MainWindow()
self.ui.setupUi(self)
```

创建一个的 ui 对象，然后构造 ui 界面。

（2）初始化默认值：使用函数 init_default_values 为界面中的输入框设置默认值。

（3）初始化 VTK 窗口：使用函数 init_vtk_widget 替换占位控件为 VTK 控件并初始化 VTK 窗口。

（4）初始化变量：此处初始化该类中会使用到的诸多成员变量。

12.2.4.2 打开 dataset 目录

点击界面中的 File—Open 按钮，将触发 on_actionOpen_triggered 函数，此函数用于开

启目录选择窗口，此处应选择 dataset 文件夹，接着会读取 dataset 目录下的文件夹的名称，将这些文件夹名称存入 roi_list 中，并添加到下拉菜单 combo_roi_list 中。

12.2.4.3 下拉菜单更新

当下拉菜单的项目变化或者手动更改下拉菜单的项目时，会触发函数 on_combo_roi_list_currentTextChanged。当下拉菜单更新时，我们需要调用函数 load_npy_files 来加载当前选中的目录中的数据集。

12.2.4.4 滑动条数据更新

当滑动条的滑块被拖动时，会触发 on_slider_main_valueChanged 函数，在这个函数中，调用 refresh_vtk_image 方法，在拖动滑动条时刷新 VTK 窗口显示的图像。

12.2.4.5 切换标签页

切换标签页时，会触发 on_tab_type_currentChanged 函数。当切换标签页时，需调用 load_npy_files 方法来读取相对应的 npy 数组。

12.2.4.6 npy 数据集转化为 vtkImageData

函数 get_vtk_image_data 可以将 npy 数组传入并将该数组转化为 vtkImageData 类型，相关代码如下：

```
def get_vtk_image_data(self, source_npy, normal, spacing_x, spacing_y, spacing_z) -> vtk.vtkImageData:
    x_size = source_npy.shape[1]
    y_size = source_npy.shape[2]
    z_size = source_npy.shape[0]
    dim_size = source_npy.shape[3]
    img_data = vtk.vtkImageData()
    info = img_data.GetInformation()
    img_data.SetDimensions(
        x_size, y_size, z_size)
    img_data.SetSpacing(spacing_x, spacing_y, spacing_z)
    img_data.SetNumberOfScalarComponents(1, info)
    img_data.AllocateScalars(vtk.VTK_UNSIGNED_CHAR, 1)
    for z in range(z_size):
        for y in range(x_size):
            for x in range(y_size):
                img_data.SetScalarComponentFromFloat(
                    y, x, z, 0, source_npy[z, x_size - 1 - x, y, 0] * normal)
    img_data.Modified()
    return img_data
```

该函数中 source_npy 参数为传入的 npy 数组；normal 是归一化参数；spacing_x、spacing_y 和 spacing_z 参数分别为 x，y，z 方向的像素间距。在函数的定义中我们指定此函数的返回值为 vtk.vtkImageData 类型。

用 source 的 shape[1]、shape[2] 和 shape[0] 定义 x，y，z 方向的大小。接着创建一个 vtkImageData 实例，使用 SetDimensions 方法设置数据的维度。接着使用 SetNumberOfScalarComponents 和 AllocateScalars 设置基本参数。之后遍历 z，y，x 轴来将

数组中的数据逐个写入 vtkImageData 中，由于原始数据坐标起始位置不同，并且图像需要做一次翻转，所以此处参数顺序为 y, x, z。对 vtkImageData 的详细说明见 7.1.2。

12.2.4.7 加载数据集

在函数 load_npy_files 中，会加载从下拉菜单 combo_roi_list 选中的文件夹中的 npy 文件。当 tab_type 处于 Train 标签时，加载对应目录下的 X_train.npy 和 Y_train.npy 文件；当 tab_type 处于 Test 标签时，加载对应目录下的 X_test.npy 和 Y_test.npy 文件。当存在 Y_pred.npy 时，也会加载 Y_pred.npy 文件。此处加载的 npy 文件是一一对应的，所以每个 npy 文件中的三维数组的尺寸应当相同。所以此处需要有数组大小的判断，如果数组大小不相符，则应停止加载并提示文件不符。

若文件相符，则将 X_train.npy/X_test.npy 读入，保存为 npy_ct，将 X_train.npy/X_test.npy 读入，保存为 npy_roi。若有 Y_pred.npy，则将其读入并保存为 npy_pred。当加载 Y_pred.npy 时，需要根据其数据生成等值面。在 12.2.1 中我们介绍过，本例中的 npy 数据是用原始 CT 图像根据 Body 的 ROI 区域使用正方形裁切并放缩到 256 点 ×256 点的大小来生成的，所以当我们需要生成等值面时，需要将图像恢复到原始的大小和位置，使数据正常显示。恢复后的数组使用 get_vtk_image_data 方法获取其 vtkImageData，并使用该数据生成等值面。相关代码如下：

```
surface = vtk.vtkMarchingCubes()
surface.SetInputData(self.img_pred_full)
surface.SetValue(0, 125)

surface_mapper = vtk.vtkPolyDataMapper()
surface_mapper.SetInputConnection(surface.GetOutputPort())
surface_mapper.ScalarVisibilityOff() # 取消颜色
surface_actor = vtk.vtkActor()
surface_actor.SetMapper(surface_mapper)
ren_3d =self.vtk_window_3.GetRenderWindow().
            GetRenderers().GetFirstRenderer()
ren_3d.AddActor(surface_actor)
surface_actor.Modified() # 通知管线，数据发生了修改
ren_3d.ResetCamera()
ren_3d.Render() # 刷新窗口
```

vtkMarchingCubes 的使用可以参考上一节对 CTViewer 的等值面生成的介绍，详细解释可见本书 4.4 中的示例程序 4.4_PipelineDemo.py。

读取 npy 数组完成后，我们需要保存当前 npy 数组中 CT 图像的数量，作为 slicer 的最大值，并且将 slicer 归零。

12.2.4.8 刷新 VTK 图像显示

在 npy 数组加载完成，以及 slicer 的值更改时，需要根据最新的数据以及 slicer 的索引更新 VTK 图像显示，这就需要 refresh_vtk_image 函数来刷新图像。

在函数 refresh_vtk_image 中，首先根据当前 slicer 的值获取 npy 数组中对应的图像，并将其写入 vtkImageData 中，接下来使用 vtkImageViewer2 将得到的 vtkImageData 显示

在窗口中。相关代码如下：

```
if self.dcm_viewer_ct is None:
    self.dcm_viewer_ct = vtk.vtkImageViewer2()
    self.dcm_viewer_ct.SetupInteractor(self.vtk_window_1)
    self.dcm_viewer_ct.SetRenderWindow(
        self.vtk_window_1.GetRenderWindow())  # 将图像显示在 Qt 的窗口中
self.dcm_viewer_ct.SetInputData(img_ct)
self.dcm_viewer_ct.SetColorLevel(125)
self.dcm_viewer_ct.SetColorWindow(255)
self.dcm_viewer_ct.UpdateDisplayExtent()
self.dcm_viewer_ct.Render()
```

当 vtkImageViewer2 为空时，创建其实例，并且设置交互器为相应的 vtk 窗口控件，将实例显示在 Qt 窗口中。将 vtkImageData 数据连接至 vtkImageViewer2，设置窗宽、窗位，进行渲染。对另外的几个 VTK 图像窗口做同样的操作，即可刷新 VTK 图像显示。

12.2.4.9 打开任务窗口

当点击 Run 按钮时，会触发 on_bt_run_clicked 函数。点击该按钮时，需要读取相应的界面参数，并将参数传入 MyTrainingDialog 中，打开任务窗口，在任务窗口中根据传入的参数完成相应的任务。

12.2.4.10 VTK 窗口的释放

当 VTK 程序运行完成后，手动关闭程序时，经常会遇到程序报出以下错误："wglMakeCurrent failed in MakeCurrent()"。虽然对功能无碍，但是每次关闭程序都报错显然是不正常的。出现这个错误是因为 Qt 窗口在关闭时没有对 VTK 进行资源的释放，需要对 VTK 窗口执行 Finalize() 函数来终止 VTK 的渲染。在 Qt 中，窗口关闭时会执行 closeEvent 函数，所以我们只要新建这个函数并在其中终止 VTK 的渲染即可。如果程序其他部分需要在运行完成时释放资源，可在此函数中一并完成。相关代码如下：

```
def closeEvent(self, event):
    self.vtk_window_1.Finalize()
    self.vtk_window_2.Finalize()
    self.vtk_window_3.Finalize()
    self.vtk_window_4.Finalize()
```

12.2.4.11 主程序的运行

与 12.1.3 中介绍的相同，此处不做赘述。

12.2.5 UNet 任务程序

UNet 任务程序在源文件 MyTrainingDialog.py 中，界面如图 12.5 所示。在任务程序中，用到了以下几个类：EmittingStream 类用于获取训练日志并传出；UNetTrainingWork 类为 UNet 训练工作类；UNetPredictionWork 类为 UNet 预测工作类；MyTrainingDialog 类为任务窗口的逻辑类。以下分别介绍。

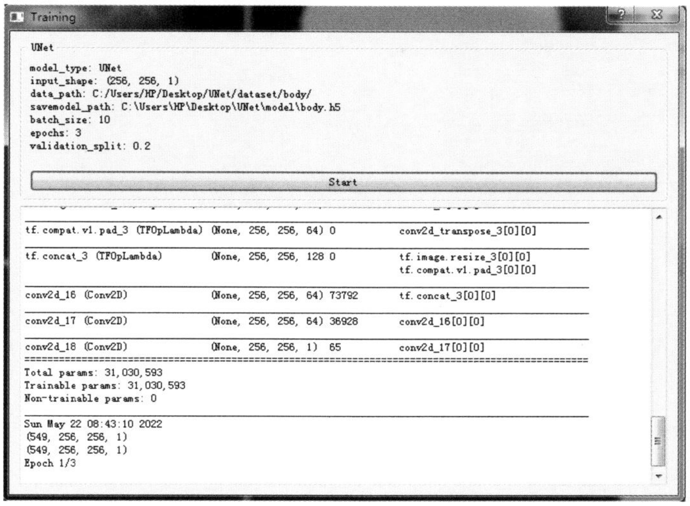

图 12.5 UNet 任务窗口界面

12.2.5.1 EmittingStream 类获取训练日志

在本窗口中，需要将 UNet 训练的日志显示在窗口中来监测训练的参数以及训练状态。这就需要将训练日志获取并显示在界面上。在 Python 中，使用 print() 函数打印日志时，实际上是在调用 std.out 方法，所以我们需要新建一个类赋值给 std.out 来接管日志的输出，EmittingStream 就是用来实现这个功能的。

EmittingStream 类继承了 QObject，其中实现了 text_written 信号，以及 write 和 flush 两个方法，write 方法用于在有日志打印时将日志使用信号 text_written 传出，flush 方法用于刷新缓存区。

12.2.5.2 UNet 的训练和预测线程工作类

在 Qt 界面运行时，会有一个主线程，称做 UI 线程。在主线程中会进行事件循环，保证各种事件的监听以及 UI 的刷新。当我们需要执行一些耗时操作时，若将此操作在 UI 线程中执行，将会阻塞 UI 线程，导致 Qt 无法处理事件循环，界面将会卡住无法操作，并且窗口会显示为未响应。所以需要引入多线程的概念，将耗时操作放在 UI 线程以外的线程中，使用信号与 UI 线程进行交流。

在 Qt 中如果要使用多线程，就需要创建一个继承了 QObject 的工作类。UNet 的训练工作类 UNetTrainingWork 继承了 QObject，其中定义了信号 training_finish，用于在训练完成时发出信号，通知主线程处理后续操作。在该类的构造方法中，传入了一系列 UNet 训练需要的参数。在方法 run_training 中，将参数传入 UNetModel 类并开始训练，此处为耗时操作。训练完成后会执行 self.training_finish.emit() 将信号传出。线程工作类创建完成后，需要启动线程，相关部分代码如下：

```
self.training_thread = QThread()
self.training_work = UNetTrainingWork(
  model_type=params.get("model_type"),
  input_shape=params.get("input_shape"),
  data_path=params.get("data_path"),
```

```
            savemodel_path=params.get("savemodel_path"),
            batch_size=params.get("batch_size"),
            epochs=params.get("epochs"),
            validation_split=params.get("validation_split")
        )
        self.training_work.moveToThread(self.training_thread)
        self.training_thread.started.connect(self.training_work.run_training)
        self.training_work.training_finish.connect(self.on_training_finish)
```

在 UI 线程中，首先创建工作类 UNetTrainingWork 的实例 self.training_work，同时也需创建一个 QThread 实例 self.training_thread，对工作实例使用 moveToThread 方法，以线程实例为参数，将工作实例的事件循环交由线程实例处理。对线程实例使用 started.connect 将工作实例的 run_training 方法绑定至线程的 started，这样线程启动时就会直接调用工作实例的 run_training 方法。在 UI 类中新建一个 on_training_finish 函数用于处理线程运行结束之后的步骤，并且将其绑定到工作实例的 training_finish 信号，当工作实例发出 training_finish 信号时，将会调用 on_training_finish 函数，该函数中使用 self.training_thread.quit() 将线程结束。此时线程已经准备完毕，只需调用 self.training_thread.start() 方法即可启动线程并运行工作类。

本例中拥有两个工作类 UNetTrainingWork 和 UNetPredictionWork，分别用于 UNet 的训练和预测，我们可以使用相同的方法使用线程运行这两个工作类。

12.2.5.3 UI 界面

同主界面相同，我们需要使用 loadUiType 加载 ui 文件 TrainingDialog.ui 来获取 ui 对象，并且创建 MyTrainingDialog 类继承 ui 对象。由于该任务窗口可能会运行各种不同的任务，并且未来可能会对任务做扩展，所以在 MyTrainingDialog 的构造方法中使用了关键字参数 **params，这样就可以在启动 MyTrainingDialog 时使用不同的参数。传入后 params 为一个 map，可以根据 params 的内容做不同的处理。

在构造方法中，使用以下方法接管 print 输出，将其连接到 output_written 函数，该函数将输入内容添加到日志的文本框中，在 print 输出时，调用这个函数来更新界面的日志。

```
        sys.stdout = EmittingStream(text_written=self.output_written)
```

接着读取 model_type。若 model_type 为 UNetTrain 则开启线程运行 UNet 训练任务，若 model_type 为 UNetPredict 则开启线程运行 UNet 预测任务。创建 start 函数用于启动线程，并且将 start 函数连接到按钮 bt_start，点击按钮 Start 的时候就会开始运行线程。

12.2.6 UNet 模型及代码

12.2.6.1 TensorFlow

TensorFlow 是一个端到端开源机器学习平台，本书中的 UNet 模型就是在 TensorFlow 平台中实现。

TensorFlow 是谷歌开源的一款深度学习框架，首次发布于 2015 年，TensorFlow2.0 发布于 2019 年 10 月。而今，TensorFlow 已被很多企业与创业公司广泛用于自动化工作任务和开发新系统，其在分布式训练支持、可扩展的生产和部署选项、多设备支持（如安卓）

方面备受好评。

TensorFlow 使用数据流模型（即计算图）来描述计算过程，并将它们映射到各种不同的硬件平台上，包括 Linux、MacOS、Windows、Android 和 iOS 等，从 x86 架构到 ARM 架构，从拥有单个或多个 CPU 的服务器到大规模 GPU 集群。凭借着统一的架构，TensorFlow 可以跨越多种平台进行部署，显著地降低了机器学习系统的应用部署难度。

相对于早期版本，TensorFlow2.0 采用了比较简易的新框架，并且将 Keras 嵌入为其子模块，大大加强了集成度，减少了使用难度。

下面对 TensorFlow 相关的一些基础知识进行介绍，再对其在 UNet 模型中使用到的模块进行详细介绍，以便读者可以立即使用 UNet。

12.2.6.2 卷积神经网络

卷积神经网络最初是一种数字信号处理方式，随着其不断发展，目前在图像分类、目标识别、图像分割等领域得到广泛应用。卷积层、池化层、激活层和全连接层是卷积神经网络的重要组成部分。

1. 卷积层

卷积操作是一种特殊的积分变换，图像的卷积操作就是对图像每一个像素进行局部卷积特征变换，从而得到对应的卷积特征响应值。卷积核的本质为一种特殊的张量，通过不同参数与对应输入矩阵进行相乘再进行累加，生成经卷积操作后的图像。图 12.6 为一个特征参数矩阵经过二维卷积操作得到特征响应值的示意图，其每个部分按照 2×2 的大小进行区分，步长设置为 2，即可得 2×2 大小的卷积特征响应值。

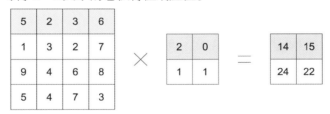

图 12.6 卷积核滑动运算示例

2. 池化层

经过卷积层后得到大量特征，若直接利用这些特征去分类将面临大计算量的挑战，并容易出现过拟合的情况。最基本的池化层使用一个数值来代替图像中的一部分区域，进而达到特征降维的目的。常见的池化方法有最大池化、平均池化、混合池化及随机池化。图 12.7 为最大池化层操作示意，经最大池化后特征图大小缩小至原来的四分之一。

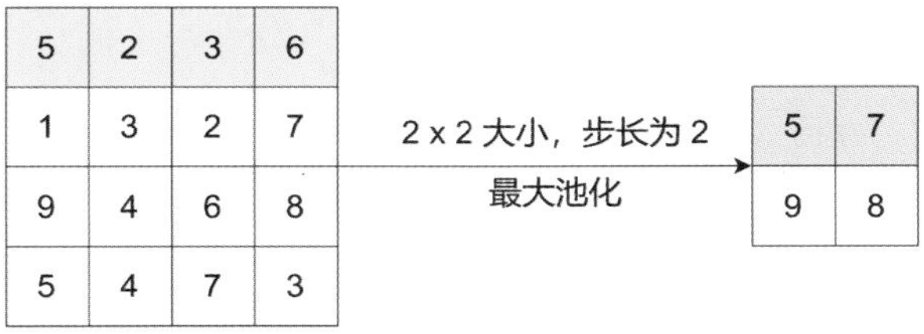

图 12.7 最大池化操作

3. 激活层

激活层的作用是引入非线性映射，从而提高神经网络对模型的表达能力，解决卷积线性变换操作所解决不了的问题。激活层由非线性函数组成，常见的有 sigmoid、tanh、relu 等。其中 relu 又被称为线性整流器，是最常见的激活函数，其计算公式如下：

$$f(x) = \begin{cases} 0, & x < 0 \\ x, & x \geq 0 \end{cases}$$

其中，x 为激活层输入信号。

4. 全连接层

全连接层常作为卷积神经网络的最后一层，起到分类的作用。它可以将提取的特征从一个特征空间投射到不同的特征空间中，从低维映射到高维。但由于全连接层将该层节点与上层所有节点相连接，导致参数量非常大，特征大量重复，因此常常被 1 像素 ×1 像素大小的卷积层所替代。但全连接层可以最大限度保留卷积层特征提取的结果，在某些情况下能取得比卷积更好的图像分辨效果。

5. 损失函数

损失函数（Loss function）决定了卷积神经网络的优化目标，用来量化模型预测值与真实值之间的差距。在神经网络模型训练过程中，正向传播完成后计算损失 Loss，并通过反向传播进行反馈调节，以约束更迭相关训练参数。因此损失函数的选择对梯度下降的各参数调整都至关重要。目前，均方误差和交叉熵误差是最常用的损失函数，常用于回归和分类问题中。

12.2.6.3 UNet 模型介绍

本软件名称叫"UNet"，同时 UNet 也是一种全卷积神经网络模型的名称。下面对 UNet 模型进行介绍，读者也可参阅相关文献"U-Net: Convolutional Networks for Biomedical Image Segmentation"（书后所列参考文献［7］）。

UNet 网络非常简单，前半部分作用是特征提取，后半部分作用是上采样，通常将这样的结构叫做编码器－解码器（Encoder-Decoder）结构。由于此网络整体结构类似于大写的英文字母 U，故得名 UNet。

UNet 与 FCN 网络有一点非常不同的地方：UNet 在上采样中使用的是转置卷积（也被称为反卷积），而 FCN 上采样使用的是向上池化操作。

UNet 在实现 Skip Connection 时采用拼接的方式进行特征融合（通道数叠加），而 FCN 在融合时使用对应点相加的方式（通道数不变）。

UNet 模型的架构如图 12.8（注意：此图为书后所列参考文献 [7] 中的原图，与笔者运行的结构图不同）。

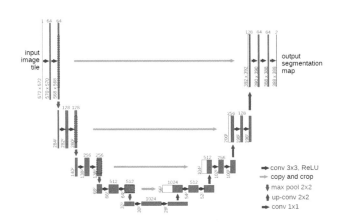

图 12.8 UNet 模型架构

将 DICOM 图像作为单通道图像时，模型架构与上图有些许的不同，具体可以参照本书所附的 UNet 程序完整代码。

12.2.6.4 UNet 详细代码介绍

本软件数据集使用福建省肿瘤医院的实际病例。代码中包含两组数据集，一组为训练数据集，含 5 例病例，一组为测试数据集，含 1 例病例。其中含两个 ROI 数据：一个是身体外轮廓（Body）数据，另一个是左肺（Lung_left）数据。数据的制作方法如前所介绍，使用的是 TensorFlow 框架。完整代码见本书附盘中的 12\UNet.py。

运行程序代码后显示的模型具体参数如下。

Model: "model"

Layer (type)	Output Shape	Param #	Connected to
input_1 (InputLayer)	[(None, 256, 256, 1)	0	
lambda (Lambda)	(None, 256, 256, 1)	0	input_1[0][0]
conv2d (Conv2D)	(None, 256, 256, 64)	640	lambda[0][0]
conv2d_1 (Conv2D)	(None, 256, 256, 64)	36928	conv2d[0][0]
max_pooling2d (MaxPooling2D)	(None, 128, 128, 64)	0	conv2d_1[0][0]
conv2d_2 (Conv2D)	(None, 128, 128, 128	73856	max_pooling2d[0][0]
conv2d_3 (Conv2D)	(None, 128, 128, 128	147584	conv2d_2[0][0]
max_pooling2d_1 (MaxPooling2D)	(None, 64, 64, 128)	0	conv2d_3[0][0]
conv2d_4 (Conv2D)	(None, 64, 64, 256)	295168	max_pooling2d_1[0][0]
conv2d_5 (Conv2D)	(None, 64, 64, 256)	590080	conv2d_4[0][0]

max_pooling2d_2 (MaxPooling2D) (None, 32, 32, 256) 0   conv2d_5[0][0]

conv2d_6 (Conv2D)   (None, 32, 32, 512) 1180160   max_pooling2d_2[0][0]

conv2d_7 (Conv2D)   (None, 32, 32, 512) 2359808   conv2d_6[0][0]

max_pooling2d_3 (MaxPooling2D) (None, 16, 16, 512) 0   conv2d_7[0][0]

conv2d_8 (Conv2D)   (None, 16, 16, 1024) 4719616   max_pooling2d_3[0][0]

conv2d_9 (Conv2D)   (None, 16, 16, 1024) 9438208   conv2d_8[0][0]

conv2d_transpose (Conv2DTranspo (None, 32, 32, 512) 2097664   conv2d_9[0][0]

tf.image.resize (TFOpLambda)   (None, 32, 32, 512) 0   conv2d_7[0][0]

tf.compat.v1.pad (TFOpLambda)   (None, 32, 32, 512) 0   conv2d_transpose[0][0]

tf.concat (TFOpLambda)   (None, 32, 32, 1024) 0   tf.image.resize[0][0]
                                                                tf.compat.v1.pad[0][0]

conv2d_10 (Conv2D)   (None, 32, 32, 512) 4719104   tf.concat[0][0]

conv2d_11 (Conv2D)   (None, 32, 32, 512) 2359808   conv2d_10[0][0]

conv2d_transpose_1 (Conv2DTrans (None, 64, 64, 256) 524544   conv2d_11[0][0]

tf.image.resize_1 (TFOpLambda) (None, 64, 64, 256) 0   conv2d_5[0][0]

tf.compat.v1.pad_1 (TFOpLambda) (None, 64, 64, 256) 0   conv2d_transpose_1[0][0]

tf.concat_1 (TFOpLambda)   (None, 64, 64, 512) 0   tf.image.resize_1[0][0]
                                                                tf.compat.v1.pad_1[0][0]

conv2d_12 (Conv2D)   (None, 64, 64, 256) 1179904   tf.concat_1[0][0]

conv2d_13 (Conv2D)   (None, 64, 64, 256) 590080   conv2d_12[0][0]

conv2d_transpose_2 (Conv2DTrans (None, 128, 128, 128 131200   conv2d_13[0][0]

tf.image.resize_2 (TFOpLambda) (None, 128, 128, 128 0   conv2d_3[0][0]

tf.compat.v1.pad_2 (TFOpLambda) (None, 128, 128, 128 0   conv2d_transpose_2[0][0]

tf.concat_2 (TFOpLambda)   (None, 128, 128, 256 0   tf.image.resize_2[0][0]
                                                                tf.compat.v1.pad_2[0][0]

conv2d_14 (Conv2D)   (None, 128, 128, 128 295040   tf.concat_2[0][0]

conv2d_15 (Conv2D)	(None, 128, 128, 128 147584	conv2d_14[0][0]
conv2d_transpose_3 (Conv2DTrans (None, 256, 256, 64) 32832		conv2d_15[0][0]
tf.image.resize_3 (TFOpLambda) (None, 256, 256, 64) 0		conv2d_1[0][0]
tf.compat.v1.pad_3 (TFOpLambda) (None, 256, 256, 64) 0		conv2d_transpose_3[0][0]
tf.concat_3 (TFOpLambda)	(None, 256, 256, 128 0	tf.image.resize_3[0][0] tf.compat.v1.pad_3[0][0]
conv2d_16 (Conv2D)	(None, 256, 256, 64) 73792	tf.concat_3[0][0]
conv2d_17 (Conv2D)	(None, 256, 256, 64) 36928	conv2d_16[0][0]
conv2d_18 (Conv2D)	(None, 256, 256, 1) 65	conv2d_17[0][0]

```
==========================================================
Total params: 31,030,593
Trainable params: 31,030,593
Non-trainable params: 0
```

程序代码内容主要为两个类和测试接口。两个类分别是训练模型类和模型预测类。下面分别对它们进行介绍。

1.UNet 训练模型类

（1）UNet 训练模型初始化代码：

```
def __init__(self, input_shape, data_path, savemodel_path, batch_size, epochs,
        validation_split):
  self.input_shape = input_shape
  self.data_path = data_path
  self.savemodel_path = savemodel_path
  self.model_file = savemodel_path
  self.batch_size = batch_size
  self.epochs = epochs
  self.validation_split = validation_split

  self.X_train = np.load(self.data_path + 'X_train.npy')
  self.Y_train = np.load(self.data_path + 'Y_train.npy')
  self.X_test = np.load(self.data_path + 'X_test.npy')
  self.Y_test = np.load(self.data_path + 'Y_test.npy')
```

本段代码前半部分初始化传入的参数，后半部分使用 np.load 导入训练数据集和测试数据集。

（2）UNet 输入模块代码：

```
def InputBlock(self, input, filters, kernel_size=3, strides=1, padding='same'):
  conv_1 = tf.keras.layers.Conv2D(filters=filters, kernel_size=kernel_size,
               strides=strides, padding=padding,
               activation='relu')(input)
  return tf.keras.layers.Conv2D(filters=filters, kernel_size=kernel_size, strides=strides,
```

```
                          padding=padding,activation='relu')(conv_1)
```

本段代码输入 256×256 的单通道图像，然后连续进行两次卷积操作，每次卷积操作后均使用使用 ReLU 激活函数。

（3）收缩路径模块代码：

```
def ContractingPathBlock(self, input, filters, kernel_size=3, strides=1, padding='same'):
    down_sampling = tf.keras.layers.MaxPool2D((2, 2))(input)
    conv_1 = tf.keras.layers.Conv2D(filters=filters, kernel_size=kernel_size,
            strides=strides, padding=padding,activation='relu')(down_sampling)
    return tf.keras.layers.Conv2D(filters=filters, kernel_size=kernel_size, strides=strides,
                padding=padding,activation='relu')(conv_1)
```

本段代码首先把输入模块处理的数据进行最大池化，然后再对最大池化后的数据进行两次卷积，同样每次卷积操作后均使用 ReLU 激活函数。

（4）扩张（恢复）路径模块代码：

```
def ExpansivePathBlock(self, input, con_feature, filters, tran_filters, kernel_size=3,
            tran_kernel_size=2,strides=1,tran_strides=2, padding='same',
            tran_padding='same'):
    upsampling = tf.keras.layers.Conv2DTranspose(filters=tran_filters,kernel_size=
            tran_kernel_size,strides=tran_strides,padding=tran_padding)
            (input)

    padding_h = (con_feature.shape)[1] - (upsampling.shape)[1]
    padding_w = (con_feature.shape)[2] - (upsampling.shape)[2]
    upsampling = tf.pad(upsampling, ((0, 0), (0, padding_h), (0, padding_w), (0, 0)),
            'constant')
    con_feature = tf.image.resize(con_feature, ((upsampling.shape)[1],
                (upsampling.shape)[2]),
                method=tf.image.ResizeMethod.NEAREST_NEIGHBOR)
    concat_feature = tf.concat([con_feature, upsampling], axis=3)
    conv_1 = tf.keras.layers.Conv2D(filters=filters, kernel_size=kernel_size,
            strides=strides, padding=padding,activation='relu')(concat_feature)
    return tf.keras.layers.Conv2D(filters=filters, kernel_size=kernel_size, strides=strides,
                padding=padding,activation='relu')(conv_1)
```

本段代码首先进行上采样，使用转置卷积的方式，得到特征图。然后进行特征图拼接。拼接的过程中先将收缩模块特征结果裁剪，再与上一步中上采样结果进行拼接（通道叠加），得到拼接图。再使用卷积层，即使用通道大小为 3×3 的卷积核对输入图像卷积计算得到特征图。然后使用 ReLU 激活函数。最后再进行一次卷积，也使用 ReLU 激活函数，获得特征图。

（5）UNet 网络架构代码：

```
def UNet(self, input_shape):
    inputs = tf.keras.layers.Input(input_shape)
    s = tf.keras.layers.Lambda(lambda x: x)(inputs)

    input_block = self.InputBlock(s, 64)
    # contracting path
    con_1 = self.ContractingPathBlock(input_block, 128)
    con_2 = self.ContractingPathBlock(con_1, 256)
```

```
con_3 = self.ContractingPathBlock(con_2, 512)
con_4 = self.ContractingPathBlock(con_3, 1024)

# expansive path
exp_4 = self.ExpansivePathBlock(con_4, con_3, 512, 512)
exp_3 = self.ExpansivePathBlock(exp_4, con_2, 256, 256)
exp_2 = self.ExpansivePathBlock(exp_3, con_1, 128, 128)
exp_1 = self.ExpansivePathBlock(exp_2, input_block, 64, 64)

outputs = tf.keras.layers.Conv2D(1, 1, activation='sigmoid')(exp_1)
return tf.keras.Model(inputs=[inputs], outputs=[outputs])
```

网络架构使用前面定义的输入模块、4 个收缩路径模块、4 个扩张（恢复）路径模块以及一个输出来完成 UNet 框架的搭建，最后将形成完整的 UNet 流程。

（6）UNet 训练模块代码：

```
def train(self):
    model = self.UNet(input_shape=self.input_shape)
    model.summary()
    print(time.asctime())
    model.compile(optimizer='adam',loss='binary_crossentropy', metrics=['accuracy'])

    callbacks = [tf.keras.callbacks.TensorBoard('./logs_keras')]

    print(self.X_train.shape)
    print(self.Y_train.shape)
    model.fit(self.X_train, self.Y_train, batch_size=self.batch_size,epochs=self.epochs,
        validation_split=self.validation_split, callbacks=callbacks)
    print(time.asctime())
    model.save(self.model_file)
```

本段代码首先调用 UNet() 类，建立模型。然后编译模型，注意编译时的参数设置（如有疑惑应查看 TensorFlow 的相关资料）。这里设置有一个回调函数 callbacks，是为了把训练的记录存储在 logs_keras 文件夹下。再使用 model.fit() 进行模型训练。最后把训练获得的模型使用 model.save() 存储在相应的文件夹中。

2. 模型预测类

（1）构造方法部分，传入相应的参数。

（2）模型预测代码如下：

```
def predict(self):
    model = tf.keras.models.load_model(self.model_file_name)
    input_data = np.load(self.input_file_name)
    pred_data = model.predict(input_data, batch_size=self.batch_size,
                    verbose=self.verbose)
    np.save(self.output_file_name, pred_data)
```

本段代码首先使用 load_model 导入训练好的模型，然后导入测试数据集，再使用 predict 完成预测，最后把预测结果存储为文件，以便本软件后续显示。

3. 测试接口

最后一部分是测试接口，利用它可以独立地完成 UNet 模型的训练。特别注意的是传入的数据集的参数应该正确。

有兴趣的读者可以单独使用 UNet.py 文件来进行一些训练或测试。也可以把此段代码作为一个 DICOM 图像分割的基本框架，然后进行软件的二次开发。

12.3 本章小结

- 通过介绍笔者开发的 2 个软件实例，展示了将 VTK 结合 GUI（图形用户界面）进行用户软件开发的过程，为读者后续的医学图像分析、处理工作提供基础。

- CT 序列图像读取软件 CTViewer 可进行图像数据的读取，对 3 维数据按照横断面、矢状面以及冠状面在窗口中进行显示，可实现等值面三维重建，以及让用户通过鼠标及键盘交互操作。其用户界面的实现用到 PyQt5 库。

- 图像分割交互显示软件 UNet 可进行 CT 图像以及 Mask 标记数据集的读取、显示，并使用 UNet 模型对数据集进行训练，实现 CT 图像的自动分割。其交互式用户界面的实现用到 PyQt5 库实现。

附 1
环境安装

附 1.1 Anaconda 安装

打开 Anaconda 的官方网站，点击页面中的 Download 按钮下载最新版本安装包，注意选择合适的系统，如 Windows 系统、Mac 系统等（本书编撰时适合 Windows 系统的最新版本为 Anaconda3- 2021.11-Windows-x86_64.exe）。打开安装包开始安装，通常跟随安装程序点击下一步即可成功完成，安装界面如图附 1.1 所示。

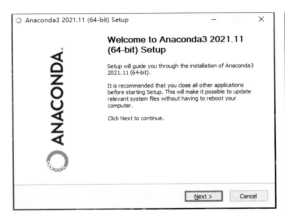
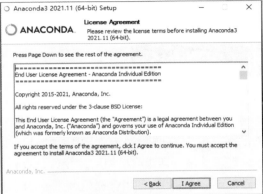
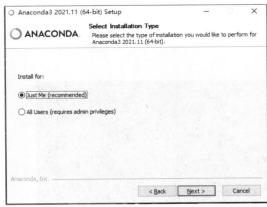
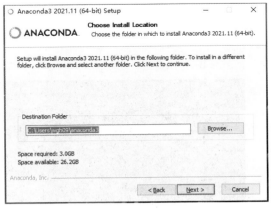

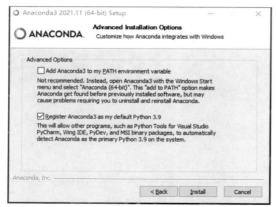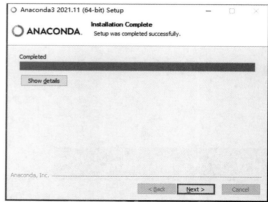

图附 1.1 Anaconda 安装过程界面

安装完成后可以在开始菜单中寻找 Spyder 并尝试开启。如果 Spyder 已正常安装，则此时应当正常开启；若 Spyder 打开报错，或者不能打开，则可以开启 Anaconda Powershell Prompt，并输入以下指令重新安装 Spyder，安装完成后，Spyder 应当能够正常运行。

pip install spyder

附 1.2 库安装

安装库需要使用 pip。虽然使用 Anaconda 的指令同样可以安装库，但是不能确认所需的库是否被 Anaconda 收录，或 Anaconda 的源是否包含所需库的最新版本。为防止不必要的错误，本书以介绍 pip 安装为主。通常使用 pip 安装库需要最新版本 pip。在更新 pip 的时候，建议使用管理员身份启动命令行，否则在一些情况下，pip 会因为缺少权限安装失败，导致 pip 无法使用。使用管理员启动 conda 命令行，并使用以下代码更新 pip：

pip install --upgrade pip

在库安装完成后，我们可以使用 conda list 指令快速查看当前已安装的库版本，来验证是否安装成功，比如可以使用如下指令查看 PyQt5 的版本，显示结果如图附 1.2 所示。

conda list pyqt5

```
(base) PS C:\WINDOWS\system32> conda list pyqt5
# packages in environment at C:\Users\wgh09\anaconda3:
#
# Name                    Version                   Build  Channel
pyqt5                     5.12.3                    pypi_0    pypi
pyqt5-qt5                 5.15.2                    pypi_0    pypi
pyqt5-sip                 12.9.0                    pypi_0    pypi
(base) PS C:\WINDOWS\system32>
```

图附 1.2 在 Anaconda 中查看库的版本

有时，国内网络访问 pip 源速度较慢，导致从 pip 安装库失败，则可以使用国内的镜像源进行安装。以下是使用清华源安装 PyQt5 的指令：

pip install PyQt5 -i https://pypi.tuna.tsinghua.edu.cn/simple/

如果希望 pip 默认使用指定的镜像源来安装库，则可以使用以下指令来设置镜像源的

URL：

pip config set global.index-url https://pypi.tuna.tsinghua. edu.cn/simple/

本文编撰时，国内可用的镜像源如下所示，读者可以进行测试并从中选择速度较快的源。随着时间变化，镜像源的地址可能变更，镜像源服务也可能会停止，读者在使用时还请自行辨别。

阿里云：https://mirrors.aliyun.com/pypi/simple/
清华：https://pypi.tuna.tsinghua.edu.cn/simple
中国科技大学 : https://pypi.mirrors.ustc.edu.cn/simple/
华中理工大学：http://pypi.hustunique.com/
山东理工大学：http://pypi.sdutlinux.org/
豆瓣：http://pypi.douban.com/simple/

附 1.2.1 VTK 安装

在本书编撰的时候，VTK 最新版本为 9.1.0，仅支持 Python3.6-3.9，如果 Python 不在此版本范围内，VTK 的安装会失败。读者可以打开 VTK 发布页面 https://vtk.org/download/ 来查看当前 VTK 最新版本以及支持的 Python 版本。安装 VTK 前请确保电脑上的 Python 版本符合要求。

可以通过以下指令安装 VTK：

pip install vtk

安装完成后，可以通过以下代码快速检查 VTK 是否安装正确：

import vtk

cone = vtk.vtkConeSource()
coneMapper = vtk.vtkPolyDataMapper()
coneMapper.SetInputConnection(cone.GetOutputPort())
coneActor = vtk.vtkActor()
coneActor.SetMapper(coneMapper)

renderer = vtk.vtkRenderer()
renderer.AddActor(coneActor)
renWin = vtk.vtkRenderWindow()
renWin.AddRenderer(renderer)
renWin.SetSize(300, 300)
renWin.Render()

iren = vtk.vtkRenderWindowInteractor()
iren.SetRenderWindow(renWin)
iren.Initialize()
iren.Start()

此代码生成了一个锥体并将其显示出来，程序正确运行的结果如图附 1.3 所示。

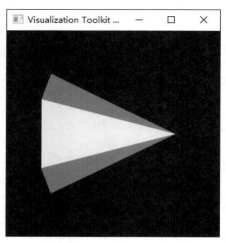

图附 1.3 VTK 运行结果

附 1.2.2 TensorFlow 2 安装

TensorFlow 2 需要电脑操作系统在 Windows 7 及以上，并且要求 Python 版本在 3.6 - 3.9，并且需要最新版本 pip。可以使用如下指令安装 TensorFlow：

pip install tensorflow

如果需要使用 GPU 来运行 TensorFlow，则需要使用支持 CUDA 的显卡，可跟随官网 https://www.tensorflow.org/install/gpu 的要求安装对应的 CUDA 驱动和软件支持。注意要严格按照官网的说明安装对应的 CUDA 版本，有可能最新版本是不支持 TensorFlow 的。TensorFlow 2 默认已经支持 GPU，但是在 1.5 及以前的版本，CPU 版本和 GPU 版本是分开的，需要单独安装 GPU 版本 TensorFlow：

pip install tensorflow==1.15   # CPU
pip install tensorflow-gpu==1.15 # GPU

更多安装向导请查看官网的说明。

安装完成后，可以运行以下示例代码来检测 TensorFlow 是否正确安装，该代码为官方示例代码，可见于 https://www.tensorflow.org/overview/。

```
import tensorflow as tf
print("TensorFlow version:", tf.__version__)

mnist = tf.keras.datasets.mnist

(x_train, y_train),(x_test, y_test) = mnist.load_data()
x_train, x_test = x_train / 255.0, x_test / 255.0

model = tf.keras.models.Sequential([
          tf.keras.layers.Flatten(input_shape=(28, 28)),
          tf.keras.layers.Dense(128, activation='relu'),
          tf.keras.layers.Dropout(0.2),
          tf.keras.layers.Dense(10, activation='softmax')
])
```

```
predictions = model(x_train[:1]).numpy()
print(predictions)

tf.nn.softmax(predictions).numpy()

loss_fn = tf.keras.losses.SparseCategoricalCrossentropy(from_logits=True)

loss_fn(y_train[:1], predictions).numpy()

model.compile(optimizer='adam',
        loss='sparse_categorical_crossentropy',
        metrics=['accuracy'])

model.fit(x_train, y_train, epochs=5)
model.evaluate(x_test, y_test)

probability_model = tf.keras.Sequential([
            model,
            tf.keras.layers.Softmax()
])
print(probability_model(x_test[:5]))
```

运行结果如图附 1.4 所示：

图附 1.4 TensorFlow 运行结果

附 1.2.3 NumPy 安装

NumPy（Numerical Python）是一个开源的 Python 库，用于处理数值数据，可以对数组和矩阵做各种高效的操作和计算，广泛用于各种科学和工程领域。可以说 NumPy 是 Python 数值处理的基石。可以使用如下指令安装 NumPy：

```
pip install numpy
```

以下代码做了对 NumPy 的引用和简单使用。

```
import numpy as np

a = np.arange(6)
a2 = a[np.newaxis, :]
print(a2.shape)
```

运行这段代码可以得到如下输出，代表运行成功：

```
(1, 6)
```

附 1.2.4 OpenCV 安装

OpenCV 是一个开源库，用于处理计算机视觉问题，其运算速度快，并且代码可读性高，被视觉领域广泛使用。OpenCV 的开发高度依赖 NumPy，所有 OpenCV 数组结构都与 NumPy 数组可相互转换。我们可以通过以下指令安装 OpenCV：

```
pip install opencv-python
```

和大多数语言不同，在代码中引入 OpenCV 时，名称和包名并不一样，需要引入的名称为 cv2。示例代码如下所示：

```
import numpy as np
import cv2 as cv
from matplotlib import pyplot as plt
img = cv.imread('D:/codes/aiqa/data/iPod nano.jpg',0)
edges = cv.Canny(img,100,200)
plt.subplot(121),plt.imshow(img,cmap = 'gray')
plt.title('Original Image'), plt.xticks([]), plt.yticks([])
plt.subplot(122),plt.imshow(edges,cmap = 'gray')
plt.title('Edge Image'), plt.xticks([]), plt.yticks([])
plt.show()
```

本例中同时使用了 OpenCV 和 NumPy，使用 OpenCV 对输入的图像做了 Canny 边缘检测，运行结果如图附 1.5 所示：

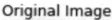

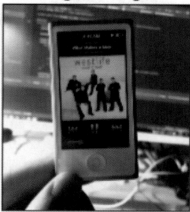 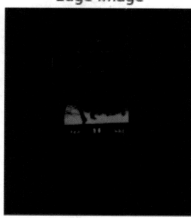

图附 1.5 OpenCV 运行结果

附 1.2.5 Pydicom 安装

DICOM（Digital Imaging in Medicine）是医学图像数据存储和传输的基础。Pydicom 可以帮助我们读取、修改和写入 DICOM 文件，并且 Pydicom 也可以和 NumPy 协作使用，将 DICOM 数据转化为 NumPy 数组。使用以下指令可以安装 Pydicom：

```
pip install pydicom
```

通过以下代码可以使用 Pydicom 读取并显示 CT 片的内容：

```
import matplotlib.pyplot as plt
from pydicom import dcmread
from pydicom.data import get_testdata_file

ds = dcmread("./sample_CT.dcm")
# `arr` is a numpy.ndarray
arr = ds.pixel_array

plt.imshow(arr, cmap="gray")
plt.show()
```

本例使用 dcmread 方法读取了一个 dcm 文件，并将其中的数据显示出来，显示效果如图附 1.6。

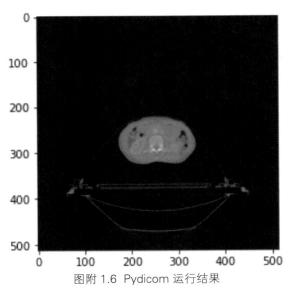

图附 1.6 Pydicom 运行结果

附 1.2.6 PyQt5 安装

Qt 是一个跨平台的 C++ 库，实现了定位服务、多媒体、NFC 和蓝牙、基于 Chromium 的 Web 浏览器以及传统的 UI 的开发。而 PyQt5 是 Qt 的一套 Python 绑定，使用 PyQt5 可以构建跨平台的 UI 程序，配合自带的 QtDesigner，可以快速构建界面。PyQt5 安装方式如下：

```
pip install PyQt5
```

安装完成后，我们可以通过以下代码构建一个最简单的 PyQt5 程序：

```
from PyQt5.QtWidgets import *
app = QApplication([])
```

```
label = QLabel('Hello World!')
label.show()
app.exec()
```

运行结果如图附 1.7 所示：

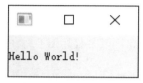

图附 1.7 PyQt5 运行结果

除此之外，我们还可以使用 QtDesigner 来构建 UI。通常 QtDesigner 会跟随 PyQt5 一起安装，我们可以在 Python 目录下找到 QtDesigner。首先，在 conda 的命令行中输入以下指令

conda info --envs

找到 Python 的安装路径，由图附 1.8 可以看到，在我的电脑上，Python 的安装路径为 C:\Users\wgh09\anaconda3。

图附 1.8 查看 Python 的位置

接着，在安装路径下寻找 C:\Users\wgh09\anaconda3\Library\bin 目录，其中应当有一个名叫 designer.exe 的文件，这就是我们需要的 QtDesigner。可以右键创建快捷方式或者将其固定到开始菜单，方便后续使用。

打开 QtDesigner，选择 Dialog with Buttons Bottom，点击创建，就可以创建出一个带有按钮的窗口，如图附 1.9 所示。保存文件到工作目录，命名为 dialog，保存的文件后缀名为 .ui，这是 Qt 的界面文件，可以被程序引用。

接下来我们创建 qt-main.py 文件，代码如下：

```
from PyQt5 import uic
from PyQt5.QtWidgets import QApplication

Form, Window = uic.loadUiType("dialog.ui")

app = QApplication([])
window = Window()
form = Form()
form.setupUi(window)

window.show()
```

```
app.exec()
```

这段代码引用了我们创建的dialog.ui文件并生成了一个窗口,运行结果如图附1.10所示。

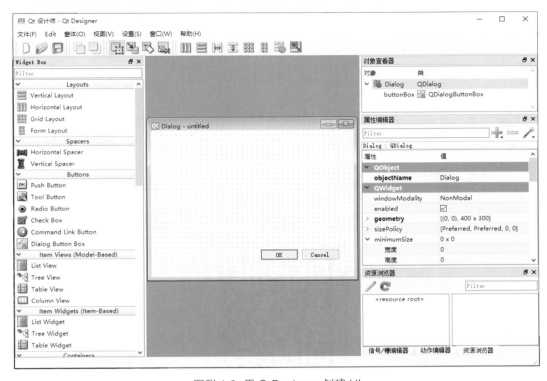

图附 1.9 用 QtDesigner 创建 UI

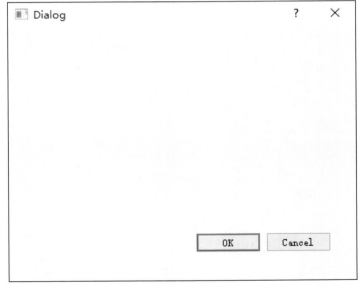

图附 1.10 QtDesigner 创建界面运行结果

附 2
本书示例代码下载及交流渠道

　　扫描以下二维码，在打开的页面中可以获得本书官方读者 QQ 群号码。

　　如果您对本书中的代码、数据和资料有任何疑问或想要进一步讨论，欢迎加入我们的官方读者 QQ 群。您可以在群里与其他读者交流，也可以向作者提问。

　　在该群的"文件"栏中，您可以下载本书的示例相关代码、数据以及其他相关资料。

参考文献

[1] Kitware Inc.VTK User's Guide[M].11th ed.New York：Kitware Inc.2010.

[2] Schroeder W,Martin K,Lorensen B. The Visualization Toolkit：An ObjectOriented Approach To 3D Graphices[M].4th ed. New York：Kitware Inc.2006.

[3] 张晓东，罗火灵 .VTK 图形图像开发进阶 [M]. 北京：机械工业出版社，2015.

[4] 周振环，伍云智，赵明 . 医学图像编程技术 [M]. 北京：电子工业出版社，2010.

[5] 李金洪 .Python 带我起飞：入门、进阶、商业实战 [M]. 北京：电子工业出版社，2018.

[6] 王维波，栗宝娟，张晓东 .Python Qt GUI 与数据可视化编程 [M]. 北京：人民邮电出版社 ,2019.

[7] Ronneberger O, Fischer P, Brox T. U-net: Convolutional networks for biomedical image segmentation[C].International Conference on Medical image computing and computer-assisted intervention. Springer, Cham, 2015: 234-241.

后记

本书对 VTK 的基本功能、在医学方面的应用给出了详尽的介绍。但是细心的读者会发现，对于 VTK 的整个架构还有一些方面没有涉及到，这主要是由于笔者对于本书定位的考虑。

本书写作的目的是供本科生及研究生用作学习 VTK 医学图像处理的教材，当然也适用于医生及科研人员，帮助他们熟悉和掌握 Python 环境下的 VTK 编程，以快速实现研究项目的搭建。因此，本书所关注的内容主要是 VTK 的基本概念和基础应用。

VTK 是一个开放源码、跨平台、支持并行处理的图形应用库。除了本书所涉及的 VTK 管线、基本数据结构、数据读写、图像处理、图形处理、体绘制、交互和小工具、模型构建这些内容以外，VTK 还有更多的应用。VTK 有适应各种语言环境的版本，包括 C++、C#、Java、Tcl、Python 语言环境，还有使用前端技术的 VTK.js。

此外，还有自定义的 VTK 类，这方面本书并未涉及，因为对于刚入门的读者这方面的应用门槛显得很高。如果读者有钻研精神，可以参考 VTK 官网的介绍去研究和实践。

本书编写过程中虽然参考了诸多资料，但是限于笔者对于 VTK 相关知识理解的深度，以及成书时间的限制，难免有不足之处，敬请同行和读者提出批评和建议。但编写本书的目的也很简单，只要其中的一个概念或者一个程序能给同行或读者带来些许帮助，笔者就感到很欣慰了。

感谢我的妻子陈榕钦对我工作的理解和默默付出！

感谢我的儿子柏松逸同学的独立自强，让我有时间思考和写书！

在你们的理解和帮助下我才能组织编写完成本书！

主编：柏朋刚